판례로 살펴본

치과의료과오

판례로 살펴본

치과의료과오

대표 저자: **김 진** (가톨릭대학교 의과대학 대전성모병원 구강악안면외과)

공 저 자: **박정훈** (법무법인 우성/변호사)
이용환 (법무법인 고도/변호사, 의사, 세무사, 변리사)
강지연 (한림대학교 의과대학 동탄성심병원 구강악안면외과)
김선영 (건양대학교 의과대학병원 치과)
김학균 (충남대학교 의과대학병원 구강악안면외과)
윤경인 (가톨릭대학교 의과대학 바오로병원 구강악안면외과)
윤현중 (가톨릭대학교 의과대학 여의도성모병원 구강악안면외과)
임영준 (서울대학교 치의학대학원 치의학과 치과보철과)
최 봄 (가톨릭대학교 의과대학 여의도성모병원 치과보철과)

감 수: **강창조** (법무법인 대아/변호사)
백승엽 (법무법인 새빛/변호사)

dh 대한나래출판사

〈판례로 살펴본 치과의료과오〉 추천의 글

박 재 만 신부 (가톨릭대학교 대전성모병원장)

오늘날 과학기술의 발달로 인하여 보건의료 분야는 눈에 띄게 성장하였고, 국민 생활수준 향상과 더불어 건강에 대한 관심이 점점 많아지면서 의료서비스의 수요도 크게 증가하게 되었습니다. 그러나 이 과정에서 의사와 환자의 관계는 인격적 또는 도덕적 관계에서 점차 계약적 또는 법률적 관계로 변모하였습니다. 또한 국민 권리의식의 신장, 사회적 불신풍조의 팽배, 분쟁 해결을 위한 제도적 장치의 결여 등 여러 요인으로 의료분쟁 또한 급증하고 점차 복잡해져 가는 추세입니다.

더욱이 의료인의 의무와 관련된 부분이 의료분쟁의 중요한 요소로 작용하고 있음을 볼 때 이에 대한 인식의 제고가 필요할 뿐 아니라 의료사고 예방 및 대책에 대한 교육도 더욱 강화되어야 할 필요가 있다고 하겠습니다.

다른 분야와 마찬가지로 치과 영역에 있어서도 의료사고에 대한 판결은 유사한 의료행위 및 의료사고의 처리에 미치는 영향이 매우 크기 때문에 판례에 대하여 더욱 유의해야 할 것으로 생각합니다.

이러한 시점에 김 진 교수님을 포함한 여러 의과대학의 교수님들과 법무법인에서 일하시는 변호사님들이 함께 뜻을 모아 〈판례로 살펴본 치과의료과오〉를 발간하게 되었음을 다행스럽게 생각합니다.

지금까지의 판례 분석은 주로 일본 판례를 인용하는 수준에 머무는 경우가 많았는데, 이 책은 최근 판례 150건을 종류별로 분류하고 이를 분석하여 치과의사들에게 실질적인 도움을 줄 수 있도록 제작되었습니다.

환자 진료에 최선을 다하는 중에도 부족한 시간을 쪼개어 판례 분석에 대한 연구를 진행하여 이번에 그 결실을 책으로 발간하게 된 대표 저자인 김 진 교수님을 포함하여 모든 공저자분들의 노고를 진심으로 치하하며 경의를 표합니다.

이 책은 I, II부로 나뉘어 I부에서는 의료과오에 대한 법리적 분석에 대한 내용을 담았고, II부에서는 치과 전공 분야별로 판례를 세부적으로 분류, 분석한 내용을 담고 있습니다. 그리고 각 판례는 사건 개요, 사실 관계, 재판부 판단에 대하여 순서대로 기술하고 끝으로 의료적 관점의 예방책을 제시하였습니다.

너무나 당연한 말이지만 의료분쟁이 발생하지 않도록 예방하는 것은 의료를 시행하는 모든 의료인에게 무엇보다 중요합니다.

이 책은 치과 임상에서 의료분쟁 예방 및 교육에 실질적 도움이 되도록 방향을 제시해 줄 것이며, 아울러 치과의사들의 판례연구에도 좋은 자료가 되리라고 생각합니다.

바쁘신 중에도 시간을 내어 값진 연구를 시행하고 그 결실로 훌륭한 책을 발간하게 된 대표 저자이신 김진 교수님을 비롯한 모든 공저자분들께 다시 한 번 진심으로 축하드리며, 앞으로 이 책이 법치의학 분야에서도 많은 보탬이 되기를 기대합니다.

〈판례로 살펴본 치과의료과오〉의 출판을 축하합니다.

노 홍 섭 소장 (대한치과의사협회 치과의료정책연구소)

그동안 의과분야에서 발생되는 의료과오에 대한 책들이 출판된 바 있지만 치과분야의 의료과오에 대해서 개념 정리 등을 통해 그 법리적 의미를 규정하고 판례들을 꼼꼼하게 서술한 것은 이 책이 처음입니다.

현대사회에서 삶의 질이 점점 더욱 중요해지고 있는 가운데, 국민들의 치과의료에 대한 관심은 나날이 높아지고 있습니다. 이러한 국민의 기대에 부응하면서 치과의료수준 역시 꾸준히 성장해 오고 있습니다. 이러한 상황 속에서 스케일링과 틀니의 건강보험화로 국민의 치과진료비 부담이 다소 감소되었고, 올해 임플란트가 건강보험화에 추가될 예정임에 따라 치과의료에 대한 건강보험 보장성도 강화되는 추세입니다.

호사다마(好事多魔)라고들 합니다. 치과의료 수요가 늘어날수록 치과의료과오를 둘러싼 공방도 불가피하게 늘어날 수밖에 없습니다. 그러나 의료과오를 둘러싼 논란에 휘말리더라도 이와 관련하여 우리 치과계와 국민이 적절한 대응방안을 참고할 만한 가이드라인조차 없다는 현실에서 의료인의 한 사람으로서 안타깝게 생각합니다.

다행스럽게도 가톨릭대학교 구강악안면외과 담당 김 진 교수님을 비롯한 저자들의 전문적인 식견이 잘 담겨 있는 이 책에는 각각 치료행위별로 의료과오와 관련된 내용이 일목요연하게 잘 정리되어 있습니다. 지난 몇 개월간에 걸쳐 저자들의 노력으로 치과의사를 비롯한 치과계 종사자들과 치과의료를 이용하는 국민 모두에게 훌륭한 안내서와 지침을 갖게 되었습니다.

이 책의 출판을 계기로 치과계와 국민들이 치과분야의 의료과오에 대한 이해를 높이고 여러 문제들에 대한 효율적인 대응방안을 마련하는 데 큰 도움이 될 것이라 믿습니다. 아울러, 치과분야의 의료과오를 원만하게 해결해 나감으로써 치과계와 국민 간의 상호 신뢰하고 존중할 줄 아는 사회 분위기가 확산되기를 기대합니다.

머리말

서울서부지방법원 제1민사부 결정

사건 2013나 ****

원고 박○○

피고 정○○

주문 : 이 사건 소송 절차에 김 진을 전문심리위원으로 지정하여 참여하게 한다.

이유 : 민사소송법 제164조의 2, 제164조의 4에 따라 주문과 같이 결정한다.

재판장 판사 김○○, 판사 표○○, 판사 서○○

진료와 연구 그리고 교육이 본업인 교수라는 본연의 역할에 최근에 새로이 추가된 업무 가운데 하나가 재판에 참석하여 의료라는 전문적인 부분의 자문을 주는 전문심리위원이라는 직책이다. 물론 근간에 법원 감정서나 사실조회서 작성이 부쩍 많아지고 있음을 진료실 한곳에서 쌓여가는 서류에서 실감하고 있다면 전문심리위원으로 재판에 참석하는 횟수가 많아지고 있음은 법원 특별 송달 봉투가 늘어나고 있음에서 느낀다. 분명한 것은 재판 참석 횟수가 확연하게 많아지고 있다는 점이고 이는 실제 치과의료소송 건수가 증가되고 있음을 반증한다.

실제 재판에 참석하면 환자나 의사가 진료라는 전문적인 부분에서 오는 서로간의 시각 차이가 현저하다는 점을 느낀다. 진료로서 개선 가능한 한계적 현실과 환자의 불만족한 진료적 괴리감을 서로의 입장에서 시시비비를 가린다는 점은 치과 의료를 담당하는 의료인으로서 때론 답답함을, 때론 안타까움을 느끼곤 하였다. 진료 과목의 영역을 떠나서 의료소송은 '주의의 의무', '설명의 의무', '전원의 의무'라는 3대 의무 불이행으로 귀결된다. 그간의 무사 안일하게 반복적으로 시행하였던 진료를 돌아보며 스스로에게 환자와 문제가 되지 않았음에 감사하고 자문하고 반성하며 그간 모아 왔던 치과의료 관련 판례를 살펴보는 기회를 가지게 되었다.

그동안 치과의료소송과 관련된 적지 않은 책들이 있어 왔지만 순수하게 국내 판례만을 모아서 분석한 치과 판례만의 책을 처음 만들게 된 것은 나부터 진료적으로 법적인 문제가 되지 않겠다는 점에서 출발하였다. 사실조회서나 감정서를 작성하고 또 전문심리위원으로 재판에 임하며 정리한 판례 200여 건을 진료 과목별로 정리하고 유사한 소송별로 분석하여 진료에 임하는 의료인들이 반복적인 실수를 하지 않도록 예방적 해결책을 제시하는 책을 출판하게 되었다. 다만 내용 중 실제 판례로 인해 당사자의 사건이 제시된 경우 본의 아닌 누를 끼치지 않을지 걱정스러움이 앞서지만 가급적 익명으로 처리하여 개인적 문제를 최소화하려 하였고 금전적으로 제시된 판례의 경우에는 금액을 삭제하여 본 저서가 악용되는 점을 방지하고자 하였음을 미리 밝혀둔다.

1982년 3월 〈월간 애틀랜틱〉에 '깨진 유리창'이라는 제목의 글을 범죄학자인 제임스 윌슨(James Wilson)과 조지 켈링(George Kelling)이 발표하였는데 작고 사소한 깨어진 유리창 하나가 전체를 망가트린다는 이론으로 '사소한 작은 문제가 커진 후 개선하거나 치료하려면 몇 배의 시간과 노력이 필요'하다는 것으로 치과의료 과오라는 커다란 문제가 발생하기 전에 나의 병원에서 발생하는 작은 상황을 발표된 유사한 판례와 비교하여 문제가 되지 않도록 하고자하는 것으로 이 책을 보는 분들에게 도움이 되었으면 한다. 끝으로 책이 나오기까지 오랜 시간 도움 주신 많은 분들과 보이지 않고 숨겨진 곳에서 정성을 주신 분들에게 이 글을 통해 감사의 마음을 드린다.

"생각을 바꾸면 행동이 달라지고, 행동을 바꾸면 습관이 달라지며
습관을 바꾸면 성격이 달라지고, 성격을 바꾸면 운명이 달라진다."

-사무엘 스마일즈-

2014년 봄날

대표저자 **김 진**

목 차

제 I 부

의료과오에 대한 법리적 분석

1

제 1 장

의료소송

〈이 용 환〉

I. 서론

1. 의료소송의 개념

의료소송이란 환자가 진단 및 치료를 위하여 의료기관에 내원하여 퇴원하기까지 의료행위과정에서 발생한 예기치 못한 나쁜 결과(의료사고)에 대하여 의료행위를 시행 받은 환자와 그 법률상 보호자 등이 악결과가 의료행위 귀책사유(의료과오)에 의하여 발생한 것이라고 주장하면서 의료인 또는 의료기관을 운영하는 자를 상대로 제기한 손해배상 청구소송을 말한다. 즉 의료소송이란 의료행위 중 발생한 의료사고에 대하여 그 악결과가 의료진의 의료과오에 의하여 발생한 것이라고 주장하면서 제기하는 소송을 말한다고 할 수 있다.

1) 의료행위의 정의

의료법 제12조 제1항은 '의료인이 하는 의료·조산·간호 등 의료기술의 시행'을 의료행위라고 규정하고 있고, 판례[1]는 구체적으로 의료행위의 내용에 관하여 '의료행위라고 함은 질병의 예방이나 치료행위를 말하는 것으로서 의학의 전문적 지식을 기초로 하는 경험과 기능으로써 진찰, 검안, 처방, 투약 또는 외과수술 등의 행위를 말하는 것'이라고 정의하고 있다. 그러나 의료행위의 정의에 대해서는 획일적인 것이 아니고 의술이나 사회의 필요성에 의해 점차 확대되고 있는 추세이다. 예를 들어 대법원은 과거에 질병의 예

1) 대법원 1985. 5. 28. 선고 84도2135 판결.

방과 치료행위와 무관한 성형시술 등을 의료행위로 보지 않았으나[2], 이후에 태도를 변경하여 질병의 예방이나 치료행위 외에 미용성형 등도 의료행위에 해당한다고 판시하였다.

판례(대법원 1974. 11. 26. 선고 74도1114 전원합의체 판결)

피고인의 코높이기 수술인 미용성형수술이 의료기술의 시행방법으로 행하여지고 또 코의 절개 과정이나 연골의 삽입봉합 과정에서 미균이 침입할 위험성을 내포하고 있는 것이어서 이러한 코높이기 수술의 방법 및 행위의 태양을 함께 감안하면 코높이기 성형수술 행위도 질병의 치료행위의 범주에 넣어 의료행위가 되는 것으로 해석함이 타당하다.

2) 의료사고의 정의

의료사고란 의료기관에서 의료행위를 받은 과정에서 발생하는 인신사고를 의미한다. 의료사고는 귀책사유와 무관하게 발생한 결과만을 대상으로 하는 개념으로, 의료사고에는 의료진의 귀책사유에 의한 의료과오 외에 의료과오와 무관하여 불가항력적으로 발생하는 경우도 있을 수 있다.

3) 의료과오의 정의

의사가 치료 등의 의료행위를 함에 있어서는 사람의 생명, 신체, 건강을 관리하는 업무의 성질에 비추어 구체적인 증상이나 상황에 따라 위험을 방지하기 위하여 요구되는 최선의 조치를 행하여야 할 주의의무[3]가 있는데, 의료과오는 이러한 주의를 다하지 못하여 악결과가 발생하는 경우 의사에 대한 비난 가능성을 의미하는 법적 개념이다.

판례(대법원 2003. 1. 10. 선고 2001도3292 판결)

의료사고에 있어서 의사의 과실을 인정하기 위해서는 의사가 결과 발생을 예견할 수 있었음에도 불구하고 그 결과 발생을 예견하지 못하였고, 그 결과 발생을 회피할 수 있었음에도 불구하고 그 결과 발생을 회피하지 못한 과실이 검토되어야 하고, 그 과실의 유무를 판단함에는 같은 업무와 직무에 종사하는 일반적 보통인의 주의 정도를 표준으로 하여야 하며, 이에는 사고 당시의 일반적인 의학의 수준과 의료 환경 및 조건, 의료행위의 특수성 등이 고려되어야 한다.

2) 곰보수술, 눈쌍꺼풀, 콧날세우기 등 미용성형수술은 질병의 예방 또는 치료행위가 아니므로 오직 일반의사에게만 허용된 의료법 제25조 소정의의료행위라고 단정할 수 없다(대법원 1972. 03. 28. 선고 72도342 판결).

3) 대법원 1999. 3. 26. 선고 98다45379 판결.

2. 의료행위의 특성

1) 일반적 특성

(1) 침습성

의료행위는 침습성을 전제로 한다. 의료행위 과정에서 침습성이 없는 진단적 행위 등이 있을 수 있으나 주사약물을 주입하거나 수술에 이르는 등 인간 신체의 안녕을 해하는 행위이다. 이러한 침습적인 행위는 질병의 예방 및 치료 목적으로 이루어지지 않는다면 형법상 상해에 이르게 된다.

(2) 밀폐성

의료행위는 진료실이나 검사실, 수술방 등 의료인과 환자와의 관계에서 이루어지는 밀폐성을 가지고 있다. 개인이 어떠한 질병을 가지고 있는가는 개인은 민감한 사생활의 영역이므로 환자들도 의사와의 밀폐된 공간에서 스스로의 질병에 대한 진단과 치료를 받기 원하고, 의료행위도 사생활 침해방지나 감염 등 예방을 위해 밀폐된 곳에서 이루어진다. 이러한 밀폐성은 의료사고가 발생할 경우, 의료사고가 의료진의 귀책사유에 의해 발생하였는지를 입증하는 데 어렵게 작용한다.

(3) 전문성

의료행위는 고도의 전문적 지식과 기술에 의해 이루어진다. 의료인은 전문적인 의학 용어와 의학 지식, 그리고 의료기술을 오랜 기간 동안 배운 고도의 전문 직업인으로, 이들이 행하는 의료행위는 일반인이 이해하거나 알 수 없는 경우가 많다. 이러한 의료행위의 전문성은 의료과실을 입증하는 데 중요한 걸림돌이 된다. 인터넷을 비롯한 다양한 매체들을 통해 설사 진료기록부를 번역하였다고 할지라도 번역된 내용의 의미나 의료행위의 절차, 그 과정에서 의료진이 해야 할 주의의무의 내용을 정확하게 알지 못하므로 의료진에게 귀책사유를 물을 수 없는 경우가 많다. 이러한 전문성은 환자 측에서는 의료진의 귀책사유를 입증하는 데 어려움을 주는 것과 마찬가지로 과실여부를 판단해야 할 수사기관의 사법경찰이나 검사나 법원의 판사 등 법률 전문가에게도 판단의 어려움을 주고, 그 판단이 옳은지에 대한 확신을 주지 못하게 한다.

(4) 재량성

의료행위는 오랜 기간 동안 의과대학과 인턴, 레지던트 등 수련과정을 통해 습득되는 전문성을 바탕으로 이루어지는 행위이나 최근의 급변하는 의학의 발달로 인하여 동일한 질병에 대해서도 수많은 치료방법이 있는 경우가 많다. 예를 들어 급성심근경색으로 내원하는 환자에 대하여 심도자술을 실시하여 막힌 심혈관을 개통시킬 수 있는가 하면, 환자 상태에 따라 관상동맥우회술을 실시하여 심장에 혈액을 공급할 수도 있다. 또는 뇌동맥류에 대해 두개골을 절골한 후 동맥류에 접근하여 클립으로 직접 동맥류를 묶는 수술을 실시할 수도 있지만 코일을 동맥류 내에 삽입하여 색전을 통해 동맥류 파열의 위험을 없애는 코일색전술을 실시할 수도 있다. 이처럼 의료행위는 의료진이 알고 있는 의학 지식의 정도와 숙련도, 해당 의료기관의 인적·물적 시설에 따라 치료방법이 달라질 수 있다. 따라서 의료진이 의료행위 숙련도, 해당 의료기관의 인적·물적 시설에 따라 수개의 치료방법 중 하나를 선택하여 의료행위를 하였다고 하더라도 그 선택이 '합리적인 재량'의 범위를 벗어나지 않는 이상 위법하다고 평가하기 어려운 특성을 가지고 있다.

판례(대법원 2011. 07. 14. 선고 2009다101916 판결)

대법원은 아두골반불균형이 의심되거나 기타 제왕절개 적응증으로 볼 증상이 없었던 환자에 대해 질실분만을 선택한 사례에서 '의사는 진료를 함에 있어 환자의 상황과 당시의 의료수준 그리고 자기의 전문적 지식과 경험에 따라 생각할 수 있는 몇 가지 조치 중에서 적절하다고 판단되는 진료방법을 선택할 수 있으므로, 그것이 합리적 재량의 범위를 벗어난 것이 아닌 한 그 중 어느 하나만이 정당하고 이와 다른 조치를 취한 것에 과실이 있다고 말할 수 없으며 진료결과를 보아 위와 달리 평가할 것도 아니다'라며 의료진의 과실을 부정하였다.

2) 치과치료행위의 특수성[4)]

(1) 복원·재생의 곤란성

치과치료행위에는 치아의 절삭과 발치 등 복원과 재생의 곤란 또는 불가능한 것이 적지 않다. 치아를 깎고 발치하는 등의 행위에 관한 의사와 환자의 인식의 차이가 분쟁의 원인으로 되는 것도 환자는 치아 절삭, 발치에 의하여 복원·재생이 불가능하게 되어 버린다는 불안이 내포되어 있기 때문이다. 이러한 분쟁을 방지하기 위해서는 환자에게 사전 및 사후의 설명을 하는 것이 중요하다.

(2) 외모에 미치는 영향의 중요성

치과의료의 목적이 제기능의 회복·유지·증진에 있는 것은 말할 나위도 없지만, 구순·전치·잇몸 등은 가장 남의 눈에 가장 잘 띄는 부분이기 때문에 그 치료가 외모에 어떠한 영향을 미칠 것인가가 중요한 요소로 된다. 치료의 결과로서 예상되는 외모와 저작, 발성 등이 기능과의 상관관계가 생기는 것도 있으며, 또 외모에 대한 미의식이 치과의사와 환자 사이에 반드시 일치한다고는 말할 수 없다.

판례가 지적하듯이 치료의 결과가 환자의 외모에 미치는 영향에 대하여 충분히 설명하고, 그 의사를 확인하여 치료에 임할 필요가 있다.

4) 김진 외 1, 대한치과의사협회지 제8권, 제4호 321면, 2001

(3) 치료결과의 분명성

치과치료의 완성상태는 환자도 감각적으로 인식 가능하기 때문에 조금이라도 미완성된다면 바로 불만을 느끼게 되는 것이다. 아무리 고도의 전문적 지식과 기술을 들여 주의 깊게 신중한 치료를 하여도 경험 없는 환자는 이를 알지 못하고, 교합 상태와 마무리 미관 등에만 관심을 두어 사소한 지장에도 큰 실패로 여겨 불평을 하는 경우가 있다.

그러므로 치료 전의 설명, 치료 후의 지도와 경과 관찰이 중요하다고 사료되며, 특히 보철치료나 임플란트 시술의 경우는 더욱 그러할 것이다.

(4) 환자의 치료 협력의 필요성

치아와 구강의 제기능은 치료 중에도 휴지하기 어렵기 때문에 환자의 생활 태도가 치료의 효과에 큰 영향을 미친다. 수개월부터 수년간의 장기간에 걸친 치료에 있어서는 환자의 협력 여하에 따라 치료효과가 크게 좌우된다. 판례도 가공의치를 부탁한 환자에 대하여도 그 진료에 협력하여야 할 의무가 있음을 설시하고 있다.

환자의 협력의무위반으로 증상이 악화된 경우에는 과실상계의 법리를 적용할 수 있을 것이다.

(5) 치료방법의 다양성

치과진료에 있어서는 치료방법이 비교적 다양하며, 재료의 종류·품질도 다양하기 때문에 선택의 폭이 넓다고 생각된다. 그런 이유에서 치과의사가 환자의 충분한 납득을 얻고 나서 그 치료방법 및 재료를 결정한 것은 아니었다는 식의 분쟁이 일어나는 것으로 보인다.

이점에서 판례 등은 의사에게 어떤 치료방법에 의할 것인가에 관하여 환자에게 설명하여야 할 의무가 있다고 하고 있는 것이다.

(6) 홍보 활동의 필요성

환자와 법률가들은 의료 일반에 관하여 물론이고 치과진료에 관하여는 더욱 잘 모른다고 말하고 있다. 따라서 분쟁방지를 위해서는 치과의사가 진료기술의 향상에 노력하고 있는 것만으로는 부족하고 국민일반에 치과의료의 실제에 관하여 계몽적인 홍보 활동에 의하여 이해를 넓혀 나갈 필요가 있다.

나아가 개개인이 환자에 대하여는 진료행위마다 병상과 치료방법에 관하여 상세하게 설명하여 이해를 심화시켜 사정을 보다 잘 이해시킨 후에 승낙을 받을 필요가 있다.

3. 의료소송 현황 및 추세

1) 의료소송 현황

종래에는 의료행위가 의사의 전문적인 영역에 속하는 것이어서 예기치 못한 나쁜 결과가 발생하더라도 이를 감수하는 경향이 많았으나, 근래에는 국민들의 권리의식 및 의학 지식 수준의 향상에 힘입어 의료과오소송이 현저히 증가하는 추세에 있다.

전국 법원에 제1심으로 접수된 의료과오소송의 처리현황은 〈표 1〉과 같은데, 매년 증가세를 보이고 있다.

〈표 1〉 전국 법원의 의료과오소송의 처리현황[5)]

	접수	소장 각하	원고승	원고 일부승	원고패	각하	소취하 (간주)	조정	화해	기타
2008	748	1	8	218	219	5	47	133	176	86
2009	911	6	6	199	195	6	58	128	103	79
2010	871	4	7	196	171	6	59	140	106	93
2011	876	4	8	244	213	3	54	115	135	105
2012	1,009	3	8	272	221	5	70	105	126	59

2) 의료소송의 추세

(1) 서론

의료소송 현황에서 보듯이 의료소송은 점차 증가하고 있는데, 그 이유는 국민의 권리의식 향상, 인터넷 포털 등을 통한 의학 지식의 공개, 절대적인 의료행위의 증가 등이 있을 수 있다.

(2) 국민의 권리의식 향상에 의한 의료분쟁 증가

과거 의료인과 환자의 관계는 수직적 불평등 관계에 있었을 때에는 의료진의 의료행위로 인한 악결과가 발생하더라도 어쩔 수 없는 것으로 여겼다. 그러나 교육 수준의 향상과 대중매체의 발달은 국민들로 하여금 의료진으로부터 받는 치료행위도 수평적 평등관계에 기한 치료 계약이라는 점을 인식하게 만들었고, 치료 계약의 결과로서 계약이 제대로 이행되지 못한 경우 그에 대한 법적 책임을 물어야 한다고 생각하게 되었다.

(3) 의학 지식의 대중화

대중매체, 특히 인터넷의 발달은 일반적 의학 지식의 대중화를 가져오고 있다. 고령사회로 진입하면서

---

5) 대법원 홈페이지 http://www.scourt.go.kr/portal/justicesta/JusticestaListAction.work?gubun=10. 사법연감(통계) 자료 참조.

만성 질환 유병률이 높아지면서 TV를 비롯한 대중매체에서 건강 관련 분야는 고정적인 프로그램 편성과 지면 할애를 유도하였고, 인터넷을 통한 의료진의 의학 상담 등은 누구나 쉽게 의학 지식을 습득할 수 있도록 하였다. 의학 용어도 인터넷을 통해 대부분 공개된 상태에서 의료행위 이후 예상하지 못한 결과가 발생하면 누구나 개괄적으로 의료행위의 내용을 이해하게 된 것이다.

따라서 악결과가 일반적으로 예상되는 합병증의 범위를 벗어나게 되었다는 것을 알게 된 국민들은 발생한 의료사고가 의료과오에 의한 것인지 여부를 확인하고 의료소송에 이르는 계기가 되고 있다.

(4) 인적 관계의 특수성

의료행위로 인한 사망이나 장애라는 악결과가 발생하는 경우, 그 악결과는 환자 본인뿐만 아니라 가족에게도 큰 영향을 주게 된다. 예를 들어 부모나 자녀가 의료사고로 사망하거나 장애가 발생하여 개호가 필요하게 된 경우, 그 가족이 받게 되는 정신적 충격이나 경제적 어려움은 극복하기 어려운 수준에 이르게 되는데, 이러한 정신적 충격과 가족이 부담해야 할 경제적 어려움은 의료분쟁의 증가를 가져오게 된다. 예를 들어 유아가 비염 치료를 받기 위해 한의원에서 봉침을 맞고 그 부위의 감염으로 봉와직염(cellulitis)이 발생하는 경우, 그 부모는 의료분쟁을 통해 받게 되는 손해배상액이 의료분쟁을 해결하기 위한 비용보다 적을지라도 감정적인 이유로 의료소송을 제기하는 것은 경제적으로 설명할 수 없는 부분이다. 일반적인 소송은 대부분 경제적 이유를 원인으로 하나 의료분쟁은 경제적 분쟁과 병합하거나 별개로 의료분쟁을 가져오게 되는데, 이는 가족 등 인적 관계의 특수성에 기초한 것이다.

(5) 의료인 및 의료행위의 증가

전국민 의료보험체계가 도입된 이후로 의료행위는 절대적으로 증가하였다. 또한 무의촌(無醫村)이 없어질 정도로 한 해 4,000명에 이르는 의료인이 배출되고 있다. 이처럼 의료인의 숫자가 증가하면서 도시에서는 한 건물에도 수 개의 의료기관이 입주하게 되고, 의료보험으로 인해 누구나 큰 부담 없이 의료행위를 받게 되면서 절대적인 의료행위의 수가 증가하고, 그만큼 의료사고나 분쟁은 증가하고 있다.

II. 의료소송의 일반적 법리

1. 책임의 근거와 구성

1) 채무불이행책임과 불법행위책임

의료소송에서 환자들이 의료진에 대해 책임을 묻는 법률적 근거로는 진료 계약상의 채무불이행(민법 제390조)과 불법행위(민법 제750조)에 기한 손해배상이 있다.

종래 불법행위 책임을 추궁할 때 입증상의 어려움을 피하기 위하여 진료 계약을 전제로 의사가 채무의 이행, 귀책사유의 부존재 등을 입증하도록 함으로써 입증의 어려움을 경감하려고 하였으나, 의료채무가 결과 채무가 아닌 수단채무이므로 결국 환자가 수단채무의 불완전 이행으로 인한 손해배상 책임을 구하려면 이행의 불완전성을 주장, 입증하여야 할 것인데, 이행채무의 불완전성은 그 진료가 임상적 의학 수준에 미달하거나, 선량한 관리자의 주의의무위반을 입증하여야 하는 것이므로 결론에 이르러 다시 불법행위 책임에서의 과실 책임으로 되돌아오는 경향이 있다[6]. 따라서 입증책임의 부담 면에서는 적어도 양자의 구별 실익은 없다고 할 것이다.

판례(대법원 1988. 12. 13. 선고 85다카1491 판결)

의사가 환자에게 부담하는 진료채무는 질병의 치유와 같은 결과를 반드시 달성해야 할 결과채무가 아니라 환자의 치유를 위하여 선량한 관리자의 주의의무를 가지고 현재의 의학 수준에 비추어 필요하고 적절한 진료조치를 다해야 할 채무 이른바 수단채무라고 보아야 하므로 진료의 결과를 가지고 바로 진료채무 불이행 사실을 추정할 수는 없으며 이러한 이치는 진료를 위한 검사 행위에 있어서도 마찬가지라고 할 것이다.

2) 책임 발생 요건

손해배상 책임의 발생 요건(성립요건)으로 계약 책임을 묻는 경우에는 ① 계약 체결 사실, ② 환자의 의무 이행 사실(치료비 지급 사실), ③ 채무의 불완전 이행 사실(손해의 발생), ④ 의료진의 귀책사유(고의 또는 과실), ⑤ 귀책사유와 손해 사이의 인과관계, ⑥ 위법성을 입증하여야 하고, 불법행위 책임을 묻는 경우에 ① 의료진의 귀책사유(고의 또는 과실), ② 위법성, ③ 손해의 발생, ④ 과실과 손해 사이의 인과관계 인정 등을 입증하여야 한다.

위 성립요건 중 책임의 근거에도 불구하고 대부분 의료분쟁에서 의료진의 귀책사유와 인과관계의 인정 여부가 중요하므로 이하에서는 이를 중심으로 설명하기로 한다.

2. 의료진의 귀책사유

1) 의의와 내용

의사의 귀책사유에는 악결과에 대한 고의와 과실이 있다. 그러나 의료진이 고의적으로 환자에 대한 악결과를 유발하는 경우는 거의 없으므로 과실에 대해 논의가 집중되고 있다.

의사에게 의료행위에서 과실을 인정하기 위해서는 '주의의무위반'이 있어야 한다. 이 때 주의의무라 함은 사람의 생명과 신체 및 건강을 관리하는 업무의 성질에 비추어 환자의 구체적인 상황에 따라 위험을 방지하기 위하여 요구되는 '최선의 조치를 취하여야 할 의무'를 말한다. 이러한 최선의 조치를 취하여야

6) 이보현, "의료과오로 인한 민사책임의 법률적 구성", 의료과오에 관한 제문제, 법원행정처, 1985, 47면.

할 의무는 의사로서 악결과 발생할 가능성을 예견하고(결과예견의무), 그 악결과를 회피하기 위한 노력을 다 하여야 하는 의무이다(결과회피의무).

판례(대법원 2003. 1. 10. 선고 2001도3292 판결)

의료과오사건에 있어서의 의사의 과실은 결과 발생을 예견할 수 있었음에도 불구하고 그 결과 발생을 예견하지 못하였고 그 결과 발생을 회피할 수 있었음에도 불구하고 그 결과 발생을 회피하지 못한 과실이 검토되어야 할 것이다.

2) 주의의무 판단 기준

(1) 결과예견의무위반

주의의무는 의료행위 당시 의료기관 등 임상의학 분야에서 실천되고 있는 의료행위 수준을 기준으로 삼되, 그 의료수준은 통상의 의사에게 의료행위 당시 일반적으로 알려져 있고 또 시인되고 있는 의학 수준에 진료환경 및 조건, 의료행위의 특수성 등을 고려하여 규범적으로 판단되어야 한다.

이러한 임상의학 분야에서 실천되고 있는 의료행위 수준은 의료행위 당시 표준적인 교과서 기타의 의학문헌을 통하여 통상의 의사에게 일반적으로 알려져 있는 의학기술을 기준으로 하므로, 일반적으로 알려진 의학기술 수준에 미달하는 경우 의료과실로 평가받을 수 있으므로 임상에서 새롭게 받아들여진 의학 지식을 끊임없이 습득하여야 한다.

그러나 의료진에게는 의료행위에 있어서 당시의 의료수준 그리고 자신의 전문적 지식과 경험에 따라 생각할 수 있는 몇 가지 조치 중에서 적절하다고 판단되는 진료방법을 선택할 수 있으므로, 그것이 합리적인 재량의 범위를 벗어난 것이 아닌 이상 그 중 어느 하나만이 정당하고 이와 다른 조치를 취한 것에 과실이 있다고 말할 수 없고, 진료의 결과가 나쁘다고 하여 의사가 취한 조치가 의료과실이라고 평가할 수는 없다.

결국 결과예견의무는 의료인으로 하여금 임상의학 분야에서 실천되고 있는 의료행위 수준에 대하여 지속적으로 지식을 습득하도록 하는 의무를 지우는 것과 동시에 '현재 임상의학 분야에서 실천되고 있는 의료행위 수준'에서 의료행위를 하면 설사 '최신의 의료수준'에 따른 의료행위를 하지 않더라도 의료과실로 판단할 수 없다는 '의료수준의 한계'를 설정하는 것이다.

판례(대법원 1999. 3. 26. 선고 98다45379, 45386 판결, 대법원 2005. 10. 28. 선고 2004다13045 판결 등 참조)

의사가 진찰·치료 등의 의료행위를 함에 있어서는 사람의 생명·신체·건강을 관리하는 업무의 성질에 비추어 환자의 구체적인 증상이나 상황에 따라 위험을 방지하기 위하여 요구되는 최선의 조치를 취하여야 할 주의의무가 있고, 의사의 이와 같은 주의의무는 의료행위를 할 당시 의료기관 등 임상의학 분야에서 실천되고 있는 의료행위의 수준을 기준으로 삼되, 그 의료수준은 통상의 의사에게 의료행위 당시 일반적으로 알려져 있고 또 시인되고 있는 이른바 의학상식을 뜻하므로, 진료환경 및 조건, 의료행위의 특수성 등을 고려하여 규범적인 수준으로 파악되어야 한다[7].

판례(대법원 1998. 2. 13. 선고 96다7854호 판결)

혈액관리법의 관련 규정에 따라 혈액원을 개설하여 수혈 또는 혈액제제의 제조에 필요한 혈액을 채혈·조작·보존 또는 공급하는 업무는 성질상 전문적인 지식을 요하는 것일 뿐만 아니라 수혈자나 혈액제제의 이용자 등의 생명·신체에 직접적인 영향을 미치는 것이어서 만일 그 업무가 적정하게 수행되지 못할 경우에는 국민보건에 광범위하고도 중대한 위해를 가하게 될 것임이 분명하므로, 이와 같은 혈액원의 업무를 수행하는 자는 수혈 또는 혈액제제의 제조를 위한 혈액의 순결을 보호하고 혈액 관리의 적정을 기하기 위하여 최선의 조치를 다하여야 할 고도의 주의의무가 있고, 이러한 주의의무의 구체적 내용은 혈액을 채혈하는 시기에 있어 현실적으로 가능한 범위 내에서 최고의 의학기술 수준에 맞추어 병원균 감염 여부를 검사하여 하자를 제거하는 노력을 기울이고 에이즈 감염 위험군으로부터의 헌혈을 배제하는 등 위험성에 대한 예견의무와 결과회피의무이며, 이러한 주의의무의 위반 여부를 판단함에 있어서는 문제로 된 행위 당시의 일반적인 의학의 수준과 그 행위로부터 생기는 결과 발생의 가능성의 정도, 피침해법익의 중대성, 결과회피의무를 부담함에 의해서 희생되는 이익 등이 함께 고려되어야 한다.

판례(대법원 1996. 6. 25. 선고 94다13046 판결, 대법원 2011.7.14. 선고 2009다101916 판결)

의사는 진료를 함에 있어 환자의 상황과 당시의 의료수준 그리고 자기의 전문적 지식과 경험에 따라 생각할 수 있는 몇 가지 조치 중에서 적절하다고 판단되는 진료방법을 선택할 수 있으므로, 그것이 합리적 재량의 범위를 벗어난 것이 아닌 한 그 중 어느 하나만이 정당하고 이와 다른 조치를 취한 것에 과실이 있다고 말할 수 없으며 진료의 결과를 보아 위와 달리 평가할 것도 아니다.

7) 원심이 적법하게 인정한 사실 관계에 의하면, 망인이 피고 경영의 병원에 입원한 지 상당한 기간이 경과한 후인 1995. 4. 24. 제2차 감염을 일으킬 수 있는 항문 주위의 염증이 발생하였고, 같은 달 25.에는 38℃ 이상의 발열이 있었으며 설사와 구토가 이어졌는가 하면 같은 달 26. 08:00경에는 항문 주위에 궤사가 나타났고, 한편 기록에 의하면, 패혈증은 혈액 내에 있는 세균 또는 세균독소에 의하여 발생하는 질환으로서 입원환자들에게 쉽게 발생하며 오한과 38℃ 이상의 발열로서 시작하는 것이 보통이고, 구토·설사·복통 등도 올 수 있으며, 그 확진은 혈액배양으로 병원균을 증명하는 방법뿐이지만, 급격히 악화되는 치명적인 질환으로서 그에 대한 조기발견 및 치료가 필수적이고 확진 전 임상진단이 무엇보다도 중요하며, 일단 패혈증이라는 의심이 들면 우선 광범위 항생제를 투여한 후 혈액배양검사를 실시하여 원인균을 밝혀내고 그 원인균에 대한 적절한 항생제를 처방하여 투여하여야 하는 점 등은 소외 1이 망인을 치료할 당시 표준적인 교과서 기타의 의학문헌을 통하여 임상의학의 분야에서 통상의 의사에게 일반적으로 알려져 있는 의학기술에 속한다고 보이므로, 의사인 소외 1으로서는 망인에게 38℃ 이상의 발열이 있는 등 패혈증의 증후가 보일 때 곧바로 패혈증을 의심하고 그에 대한 처치를 시작하거나 그러한 처치가 가능한 종합병원으로 신속히 전원시킴으로써 패혈증 쇼크로 인한 사망이라는 결과를 회피하기 위하여 최선을 다할 주의의무가 있음에도 이를 위반한 잘못이 있다고 할 것인 바, 같은 취지의 원심 판단은 수긍이 가고 거기에 소론과 같은 의료과오에 관한 법리오인의 위법이 있다고 할 수 없다(대법원 1998. 7. 24. 선고 98다12270 판결).

(2) 결과회피의무위반

결과회피의무는 결과를 예견한 의료진에게 그러한 악결과를 피하기 위한 '최선의 의무'를 다 하도록 하는 의미를 갖는다. 따라서 임상의학 수준에서 신속한 치료를 요하는 환자에 대하여 치료시기를 놓치는 경우 최선의 의무를 다 하지 못한 것이므로 결과회피의무를 위반한 것이다. 예를 들어 갑자가 신체 한쪽 사지의 위약감(weakness)을 주호소로 내원한 환자는 '뇌경색'을 의심할 수 있으므로 증상 발생 후 내원 시간에 따라 혈전용해제를 투여하여 뇌경색 증상의 고정이나 악화를 방지할 의무가 발생한다. 그런데 의료진이 뇌경색 치료에 있어서 혈전용해제를 투여할 수 있는 시간을 놓쳐 뇌경색 증상이 고정되거나 악화되었다면 결과회피의무를 인정할 수 있다.

3) 주의의무위반 여부 판단을 위하여 법원이 감정촉탁회보나 사실조회 회보에 기속되는지 여부

주의의무위반 판단하기 위해 실무에서는 진료기록감정촉탁이나 사실조회 회신을 이용하는 경우가 대부분이다. 즉 주의의무위반 여부는 의료행위 당시 의료기관 등 임상의학 분야에서 실천되고 있는 의료행위 수준을 기준으로 판단하여야 하고, 판사가 임상의학에서 실천되는 의료행위 수준을 판단할 수 있는 의학 지식이 없으므로 대학병원이나 대한의사협회 등에 해당 질병에 대한 의료행위 수준, 해당 의료기관에서 실시된 의료행위의 내용 및 수준에 대한 감정과 사실조회를 받아 판단의 자료로 활용한다.

그렇다면 법원은 감정촉탁에 대한 의료기관의 회보결과 및 법원의 사실조회에 대한 회보결과에 기속되어야 하는지 문제될 수 있다.

그러나 감정의는 진료기록감정이나 사실조회를 통해서 의료사고를 유발한 의료진의 의료행위에 대한 당시 임상의학 수준과 악결과를 회피하기 위하여 의료진에게 필요한 최선의 의무가 무엇인지를 법원에 전해주는 역할을 하는 것이고, 의료사고가 의료과실로 평가받을 수 있을 지 여부는 의료행위에 이르게 된 경위나 과정, 의료행위 당시 상황 및 이후의 정황, 환자의 상태 등 제반 사정을 고려하여 법원이 규범적으로 판단할 문제이므로 감정이나 사실조회 회보결과에 설사 의료과오의 유무에 관한 견해가 포함되어 있다고 하더라도 법원은 그 견해에 기속되지 않는다고 보아야 한다.

판례(대법원 1998. 7. 24. 선고 98다12270 판결)

법원의 감정촉탁에 대한 의료기관의 회보결과 및 법원의 사실조회에 대한 대한의사협회장의 회보결과는 사실인정에 관하여 특별한 지식과 경험을 요하는 경우에 법관이 그 특별한 지식, 경험을 이용하는 데 불과한 것이며, 의료과오가 있었는지 여부는 궁극적으로는 그 당시 제반 사정을 참작하여 경험칙에 비추어 규범적으로 판단할 수밖에 없으므로, 위 각 회보결과에 의료과오의 유무에 관한 견해가 포함되어 있다고 하더라도 법원이 의사에게 과실이 있는지 여부를 판단함에 있어서 그 견해에 기속되지 아니한다.

4) 의료과실의 구체적 내용

(1) 서론

주의의무의 구체적 기준은 앞서 본 바와 같이 결과예견의무와 결과회피의무위반이다. 이러한 주의의무위반 여부를 구체화하여 전원의무 및 지도·설명의무위반 등이 거론되므로 그에 대하여 살펴보기로 한다.

(2) 전원의무

의료진은 진찰·치료 등의 의료행위를 함에 있어서는 사람의 생명·신체·건강을 관리하는 업무의 성질에 비추어 환자의 구체적 증상이나 상황에 따라 위험을 방지하기 위하여 요구되는 최선의 조치를 취하여야 하고, 환자에게 적절한 치료를 하거나 그러한 조치를 취하기 어려운 사정이 있다면 신속히 전문적인 치료를 할 수 있는 다른 병원으로의 전원조치 등을 취하여야 한다[8].

판례(대법원 1996 . 6. 25. 선고 94다13046 판결)

피고가 위 원고 내지 그 가족에게 위 조직괴사에 대응하기 위하여 필요한 검사 내지 치료를 할 수 있는 병원으로는 종합병원밖에 없다고 설명하면서 종합병원으로 전원할 것을 권유하였다면 그것으로 의사로서의 진료상의 의무를 다하였다 할 것이고, 거기서 나아가 상고이유로 주장하는 바와 같이 피고가 위 원고나 그 가족들이 개인의원으로 전원하는 것을 만류, 제지하거나 위 원고를 직접 종합병원으로 전원하여야 할 의무까지 있다고 할 수는 없다.

판례(대법원 2010. 04. 29. 선고 2009도7070 판결)

응급환자를 전원하는 의사는 전원받는 병원 의료진이 적시에 응급처치를 할 수 있도록 합리적인 범위 내에서 환자의 주요 증상 및 징후, 시행한 검사의 결과 및 기초 진단명, 시행한 응급처치의 내용 및 응급처치 전후의 환자 상태, 전원의 이유, 필요한 응급검사 및 응급처치, 긴급성의 정도 등 응급환자의 진료에 필요한 정보를 전원받는 병원 의료진에게 제공할 의무가 있다.

(3) 지도 및 설명의무

의사의 주의의무는 환자에 대한 수술 등 침습 행위가 종료함으로써 끝나는 것이 아니라, 그 진료 목적의

---

8) 한의사인 피고인은 한약을 장기 복용하고 있는 피해자에 대하여 그 증상의 호전 여부뿐만 아니라 예상하지 못했던 부작용이 발생할 가능성을 항상 염두에 두고 피해자의 상태를 면밀히 살폈어야 한다. 나아가 피해자가 발열과 함께 간기능 이상의 징후인 황달 증세 등을 호소하였다면 피고인은 아무리 늦어도 피고인이 알았다고 주장하는 2009. 3. 5.에는 일단 한약의 복용을 중단시키고 피해자의 간기능을 정밀히 검사하여 그 원인과 상태를 확인한 후 그 결과에 맞추어 치료의 속행 또는 치료방법의 변경 여부 등을 결정하였어야 할 의무가 있다. 특히 한의학의 내재적 한계 혹은 관련 법규 규정 등 여러 사정에 의하여 피고인 병원에서 피해자의 간기능을 면밀히 검사할 능력이 되지 않았다면, 피고인으로서는 더더욱 신속하게 피해자를 전원하여 필요한 검사와 치료를 받게끔 조치하였어야만 한다. 그럼에도 피고인이 이와 같은 조치를 전혀 취하지 아니한 채 피해자에게 한약의 계속 복용을 지시하고, 만연히 부작용의 원인이 소화기능의 이상이라고만 진단하여 침과 뜸 등으로 피고인의 병원에서만 진료를 계속 받도록 하였다면, 간기능 이상의 원인과 상태를 확인하고 그에 따른 위험을 방지하기 위한 적절한 전원조치의무를 다하였다고 할 수 없다(청주지방법원 2011. 02. 22. 선고 2010고단1681 판결).

달성을 위하여 환자가 의사의 업무범위 이외의 영역에서 생활을 영위함에 있어 예견되는 위험을 회피할 수 있도록 환자에 대한 요양의 방법 기타 건강관리에 필요한 사항을 지도설명하는 데까지도 미친다 할 것이다.

의료법 제24조(요양방법의 지도)는 '의료인은 환자나 환자의 보호자에게 요양방법이나 그 밖의 건강관리에 필요한 사항을 지도하여야 한다.'고 규정하여 이를 명문화하고 있다.

의사는 수술 등의 당해 의료행위의 결과로 후유질환이 발생하거나 아니면 그 후의 요양 과정에서 후유질환이 발생할 가능성이 있으면, 비록 그 가능성이 크지 않다고 하더라도 이를 억제하기 위한 요양의 방법이나 일단 발생한 후유질환으로 인해 중대한 결과가 초래되는 것을 막기 위하여 필요한 조치가 무엇인지를 환자 스스로 판단·대처할 수 있도록, 그와 같은 요양방법, 후유질환의 증상과 그 악화 방지나 치료를 위한 대처방법 등을 환자의 연령, 교육 정도, 심신상태 등의 사정에 맞추어 구체적인 정보의 제공과 함께 설명·지도할 의무가 있다(대법원 2005. 4. 29. 선고 2004다64067 판결 참조).

판례(대법원 2010. 7. 22. 선고 2007다70445 판결)

의사가 진찰·치료 등의 의료행위를 함에 있어서는 사람의 생명·신체·건강을 관리하는 업무의 성질에 비추어 환자의 구체적인 증상이나 상황에 따라 위험을 방지하기 위하여 요구되는 최선의 조치를 취하여야 할 주의의무가 있고, 이와 같은 주의의무는 환자에 대한 수술 등 침습 행위가 종료함으로써 끝나는 것이 아니라, 그 진료 목적의 달성을 위하여 환자가 의사의 업무범위 이외의 영역에서 생활을 영위함에 있어 예견되는 위험을 회피할 수 있도록 환자에 대한 요양의 방법 기타 건강관리에 필요한 사항을 지도설명하는 데까지도 미친다 할 것이므로(의료법 제24조 참조), 의사는 수술 등의 당해 의료행위의 결과로 후유질환이 발생하거나 아니면 그 후의 요양 과정에서 후유질환이 발생할 가능성이 있으면, 비록 그 가능성이 크지 않다고 하더라도 이를 억제하기 위한 요양의 방법이나 일단 발생한 후유질환으로 인해 중대한 결과가 초래되는 것을 막기 위하여 필요한 조치가 무엇인지를 환자 스스로 판단·대처할 수 있도록, 그와 같은 요양방법, 후유질환의 증상과 그 악화 방지나 치료를 위한 대처방법 등을 환자의 연령, 교육 정도, 심신상태 등의 사정에 맞추어 구체적인 정보의 제공과 함께 설명·지도할 의무가 있다(대법원 2005. 4. 29. 선고 2004다64067 판결 참조). 그리고 이러한 지도설명의무는 그 목적 및 내용상 진료행위의 본질적 구성 부분이므로, 지도설명의무위반과 상당인과관계가 있다면 그로 인한 생명·신체상의 손해에 대하여 배상할 책임을 면할 수 없다[9].

9) ① 피고 1은 망인이 퇴원할 무렵 망인에게 "수술 후 몇 개월 동안 상처가 아플 수 있는데, 그 통증은 3개월 정도 지속될 수 있다. 처음에 많이 아프다가 좀 좋아지다가 또 아플 수도 있다"는 설명만 하였을 뿐, 수술 부위의 통증과 심장의 통증을 구분하여 주의사항을 말하여 주지 않았고, 피고 2 역시 위와 같은 사항을 말하여 주지 않은 사실, ② 피고들이 망인에게 교부한 안내서에는 항응고제의 부작용, 위험성, 항응고제의 약효에 영향을 미치는 음식, 복용 시 유의사항, 즉시 의사를 찾아야 하는 경우 등에 관한 자세한 내용이 포함되어 있으나, 망인에게 구두로 그 내용을 설명해 준 적은 없는 사실, ③ 망인은 2004. 6. 12. 19:00경 호흡곤란 등의 통증을 느꼈음에도 피고 1이 수술 후 가슴통증이 올 수 있다고 했다면서 괜찮아질 것이라고 말하며 심각하게 생각하지 않아 즉시 피고 병원을 찾아가지 않았던 사실, ④ 망인은 같은 날 21:30경 호흡곤란이 심해지고 전기가 튀듯 두근거린다고 하며 비로소 원고 1에게 119 구급대를 불러 달라고 하였는데 위 구급대를 기다리던 중 의식을 잃었고, 그 후 119 구급대의 도움으로 다른 병원 응급실로 갔으나 이미 소생이 불가능하게 된 사실 등을 인정하였다.
앞서 본 법리를 이러한 사실들에 비추어 보면, 피고들은 망인에게 항응고제의 효과, INR 수치를 일정하게 유지해야 하는 이유, 항응고제 부작용 및 그 위험성 등을 명확하게 설명해 줌으로써 망인으로 하여금 가슴 통증 등 안내서에 기재된 일정한 상황이 발생한 경우 그 위험성 및 심각성을 정확하게 인식하고 즉시 응급실에 내원하는 조치를 취할 수 있도록 구체적인 정보의 제공과 함께 이를 지도·설명할 의무가 있고, 이러한 지도·설명의무는 단순하게 안내서의 교부만으로 대체할 수는 없다고 할 것인데, 피고들은 위와 같은 설명·지도의무를 전혀 이행하지 않았고, 그로 인하여 망인이 가슴 통증의 심각성을 제대로 인식하지 못함으로써 통증을 느끼고도 약 2시간 30분이나 지체한 관계로 적절한 응급처치 등을 받지 못하여 사망에 이르렀는바, 결국 피고들의 지도·설명의무위반과 이 사건 사고 사이에는 상당인과관계가 인정된다고 할 것이다(대법원 2010. 7. 22. 선고 2007다70445 판결).

판례(대법원 2005. 4. 29. 선고 2004다64067 판결 참조)

시각이상 등 그 복용 과정에 전형적으로 나타나는 중대한 부작용을 초래할 우려가 있는 약품을 투여함에 있어서 그러한 부작용의 발생 가능성 및 그 경우 증상의 악화를 막거나 원상으로 회복시키는 데에 필요한 조치사항에 관하여 환자에게 고지하는 것은 약품의 투여에 따른 치료상의 위험을 예방하고 치료의 성공을 보장하기 위하여 환자에게 안전을 위한 주의로서의 행동지침의 준수를 고지하는 진료상의 설명의무로서 진료행위의 본질적 구성 부분에 해당한다 할 것이고, 이때 요구되는 설명의 내용 및 정도는 비록 그 부작용의 발생 가능성이 높지 않다 하더라도 일단 발생하면 그로 인한 중대한 결과를 미연에 방지하기 위하여 필요한 조치가 무엇인지를 환자 스스로 판단, 대처할 수 있도록 환자의 교육 정도, 연령, 심신 상태 등의 사정에 맞추어 구체적인 정보의 제공과 함께 이를 설명, 지도할 의무가 있다고 보아야 할 것이다.

결핵약인 '에탐부톨'이 시력약화 등 중대한 부작용을 초래할 우려가 있는 이상 이를 투약함에 있어서 그 투약업무를 담당한 보건진료원 등은 위와 같은 부작용의 발생 가능성 및 구체적 증상과 대처 방안을 환자에게 설명하여 줄 의료상의 주의의무가 있고, 그 설명은 추상적인 주의사항의 고지나 약품설명서에 부작용에 관한 일반적 주의사항이 기재되어 있다는 것만으로는 불충분하고 환자가 부작용의 증세를 자각하는 즉시 복용을 중단하고 보건소에 나와 상담하는 조치를 취할 수 있도록 구체적으로 이루어져야 한다.

3. 의사의 설명의무

1) 의의 및 근거

의사는 환자에 대한 의료행위에 있어서 수술은 물론, 치료를 위한 의약품의 투여도 신체에 대한 침습을 포함하는 것이므로, 의사는 긴급한 경우 기타의 특별한 사정이 없는 한, 그 침습에 대한 승낙을 얻기 위한 전제로서 환자에 대하여 질환의 증상, 치료방법 및 내용, 그 필요성, 예후 및 예상되는 생명, 신체에 대한 위험성과 부작용 등 환자의 의사결정을 위하여 중요한 사항에 관하여 사전에 설명함으로써 환자로 하여금 수술이나 투약에 응할 것인가의 여부를 스스로 결정할 기회를 가지도록 할 의무가 있다.

즉 의사의 의무에는 환자의 질병을 진료하고 치료할 의무도 있지만, 환자가 그러한 진료를 받을지 여부를 결정할 수 있도록 질병의 증상, 치료(시술, 수술, 투약 등) 방법의 내용 및 필요성, 부작용, 합병증, 예후 등을 설명해야 하는 것이다. 의사의 의료행위는 모두 전문적인 내용으로 사실상 의사가 환자에게 앞으로 할 의료행위에 관하여 자세하게 설명하지 않는다면 환자 측에서는 아무런 결정권을 행사함이 없이 의사에 의해 계약의 내용이 일방적으로 결정되게 된다. 따라서 설명의무는 환자를 의료행위의 객체가 아니라 주체로 전화시키는 의미를 갖는다.

보건의료기본법 제12조는 '모든 국민은 국민은 보건의료인으로부터 자신의 질병에 대한 치료방법, 의학적 연구 대상 여부, 장기이식(臟器移植) 여부 등에 관하여 충분한 설명을 들은 후 이에 관한 동의 여부를 결정할 권리를 가진다'고 규정하여 설명의무를 명문화하고 있다.

판례(1994. 4. 15. 선고 92다25885 판결)

의사는 반드시 병을 완치시켜야 할 의무를 부담하는 것은 아니라 할지라도 최선의 주의로서 병을 치료하기 위한 충분한 조치를 다할 의무가 있고, 환자에 대한 수술은 물론, 치료를 위한 의약품의 투여도 신체에 대한 침습을 포함하는 것이므로, 의사는 긴급한 경우 기타의 특별한 사정이 없는 한 그 침습에 대한 승낙을 얻기 위한 전제로써 환자에 대하여 질환의 증상, 치료방법 및 내용, 그 필요성, 예후 및 예상되는 생명, 신체에 대한 위험성과 부작용 등 환자의 의사결정을 위하여 중요한 사항에 관하여 사전에 설명함으로써 환자로 하여금 수술이나 투약에 응할 것인가의 여부를 스스로 결정할 기회를 가지도록 할 의무가 있고, 이러한 설명을 아니 한 채 승낙 없이 침습한 경우에는 설령 의사에게 치료상의 과실이 없는 경우에도 환자의 승낙권을 침해하는 위법한 행위가 된다.

2) 설명의 주체

설명의무의 주체는 당해 의료행위를 하는 처치의사이나 주치의나 다른 의사이다. 그러나 의사가 아닌 간호사나 사무직원에 의한 설명은 허용되지 않는다고 보아야 한다.

판례(대법원 1999. 9. 3. 선고 99다10479 판결)

설명의무의 주체는 원칙적으로 당해 처치의사라 할 것이나 특별한 사정이 없는 한 처치의사가 아닌 주치의 또는 다른 의사를 통한 설명으로도 충분하다).

3) 설명의 상대방

설명의 상대방은 원칙적으로 환자이다. 그러나 환자가 성인으로서 판단능력이 없거나 미성년자여서 이해나 판단능력이 부족한 경우에는 일반적으로 그 보호자가 설명의 상대방이 될 수 있다.

판례(대법원 1997. 07. 22. 선고 96다37862 판결)

원고가 성인으로서 판단능력을 가지고 있는 이상 친족인 원고의 오빠의 승낙으로써 원고의 승낙에 갈음하는 것은 허용되지 아니한다.

4) 설명의무의 범위

설명은 침습적 의료행위가 이루어지고, 그러한 의료행위에 대해 환자의 자기결정권이 문제되는 경우 검사, 진단, 치료, 투약 등 의료행위 모든 단계에서 이루어져야 한다. 따라서 설명의 내용은 의료행위에 있어서 환자의 선택권이 제대로 행사될 수 있도록 상황에 맞게 이루어져야 하는데, 구체적으로 의료행위 내용, 그 필요성, 예후 및 예상되는 생명·신체에 대한 위험성과 부작용, 투약에 있어 약물의 부작용 등에 대하여 설명되어야 한다.

최근 환자의 선택에 의해 이루어지는 성형수술에 설명의무가 있는지 여부에 관하여 대법원은 '질병치료 목적의 다른 의료행위에 비하여 긴급성이나 불가피성이 매우 약한 특성이 있으므로 의뢰인이 충분히 이해할 수 있도록 상세한 설명을 함으로써 의뢰인이 필요성이나 위험성을 충분히 비교해 보고 시술을 받을 것인지를 선택할 수 있도록 할 의무가 있다.'고 판시한 바 있다.

판례(1994. 11. 25. 선고 94다35671 판결)

교통사고로 입은 상해 부위 수술을 위해 전신마취를 받은 환자가 급성심부전증으로 사망한 사안에서 수술 전날에 환자의 시숙이 '수술을 함에 있어 의사의 병 내용 설명을 숙지하고 자유의사로 승낙하며 수술 중 및 수술 후 경과에 대하여 의사와 병원 당국에 하등 민·형사상의 책임을 묻지 아니하기로 하고 수술시행을 승인한다'는 내용의 부동문자로 인쇄된 수술승인서 용지에 서명날인한 사실만으로는, 환자에 대한 수술 및 그 준비로서의 마취를 함에 있어서 병원의 의료팀이나 마취담당 의사가 환자나 그 가족에게 '가'항의 수술, 특히 전신마취가 초래할 수 있는 위험성이나 부작용에 대하여 설명의무를 다하였다고 볼 수 없으며, 환자가 성인으로서의 판단능력을 가지고 있는 이상 인척에 불과한 시숙의 승낙으로써 환자의 승낙에 갈음하는 것은 허용되지 아니한다고 할 것이므로, 환자에 대한 치료행위로써 마취담당 의사의 마취는 환자에 대한 설명의무를 다하지 아니함과 아울러 환자의 승낙권을 침해하여 이루어진 위법한 행위'라고 한 사례.

판례(1995. 1. 20. 선고 94다3421 판결)

대동맥판막치환 등의 개심수술 후 후유증으로 나타나는 뇌손상의 빈도는 명백한 신경학적 장해가 있는 경우는 0.5~1%이나, 혼돈이나 지적 기능의 장해까지 포함하면 8~10%에 이르는 등 환자에게 나타난 뇌전색의 후유증은 그 발생 빈도가 크지는 아니하여도 개심수술에 따르는 전형적인 부작용의 하나이고, 환자가 실제로 수술의 결과 우측상하지불완전마비, 실어증, 지능저하, 성격변화 등의 개선불가능한 장해를 입게 된 것이어서 그 위험의 정도도 회복하기 어려운 중대한 것이라면, 이와 같은 후유증 발생의 위험은 그 수술을 받지 않을 경우에 생길 것으로 예견되는 결과와 대체 가능한 차선의 치료방법 등과 함께 환자 본인에게 진지하고 자세하게 설명해 주었어야 할 사항이다.

판례(대법원 1999. 12. 21. 선고 98다29261 판결)

의사의 설명의무는 그 의료행위에 따르는 후유증이나 부작용 등의 위험발생 가능성이 희소하다는 사정만으로 면제될 수 없으며, 그 후유증이나 부작용이 치료행위에 전형적으로 발생하는 위험이거나 회복할 수 없는 중대한 것인 경우에는 발생 가능성의 희소성에도 불구하고 설명의 대상이 된다는 것이 대법원의 확립된 판례이며(대법원 2002. 10. 25. 선고 2002다48443 판결 등 참조), 이 경우 의사가 시술 전 환자의 상태 및 시술로 인한 합병증으로 사망할 가능성의 정도와 예방 가능성 등에 관하여 구체적인 설명을 하여 주지 아니하였다면 설명의무를 다하였다고 할 수 없다.

판례(대법원 2003. 12. 26. 선고 2003다13208, 13215 판결, 대법원 2009. 1. 15. 선고 2008다60162 판결)

의사는 환자를 진료하는 과정에서 질환이 의심되는 증세가 있는지를 자세히 살피어 그러한 증세를 발견한 경우에는 특별한 사정이 없는 한 그 질환의 발생 여부 및 정도 등을 밝히기 위한 조치나 검사를 받도록 환자에게 설명, 권유할 주의의무가 있다[10].

판례(대법원 2010. 04. 29. 선고 2009도7070 판결)

응급환자를 전원하는 의사는 전원받는 병원 의료진이 적시에 응급처치를 할 수 있도록 합리적인 범위 내에서 환자의 주요 증상 및 징후, 시행한 검사의 결과 및 기초 진단명, 시행한 응급처치의 내용 및 응급처치 전후의 환자 상태, 전원의 이유, 필요한 응급검사 및 응급처치, 긴급성의 정도 등 응급환자의 진료에 필요한 정보를 전원받는 병원 의료진에게 제공할 의무가 있다.

판례(대법원 2013. 06. 13. 선고 2012다94865 판결)

미용성형술은 외모상의 개인적인 심미적 만족감을 얻거나 증대할 목적에서 이루어지는 것으로서 질병치료 목적의 다른 의료행위에 비하여 긴급성이나 불가피성이 매우 약한 특성이 있으므로 이에 관한 시술 등을 의뢰받은 의사로서는 의뢰인 자신의 외모에 대한 불만감과 의뢰인이 원하는 구체적 결과에 관하여 충분히 경청한 다음 전문적 지식에 입각하여 의뢰인이 원하는 구체적 결과를 실현시킬 수 있는 시술법 등을 신중히 선택하여 권유하여야 하고, 당해 시술의 필요성, 난이도, 시술 방법, 당해 시술에 의하여 환자의 외모가 어

10) 피고가 일단 악성종양일 가능성을 인식하였다면 위 원고에게 악성종양의 가능성을 설명하고, 확진을 위한 추가적인 검사방법으로 조직검사를 적극적으로 권유함과 아울러 위 원고로 하여금 향후 유방암의 존부에 관하여 지속적인 관심과 검사를 받을 수 있도록 유방암의 발병 및 전이속도, 치료방법, 요양방법 등에 관한 충분한 설명을 하여야 할 주의의무가 있다고 할 것인데, 이러한 사항에 대하여 설명하지 아니한 채 더 이상의 검사로 나아가지 아니한 결과 유방암의 진단 및 치료의 적기를 놓치게 한 과실이 있다고 판단한 것은 정당한 것으로 수긍이 가고, 거기에 상고이유의 주장과 같은 채증법칙 위반으로 인한 사실오인, 법리오해 등의 위법이 없다. 이 점에 관한 상고이유의 주장은 이유 없다(대법원 2009. 1. 15. 선고 2008다60162 판결).

느 정도 변화하는지, 발생이 예상되는 위험, 부작용 등에 관하여 의뢰인의 성별, 연령, 직업, 미용성형 시술의 경험 여부 등을 참조하여 의뢰인이 충분히 이해할 수 있도록 상세한 설명을 함으로써 의뢰인이 필요성이나 위험성을 충분히 비교해 보고 시술을 받을 것인지를 선택할 수 있도록 할 의무가 있다. 특히 의사로서는 시술하고자 하는 미용성형수술이 의뢰인이 원하는 구체적 결과를 모두 구현할 수 있는 것이 아니고 일부만을 구현할 수 있는 것이라면 그와 같은 내용 등을 상세히 설명하여 의뢰인에게 성형술을 시술받을 것인지를 선택할 수 있도록 할 의무가 있다.

5) 설명의무의 면제

설명의무는 응급환자, 환자가 의료침습의 내용을 잘 알고 있어 설명이 불필요한 경우, 설명이 오히려 환자의 치료 목적에 반하는 경우 등에는 설명의무가 면제된다고 볼 수 있다.

또한 설명의무의 본질에 비추어 ① 환자의 자기결정권이 문제되지 않는 경우, ② 응급환자의 경우, ③ 환자가 설명을 미리 거절한 경우, ④ 설명이 오히려 치료의 목적에 반하는 경우, ⑤ 당해 의료행위로 인하여 예상되는 위험이 아니거나 의료수준에 비추어 예견할 수 없는 위험 등은 설명이 면제된다고 할 것이다.

판례(대법원 1995. 4. 25. 선고 94다27151 판결, 대법원 2002. 05. 28. 선고 2000다46511 판결)

의사는 긴급한 경우나 다른 특별한 사정이 없는 한, 의약품을 투여하기 전에 환자에게 질병의 증상, 치료방법의 내용과 필요성, 예상되는 생명·신체에 대한 위험성과 부작용 등 환자의 의사결정을 위하여 중요한 사항을 설명함으로써 환자로 하여금 투약에 응할 것인가의 여부를 스스로 결정할 기회를 가질 수 있도록 하여야 하지만(대법원 1994. 4. 15. 선고 92다25885 판결 참조), 환자에게 발생한 중대한 결과가 투약으로 인한 것이 아니거나 또는 스스로의 결정이 관련되지 아니하는 사항에 관한 것일 때에는 설명의무위반이 문제되지 아니한다.

판례(대법원 1997. 07. 22. 선고 95다49608 판결)

일반적으로, 의사는 환자에게 수술을 시행하는 과정 및 그 후에 나쁜 결과가 발생할 개연성이 있는 의료행위를 하는 경우에 있어서는, 응급환자의 경우나 그 밖의 특별한 사정이 없는 한 진료 계약상의 의무로서 또는 수술에 대한 승낙을 얻기 위한 전제로서, 당해 환자나 법정대리인에게 질병의 증상, 치료방법의 내용 및 필요성, 발생이 예상되는 위험 등에 관하여 당시의 의료수준에 비추어 상당하다고 생각되는 사항을 설명하여 당해 환자가 그 필요성이나 위험성을 충분히 비교해 보고 그 의료행위를 받을 것인가의 여부를 선택할 수 있도록 하여야 할 의무가 있을 뿐만 아니라(대법원 1994. 4. 15. 선고 93다60953 판결, 1995. 1. 20. 선고 94다3421 판결 등 참조), 그 진료 목적의 달성을 위하여 환자 또는 그 보호자에 대하여 요양의 방법 기타 건강관리에 필요한 사항을 상세히 설명하여 후유증 등에 대비하도록 할 의무가 있다고 할 것이다.

판례(대법원 2010. 6. 24. 선고 2007다62505 판결)

질식분만을 하게 되면 산모 또는 태아의 생명·신체 등에 중대한 위험을 초래할 개연성이 있어 제왕절개수술을 실시할 필요가 있다고 판단되는 경우에, 의사는 특별한 사정이 없는 한 산모로 하여금 제왕절개수술을 받을지 여부를 결정하도록 하기 위해 질식분만을 실시할 경우 예상되는 위험, 대체적인 분만방법으로 제왕절개수술이 있다는 점 및 제왕절개수술을 실시할 경우 예상되는 위험 등을 설명할 의무가 있다고 할 것이나, 위와 같이 제왕절개수술을 실시할 상황이 아니라면 질식분만이 가장 자연스럽고 원칙적인 분만방법이므로 의사가 산모에게 질식분만을 실시할 경우 발생할 수 있는 위험 등을 설명하지 않았다고 하여 설명의무를 위반하여 산모의 자기결정권을 침해하였다고 할 수는 없다.

판례(대법원 1999. 9. 3. 선고 99다10479 판결)

의사에게 당해 의료행위로 인하여 예상되는 위험이 아니거나 당시의 의료수준에 비추어 예견할 수 없는 위험에 대한 설명의무까지 부담하게 할 수는 없다[11)]

판례(대법원 2013. 2. 28. 선고 2011다36848 판결)

즉시 추가 검사 등 의료행위를 시행하지 않고 경과 관찰을 선택한 의사의 판단이 합리적인 범위에 있다면, 환자의 상태가 당시의 의료수준에서 예상할 수 있는 통상의 예후와는 달리 갑자기 악화될 예외적 가능성까지 고려하여 환자의 상태가 갑자기 악화될 수 있다거나 그에 대비한 추가 검사를 받을 것인지에 관한 설명을 하지 않았다고 하더라도, 의사가 설명의무를 위반하여 환자의 치료기회를 상실시켰다거나 자기결정권을 침해하였다고 할 수 없다[12)].

---

11) 안과수술 후 갑자기 나타난 예측 불가능한 시신경염으로 환자의 시력이 상실된 경우, 수술 전에 그 수술의 필요성, 방법, 합병증에 대하여 자세히 설명하였고, 수술 전후에 걸쳐 환자의 기왕병력인 신경섬유종의 변화 유무를 관찰하였으나 아무런 변화가 없었으며, 수술 부위가 시신경과는 무관한 안검 부위로서 시신경염으로 인한 시력상실은 통상적으로 예견되는 후유증이 아니라는 점에 비추어 그에 대한 의사의 설명의무 및 의료과실을 부정한 사례(대법원 1999. 9. 3. 선고 99다10479 판결).

12) 원심은 피고 2가 수술 전 망인에게 수술의 부작용인 뇌경색 등에 관하여 설명하긴 하였으나, 망인에 대한 뇌동맥류 결찰수술 1주일 후인 2003. 5. 26. 시행된 이 사건 뇌전산화단층촬영(CT) 검사상 뇌 좌측 기저핵 부위에서 경미한 뇌경색 및 뇌부종의 증상으로 볼 만한 소견을 발견하고도 그 사실이나 치료방법은 물론 그 확진을 위해 침습적인 뇌혈관조형술 등이 필요할 수도 있다는 점을 망인이나 원고들에게 설명하지는 않은 사실 등 판시 사실을 인정한 후, 피고 2는 수술 후 경미하나마 뇌경색 등의 징후가 나타난 사실과 확진을 위한 추가적인 검사 및 치료방법 등에 관한 설명을 하여야 할 의무가 있음에도 이를 이행하지 아니하였으므로, 추가적인 치료기회를 상실하고 자기결정권을 침해당한 망인 및 그 가족들에게 위자료를 지급할 책임이 있다고 판단하였다. 그러나 원심판결 이유 및 원심이 적법하게 채택한 증거에 의하면, 뇌동맥류 결찰수술 후 추적검사로 시행되는 뇌 CT 검사상 허혈성 병변은 상당수 환자에서 관찰되나 뇌경색 증상을 보이지 않는 경우가 많은 사실, 뇌지주막하 출혈을 동반하지 않은 비파열성 뇌동맥류 결찰수술 후 뇌혈관 연축에 의한 뇌경색이 발생하는 경우는 증례 보고의 대상이 될 정도로 매우 드문 사실, 망인은 2003. 5. 20. 비파열성 뇌동맥류 결찰수술을 받고 상태가 비교적 호전되는 양상을 보이는 가운데 수술경과 확인을 위해 뇌 CT 검사를 받았고, 당시 신경학적 관점에서 볼 때 의식이 명료하고 지남력이 있으며 근력 저하도 없는 등 특이한 징후를 보임이 없이 양호한 상태를 보였던 사실 등을 알 수 있으므로, **원심이 판단한 바와 같이 뇌 CT 검사에서 관찰된 좌측 기저핵 부위의 작은 뇌경색과 경미한 뇌부종 소견만으로는 망인이 불과 2~3일 만에 좌측 중대뇌동맥 영역의 뇌경색으로 진행되어 사망에 이를 수 있다고 예측하기는 어려웠고, 피고 2 등 울산대학교병원 의료진이 망인에 대한 뇌 CT 검사 후 즉시 뇌혈관조영술 검사 등 조치를 시행하지 않고 경과 관찰을 선택한 판단이 합리적인 범위를 벗어난 것이라고 볼 수 없다.** 그렇다면 피고 2 등 울산대학교병원 의료진이 뇌 CT 소견 등을 토대로 망인에 대한 경과 관찰을 하는 사이에 망인이 갑자기 심각한 뇌경색으로 진행되어 사망에 이를 수 있다거나 뇌혈관 연축 발생 여부 등을 진단하기 위하여 추가로 뇌혈관조영술 검사 등을 받을 것인지에 관한 설명을 하지 않았다고 하더라도, 망인의 치료기회를 상실시켰다거나 자기결정권을 침해하였다고 할 수는 없다. 그럼에도 원심은 위와 같은 이유만으로 피고들에게 설명의무위반으로 인한 위자료 지급을 명하였으므로, 원심판결에는 의사의 설명의무에 관한 법리를 오해하여 판결 결과에 영향을 미친 위법이 있다(출처: 대법원 2013. 02. 28. 선고 2011다36848 판결[손해배상(의)])

6) 설명의무위반에 따른 손해배상의 범위

대법원은 설명의무위반이 있는 경우 의료행위로 인한 신체침해의 결과에 대한 모든 손해를 배상하여야 한다고 하였으나(대법원 1979. 8. 14. 선고 78다488 판결, 1987. 4. 28. 선고 86다카1136 판결), 대법원 1996. 4. 12. 선고 95다56095 판결에서 '의사가 설명의무를 위반한 채 수술 등을 하여 환자에게 사망 등의 중대한 결과가 발생한 경우에 환자 측에서 선택의 기회를 잃고 자기결정권을 행사할 수 없게 된 데 대하여 위자료만이 아닌 전 손해의 배상을 구하는 경우에는, 그 설명의무의 위반이 구체적 치료과정에서 요구되는 의사의 주의의무의 위반과 동일시할 정도의 것이어야 하고, 그러한 위반 행위와 환자의 사망과의 사이에 인과관계가 존재함이 입증되어야 한다.'고 판시한 이후 일관되게, 설명의무위반과 상당인과관계가 있는 손해의 배상만 인정하고 있다.

판례(대법원 2013. 04. 26. 선고 2011다29666 판결)[13)]

의사의 환자에 대한 설명의무가 수술 시에만 한하지 않고, 검사, 진단, 치료 등 진료의 모든 단계에서 각각 발생한다 하더라도, 설명의무위반에 대하여 의사에게 위자료 등의 지급의무를 부담시키는 것은 의사가 환자에게 제대로 설명하지 아니한 채 수술 등을 시행하여 환자에게 예기치 못한 중대한 결과가 발생하였을 경우에 의사가 그 행위에 앞서 환자에게 질병의 증상, 치료나 진단방법의 내용 및 필요성과 그로 인하여 발생이 예상되는 위험성 등을 설명하여 주었더라면 환자가 스스로 자기결정권을 행사하여 그 의료행위를 받을 것인지 여부를 선택함으로써 중대한 결과의 발생을 회피할 수 있었음에도 불구하고 의사가 설명을 하지 아니하여 그 기회를 상실하게 된 데에 따른 정신적 고통을 위자하는 것이므로(대법원 1995. 4. 25. 선고 94다27151 판결 등 참조), 설명의무위반으로 인하여 지급할 의무가 있는 위자료에는, 설명의무위반이 인정되지 않은 부분과 관련된 자기결정권 상실에 따른 정신적 고통을 위자하는 금액 또는 중대한 결과의 발생 자체에 따른 정신적 고통을 위자하는 금액 등은 포함되지 아니한다고 보아야 한다. 그리고 의료행위로 인하여 환자에게 나쁜 결과가 발생하였는데 의사의 진료상 과실은 인정되지 않고 설명의무위반만 인정되는 경우, 설명의무위반에 대한 위자료의 명목 아래 사실상 재산적 손해의 전보를 꾀하여서는 아니 된다.

13) 복합부위통증증후군 발생과 관련된 피고의 진료상 과실 및 복합부위통증증후군의 발생 위험성에 관한 설명의무위반은 인정하지 않고, 복합부위통증증후군을 제외한 부작용 및 수술방법에 대한 설명의무위반만을 인정한 다음, 위자료 액수의 결정에 있어서는 제1심과 달리 이 사건 수술의 부작용 및 후유증으로 복합부위통증증후군이 발생하였고, 자살충동, 우울증 등 정신과적 문제로까지 피해가 확대된 점까지 추가로 참작하여 위자료 액수를 제1심이 인정한 금액의 3.5배에 이르는 7,000만 원으로 결정하였다.
피고가 배상해야 할 위자료는 원심이 인정한 설명의무위반으로 인하여 이 사건 음경배부신경차단술을 받을 것인지 여부를 선택할 기회를 상실하게 된 데에 따른 정신적 고통을 위자하는 금액에 한정되어야 하는 점에다가 제1심과 원심이 위자료 산정 시 참작한 사유 및 인정한 위자료 액수의 차이, 비슷한 유형의 사건에서 통상적으로 인정되는 위자료 액수 등에 비추어 보면, 비록 위자료의 액수가 사실심법원의 직권에 속하는 재량에 의하여 확정할 사항이라는 점을 감안하더라도, 원심이 설명의무위반을 인정하지 않은 복합부위통증증후군과 관련된 자기결정권 상실에 따른 정신적 고통을 위자하는 금액 또는 복합부위통증증후군의 발생 자체에 따른 정신적 고통을 위자하는 금액 등을 포함하였거나 원심이 인정한 설명의무위반으로 인한 위자료에서 참작해서는 안 되는 사정을 참작하여 위자료를 과다하게 산정하였다고 볼 수밖에 없다(대법원 2013. 04. 26. 선고 2011다29666 판결[손해배상(의)]).

7) 설명의무위반의 입증책임

설명의무는 원칙적으로 채무불이행 책임으로 구성할 경우 채무의 불이행에 해당하고, 불법행위 책임으로 구성할 경우 위법한 부작위 행위에 해당하므로 환자가 입증할 책임이 있다.

그러나 설명의무가 의료법 제24조에 규정된 점, 설명의무는 환자에게 자기 결정권을 행사할 수 있도록 선택권을 주는 의미를 가지므로 환자가 치료행위를 선택할 수 있도록 설명을 다 하였다는 점에 대하여 의료진에게 입증책임이 있다고 보아야 한다. 따라서 의료진은 환자에게 설명을 한 경우 이를 의료기록으로 문서화하여 보존하거나 진료기록부에 설명을 들은 내용에 대해 서명이나 날인을 하도록 하여 추후 의료소송에서 설명의무를 다 하였음을 입증할 수 있도록 하여야 한다.

판례(대법원 2007. 5. 31. 선고 2005다5867)

설명의무는 침습적인 의료행위로 나아가는 과정에서 의사에게 필수적으로 요구되는 절차상의 조치로써, 그 의무의 중대성에 비추어 의사로서는 적어도 환자에게 설명한 내용을 문서화하여 이를 보존할 직무수행상의 필요가 있다고 보일 뿐 아니라, 응급의료에 관한 법률 제9조, 같은 법 시행규칙 제3조 및 [서식] 1에 의하면, 통상적인 의료행위에 비해 오히려 긴급을 요하는 응급의료의 경우에도 의료행위의 필요성, 의료행위의 내용, 의료행위의 위험성 등을 설명하고 이를 문서화한 서면에 동의를 받을 법적 의무가 의료종사자에게 부과되어 있는 점, 의사가 그러한 문서에 의해 설명의무의 이행을 입증하기는 매우 용이한 반면 환자 측에서 설명의무가 이행되지 않았음을 입증하기는 성질상 극히 어려운 점 등에 비추어, 특별한 사정이 없는 한 의사 측에 설명의무를 이행한 데 대한 증명 책임이 있다고 해석하는 이 손해의 공평·타당한 부담을 그 지도원리로 하는 손해배상제도의 이상 및 법체계의 통일적 해석의 요구에 부합한다.

4. 인과관계와 입증책임

1) 서론

인과관계에 관한 종래의 통설, 판례는 상당인과관계설을 취하고 있다. 의료소송에서도 원고가 요건사실로서 '의료과오'와 '환자의 나쁜 결과' 사이의 인과관계를 주장 입증하여야 하는 것이 원칙이다. 즉 의료소송에서 원고가 승소하려면, 의사의 과실과 손해발생 사이의 상당인과관계를 인정받아야 하는데, 그 입증책임은 원칙적으로 손해를 주장하는 원고 측(환자 측)에게 있다.

판례(대법원 2007. 5. 11. 선고 2004다11162 판결 등 참조)

불법행위로 인한 손해배상 책임을 지우려면 그 위법한 행위와 원고가 입은 손해 사이에 상당인과관계가 있어야 하고, 그 상당인과관계의 유무는 결과 발생의 개연성, 위법 행위의 태양 및 피침해 이익의 성질 등을 종합적으로 고려하여 판단하여야 한다.

판례(대법원 1999. 4. 13. 선고 98다9915 판결, 대법원 2003. 12. 12. 선고 2003다50610 판결)

의료행위에 있어서의 잘못을 원인으로 한 불법행위책임이 성립하기 위해서는 일반적인 경우와 마찬가지로 의료상의 주의의무위반과 손해의 발생이 있고 그 사이에 인과관계가 있음이 증명되어야 하므로, 환자가 진료를 받는 과정에서 손해가 발생하였다면 의료행위의 특수성을 감안하더라도 일련의 의료행위 과정에 의료상의 과실 있는 행위가 있었고, 그 행위와 손해의 발생 사이에 다른 원인이 개재되지 않았다는 점을 먼저 환자 측에서 증명하여야 한다.

2) 의료과실 입증책임의 특수성 – 입증곤란

(1) 입증책임의 경감(입증곤란의 구제)

일반적으로 의료행위에 있어서 그 주의의무위반으로 인한 불법행위 또는 채무불이행으로 인한 책임이 있다고 하기 위해서는 일반적인 경우와 마찬가지로 의료행위상의 주의의무의 위반, 손해의 발생 및 주의의무의 위반과 손해의 발생과의 사이의 인과관계의 존재가 전제되어야 하고 이는 이를 주장하는 환자 측에서 입증하여야 할 것이지만 의료행위가 고도의 전문적 지식을 필요로 하는 분야이고, 그 의료의 과정은 대개의 경우 환자 본인이 그 일부를 알 수 있는 외에 의사만이 알 수 있을 뿐이며, 치료의 결과를 달성하기 위한 의료기법은 의사의 재량에 달려 있기 때문에 손해발생의 직접적인 원인이 의료상의 과실로 말미암은 것인지 여부는 전문가인 의사가 아닌 보통인으로서는 도저히 밝혀낼 수 없는 특수성이 있어서 환자 측이 의사의 의료행위상의 주의의무위반과 손해의 발생과 사이의 인과관계를 의학적으로 완벽하게 입증한다는 것은 극히 어렵다.

따라서 이러한 입증곤란을 구제하기 위해 입증책임을 경감하려는 노력이 지속적으로 이루어지고 있다. 이러한 입증책임을 완화하기 위한 이론으로서는 ① 개연성설, ② 표현증명의 이론, ③ 일응의 추정이론, ④ 사실상 추정론, ⑤ 위험영역설 등이 도입되고 있다.

법원도 인과관계를 추정하여 손해배상 책임을 지울 수 있도록 증명 책임을 완화하고 있으나(대법원 1995. 2. 10. 선고 93다52402 판결 참조), 그 경우에도 의사의 과실로 인한 결과 발생을 추정할 수 있을 정도의 개연성이 담보되지 않는 사정들을 가지고 막연하게 중한 결과에서 의사의 과실과 인과관계를 추정함으로써 결과적으로 의사에게 무과실의 증명 책임을 지우는 것까지 허용되는 것은 아니므로(대법원 2004. 10. 28. 선고 2002다45185 판결 등 참조), 의료상 과실의 존재는 피해자가 증명하여야 하고, 의료과정에서 어떠한 주의의무위반이 있었다는 점을 인정할 수 없다면 그 청구는 배척될 수밖에 없다(대법원 1999. 9. 3. 선고 99다10479 판결, 대법원 2002. 8. 23. 선고 2000다37265 판결, 대법원 2011. 7. 14. 선고 2009다101916 판결)고 판시하고 있다.

판례(1977. 8. 23. 선고 77다686 판결)

손해부담을 공평의 원칙에서 결정하려는 민사분쟁에 있어서의 인과관계는 과학적 인과관계를 의미하는 것이 아니므로 학설상 일반적으로 코레라 예방접종의 피접종자가 유혈환자 등인 경우 약 0.004프로의 치명률이 있다는 의학상 보고가 있고 사체부검 결과 사망자가 비특이성 뇌의울혈부종 및 출혈반점이 있어 그 출혈이 예방접종으로 인한 가능성이 있다고 인정되는 이상 달리 피해자에게 사인인 뇌출혈상을 일으킬만한 특별한 사정이 있음을 인정할 자료가 인정될 수 없다면 법적 견지에서 예방접종과 피접종자의 사망 간에는 인과관계가 있다고 해석하는 것이 타당하다.

판례(1995. 2. 10. 선고 93다52402 판결)

원래 의료행위에 있어서 주의의무위반으로 인한 불법행위 또는 채무불이행으로 인한 책임이 있다고 하기 위해서는 의료행위상의 주의의무의 위반과 손해의 발생과의 사이의 인과관계의 존재가 전제되어야 하나, 의료행위가 고도의 전문적 지식을 필요로 하는 분야이고, 그 의료의 과정은 대개의 경우 환자 본인이 그 일부를 알 수 있는 외에 의사만이 알 수 있을 뿐이며, 치료의 결과를 달성하기 위한 의료 기법은 의사의 재량에 달려 있기 때문에 손해발생의 직접적인 원인이 의료상의 과실로 말미암은 것인지 여부는 전문가인 의사가 아닌 보통인으로서는 도저히 밝혀낼 수 없는 특수성이 있어서 환자 측이 의사의 의료행위상의 주의의무위반과 손해의 발생과 사이의 인과관계를 의학적으로 완벽하게 입증한다는 것은 극히 어려우므로, 환자가 치료 도중에 사망한 경우에 있어서는 피해자 측에서 일련의 의료행위 과정에 있어서 저질러진 일반인의 상식에 바탕을 둔 의료상의 과실 있는 행위를 입증하고 그 결과와 사이에 일련의 의료행위 외에 다른 원인이 개재될 수 없다는 점, 이를테면 환자에게 의료행위 이전에 그러한 결과의 원인이 될 만한 건강상의 결함이 없었다는 사정을 증명한 경우에 있어서는 의료행위를 한 측이 그 결과가 의료상의 과실로 말미암은 것이 아니라 전혀 다른 원인으로 말미암은 것이라는 입증을 하지 아니하는 이상, 의료상 과실과 결과 사이의 인과관계를 추정하여 손해배상 책임을 지울 수 있도록 입증책임을 완화하는 것이 손해의 공평·타당한 부담을 그 지도원리로 하는 손해배상제도의 이상에 맞는다고 하지 않을 수 없다.

판례(대법원 2004. 10. 28. 선고 2002다45185 판결 등 참조)

의료행위는 고도의 전문적 지식을 필요로 하는 분야로서 전문가가 아닌 일반인으로서는 의사의 의료행위의 과정에 주의의무위반이 있는지의 여부나 그 주의의무위반과 손해발생 사이에 인과관계가 있는지 여부를 밝혀내기가 극히 어려운 특수성이 있으므로 수술 도중이나 수술 후 환자에게 중한 결과의 원인이 된 증상이 발생한 경우 그 증상 발생에 관하여 의료상의 과실 이외의 다른 원인이 있다고 보기 어려운 간접사실들을 증명함으로써 그와 같은 증상이 의료상의 과실에 기한 것이라고 추정하는 것도 가능하다고 하겠으나(대법원

2000. 7. 7. 선고 99다66328 판결 등 참조), 그 경우에도 의사의 과실로 인한 결과 발생을 추정할 수 있을 정도의 개연성이 담보되지 않는 사정들을 가지고 막연하게 중한 결과에서 의사의 과실과 인과관계를 추정함으로써 결과적으로 의사에게 무과실의 증명 책임을 지우는 것까지 허용되는 것은 아니다.

3) 기왕증

환자 측에게 발생한 악결과가 기왕의 증상에 의한 것이라면 의료진의 귀책사유에 의하여 악결과가 발생한 것이 아니므로 인과관계를 인정할 수 없다.

판례(대법원 1999. 5. 11. 선고 99다2171 판결)

가해자 측이 피해자 주장의 후유장해가 기왕증에 의한 것이라고 다투는 경우 가해자 측의 그 주장은 소송법상의 인과관계의 부인이고 따라서 피해자가 적극적으로 그 인과관계의 존재, 즉 당해 사고와 상해 사이에 인과관계가 있다거나 소극적으로 기왕증에 의한 후유장해가 없었음을 입증하여야 한다.

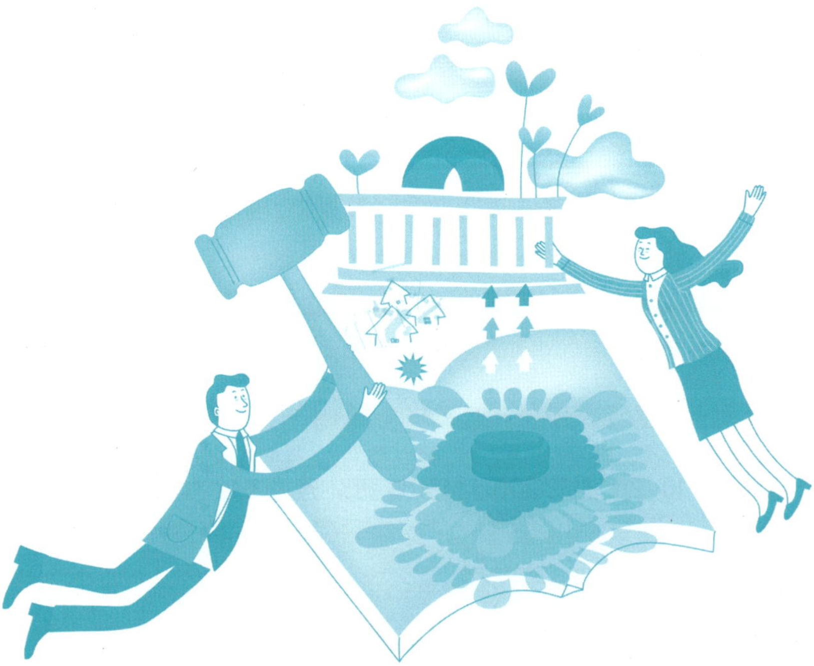

제 2 장

의료과오의 최근 판례 경향

〈박 정 훈〉

I. 서론

1. 의료과오소송의 개념

의료행위라 함은 "의학적 전문지식을 기초로 하는 경험과 기능으로서의 진찰, 검안, 처방, 투약 또는 외과적 시술을 시행하여 질병의 예방 또는 치료행위를 하는 것"을 말한다고 정의한다.〈판례[대법원 1987. 5. 12. 선고 86도 2270 판결(보건범죄단속에관한특별조치법위반)]〉 아울러 "의료법령에는 의사, 한의사 등의 면허된 의료행위의 내용을 정의하거나 구분 기준을 제시한 규정이 없으므로, 의사나 한의사의 구체적인 의료행위가 '면허된 것 이외의 의료행위'에 해당하는지 여부는 구체적 사안에 따라 이원적 의료체계의 입법 목적, 당해 의료행위에 관련된 법령의 규정 및 취지, 당해 의료행위의 기초가 되는 학문적 원리, 당해 의료행위의 경위·목적, 의과대학 및 한의과대학의 교육과정이나 국가시험 등을 통하여 당해 의료행위의 전문성을 확보할 수 있는지 여부 등을 종합적으로 고려하여 사회통념에 비추어 합리적으로 판단하여야 한다."고 판시하여 의료행위의 내용에 대하여는 구체적 사안에 따라 살펴보아야 한다는 입장이다.〈판례[대법원 2014. 01. 16. 선고 2011도16649 판결(의료법위반)]〉

II. 의료과오소송의 일반적 법리

1. 책임의 근거와 구성

1) 채무불이행책임과 불법행위책임

의료과오로 인하여 환자가 피해를 입은 경우, 의사 등에 대해 책임을 묻는 법률적 근거로 일반적으로 진료 계약상의 채무불이행[민법 제390조(채무불이행과 손해배상)]에 기한 손해배상청구를 생각할 수 있다. 종래 불법행위책임[민법 제750조(불법행위의 내용)]을 추궁할 때 발생할 수 있는 입증상의 어려움을 피하기 위하여 진료 계약을 전제로 하여 의사가 채무무의 이행, 귀책사유의 부존재 등을 입증하도록 함으로써 환자의 입증상 어려움을 경감하려고 하였으나, 의료채무가 결과채무가 아닌 수단채무라는 점에서 결국 환자가 이행의 불완전성을 주장·입증하여야 한다는 결론에 이르게 되어 다시금 불법행위책임을 주장하는 경향이 있다. 따라서 입증책임 부담의 측면에서는 적어도 양자의 구별의 실익은 없다고 할 것이다.

판례(대법원 1988. 12. 13. 선고 85다카 1491판결, 대법원 2001. 11. 9. 선고 2001다 52568판결)

(출처: 대법원 2001. 11. 09. 선고 2001다52568 판결[용역비]〉종합법률정보 판례)

2) 책임의 발생 요건

손해배상 책임의 발생 요건(성립요건)으로는 불법행위책임의 경우에 ① 의사의 고의·과실(유책성), ② 위법성, ③ 손해의 발생, ④ 고의·과실과 손해 사이의 인과관계를 들 수 있다. 위 요건 중 특히 의사의 과실(의사가 고의로 잘못된 치료를 하는 경우는 극히 이례적이라는 점에서 논외로 함) 내지 과실과 손해 사이의 인과관계의 인정 여부가 중요하게 다루어지므로 이하에서는 이를 중심으로 설명하기로 한다.

2. 의사의 과실

1) 의의와 내용

의료행위는 고도의 전문적 지식을 필요로 하는 분야로서 전문가가 아닌 일반인으로서는 의사의 의료행위의 과정에 주의의무위반이 있는지의 여부나 그 주의의무위반과 손해 발생 사이에 인과관계가 있는지 여부를 밝혀내기가 극히 어려운 특수성이 있으므로, 수술 도중 환자에게 사망의 원인이 된 증상이 발생한 경우 그 증상 발생에 관하여 의료상의 과실 이외의 다른 원인이 있다고 보기 어려운 간접 사실들을 증명함으로써 그와 같은 증상이 의료상의 과실에 기한 것이라고 추정하는 것도 가능하다고 하겠으나, 그 경우에도 의사의 과실로 인한 결과 발생을 추정할 수 있을 정도의 개연성이 담보되지 않는 사정들을 가지고 막연하게 중한 결과에서 의사의 과실과 인과관계를 추정함으로써 결과적으로 의사에게 무과실의 증명 책임을 지우는 것까지 허용되는 것은 아니다.〈판례(대법원 2007. 05. 31. 선고 2005다5867 판결[손해배상(기)])〉

2) 주의의무 판단기준

인간의 생명과 건강을 담당하는 의사에게는 그 업무의 성질에 비추어 보아 위험방지를 위하여 필요한 최선의 주의의무가 요구되고, 따라서 의사로서는 환자의 상태에 충분히 주의하고 진료 당시의 의학적 지식에 입각하여 그 치료방법의 효과와 부작용 등 모든 사정을 고려하여 최선의 주의를 기울여 그 치료를 실시하여야 하며, 이러한 주의의무의 기준은 진료 당시의 이른바 임상의학의 실천에 의한 의료수준에 의하여 결정되어야 하며(대법원 1997. 2. 11. 선고 96다5933 판결), 의사는 진료를 행함에 있어 환자의 상황과 위와 같은 의료수준 그리고 자기의 지식경험에 따라 적절하다고 판단되는 진료방법을 선택할 상당한 범위의 재량을 가진다고 할 것이고, 그것이 합리적인 범위를 벗어난 것이 아닌 한 진료의 결과를 놓고 그 중 어느 하나만이 정당하고 이와 다른 조치를 취한 것은 과실이 있다고 말할 수는 없다.〈판례(대법원 2010. 07. 22. 선고 2007다70445 판결[손해배상(의)])〉

판례(대법원 2003. 01. 10. 선고 2001도3292 판결[업무상과실치상])

내과의사가 신경과 전문의에 대한 협의진료 결과 피해자의 증세와 관련하여 신경과 영역에서 이상이 없다는 회신을 받았고, 그 회신 전후의 진료 경과에 비추어 그 회신 내용에 의문을 품을 만한 사정이 있다고 보이지 않자 그 회신을 신뢰하여 뇌혈관계통 질환의 가능성을 염두에 두지 않고 내과 영역의 진료행위를 계속하다가 피해자의 증세가 호전되기에 이르자 퇴원하도록 조치한 경우, 피해자의 지주막하출혈을 발견하지 못한 데 대하여 내과의사의 업무상과실을 부정한 사례.

판례(대법원 1999. 12. 10. 선고 99도3711 판결[업무상과실치상])

요추 척추후궁절제 수술 도중에 수술용 메스가 부러지자 담당 의사가 부러진 메스조각(3×5㎜)을 찾아 제거하기 위한 최선의 노력을 다하였으나 찾지 못하여 부러진 메스조각을 그대로 둔 채 수술 부위를 봉합한 경우, 같은 수술과정에서 메스 끝이 부러지는 일이 흔히 있고, 부러진 메스가 쉽게 발견되지 않을 경우 수술과정에서 무리하게 제거하려고 하면 부가적인 손상을 줄 우려가 있어 일단 봉합한 후에 재수술을 통하여 제거하거나 그대로 두는 경우가 있는 점에 비추어 담당 의사의 과실을 인정할 수 없다고 한 사례.

판례(대법원 1996. 06. 25. 선고 94다13046 판결[손해배상(의)])

의사가 환자 내지 그 가족에게 상처 부위의 조직괴사에 대응하기 위하여 필요한 검사 내지 치료를 할 수 있는 병원으로는 종합병원밖에 없다고 설명하면서 종합병원으로 전원할 것을 권유하였다면 그것으로 의사로서의 진료상의 의무를 다하였다 할 것이고, 거기서 나아가 그 환자나 가족들이 개인의원으로 전원하는 것을 만류, 제지하거나 그 환자를 직접 종합병원으로 전원하여야 할 의무까지 있다고 할 수는 없다고 하여, 환자가 그 권유에 따르지 아니하여 증세가 악화된 데 대한 의사의 과실을 부정한 원심판결을 수긍한 사례.

판례(대법원 2004. 10. 28. 선고 2002다45185 판결[손해배상(의)])

심한 어지럼증으로 입원한 환자가 뇌경색의 진단을 받고 뇌혈관의 이상 여부를 확인하기 위해 뇌혈관조영술 검사를 받던 중 뇌경색으로 의식을 상실하였다고 하더라도, 중한 결과가 의사의 시술상의 과실로 인한 것으로 추정하기 어렵다고 한 사례.

판례(대법원 2003. 11. 27. 선고 2001다20127 판결[손해배상(의)])

청신경초종 제거술을 받은 환자에게 수술 중의 감염으로 인한 뇌막염이 발생하였지만 집도의사가 사고 당시 일반적인 의학 수준에 비추어 볼 때 수술로 인한 감염을 막기 위하여 필요한 조치를 다하였다고 볼 여지가 있는 반면 환자는 위 감염으로 인한 뇌막염과는 무관하게 원인을 알 수 없는 뇌실내출혈 및 이와 병발한 수두증 등의 합병증으로 사망하였다면, 막연하게 망인에게 수술 중의 감염으로 뇌막염이 발생하였다는 사실만 가지고 사망이라는 중한 결과에 대하여 집도의사에게 감염방지의무를 게을리 한 과실을 인정할 수 없다고 본 사례.

판례(대법원 2011. 09. 08. 선고 2009다73295 판결[보험금])

일반적으로 사람의 생명과 건강을 다루는 의사에게는 그 업무의 성질에 비추어 시술로 인하여 발생 가능한 위험의 방지를 위하여 필요한 최선의 조치를 취할 업무상의 주의의무가 요구되고, 특히 전신마취는 환자의 중추신경계, 호흡기계 또는 순환기계 등에 큰 영향을 미치는 것으로서 환자의 건강상태에 따라 마취방법이나 마취제 등에 의한 심각한 부작용이 올 수 있고, 그 시술상의 과오가 환자의 사망 등의 중대한 결과를 가져올 위험성이 있으므로, 이를 담당하는 의사는 마취 시술에 앞서 마취 시술의 전과정을 통하여 발생할 수 있는 모든 위험에 대비하여 환자의 신체구조나 상태를 면밀히 관찰하여야 할 뿐 아니라, 여러 가지 마취방법에 있어서 그 장·단점과 부작용을 충분히 비교·검토하여 환자에게 가장 적절하고 안전한 방법을 선택하여야 할 주의의무가 요구된다.

판례(대법원 1999. 02. 12. 선고 98다10472 판결[손해배상(의)])

간질환으로 치료받던 피해자에게 진균증 감염 사실이 발견되어 항진균제인 니조랄을 투약한 후 반복적인 흉통, 발작, 일시적인 혼수상태 등의 현상이 있었으나, 그것이 니조랄과 관련된 것인지 여부를 판단하여 투약을 중단시키거나 심장계통 등의 이상을 의심하여 이에 적절히 대처하는 등의 조치를 취하지 아니하고 방치한 의사의 과실을 인정한 사례.

3. 의사의 설명의무와 환자의 자기결정권(승낙권)

1) 의의

의사의 설명의무란 의사가 환자에게 그 질병의 증상, 치료방법, 치료에 따르는 위험, 예후 등을 설명하여야 하는 의무를 말하는데, 환자는 단순히 치료를 받는 객체에 불과한 것이 아니라 주체적인 존재이므로 의사로부터 수술 등 신체의 완전성을 침습하는 행위를 수반하는 의료행위를 받을 경우에는 이에 관한 상세한 설명을 듣고 이를 충분히 이해한 후에 자주적인 의사에 의한 결정을 할 권리를 가지므로 설명의무는 흔히 환자의 승낙권으로 보고 있다.

2) 설명의무의 주체와 방식, 범위 등

가. 의사가 진찰·치료 등의 의료행위를 함에 있어서는 사람의 생명·신체·건강을 관리하는 업무의 성질에 비추어 환자의 구체적인 증상이나 상황에 따라 위험을 방지하기 위하여 요구되는 최선의 조치를 취하여야 할 주의의무가 있고, 이와 같은 주의의무는 환자에 대한 수술 등 침습 행위가 종료함으로써 끝나는 것이 아니라, 그 진료 목적의 달성을 위하여 환자가 의사의 업무범위 이외의 영역에서 생활을 영위함에 있어 예견되는 위험을 회피할 수 있도록 환자에 대한 요양의 방법 기타 건강관리에 필요한 사항을 지도 설명하는 데까지도 미친다 할 것이므로(의료법 제24조 참조), 의사는 수술 등의 당해 의료행위의 결과로 후유질환이 발생하거나 아니면 그 후의 요양 과정에서 후유질환이 발생할 가능성이 있으면, 비록 그 가능성이 크지 않다고 하더라도 이를 억제하기 위한 요양의 방법이나 일단 발생한 후유질환으로 인해 중대한 결과가 초래되는 것을 막기 위하여 필요한 조치가 무엇인지를 환자 스스로 판단·대처할 수 있도록 그와 같은 요양방법, 후유질환의 증상과 그 악화 방지나 치료를 위한 대처방법 등을 환자의 연령, 교육 정도, 심신상태 등의 사정에 맞추어 구체적인 정보의 제공과 함께 설명·지도할 의무가 있다(대법원 2005. 4. 29. 선고 2004다64067 판결 참조). 그리고 이러한 지도 설명의무는 그 목적 및 내용상 진료행위의 본질적 구성 부분이므로, 지도 설명의무위반과 상당인과관계가 있다면 그로 인한 생명·신체상의 손해에 대하여 배상할 책임을 면할 수 없다.〈판례(대법원 2010. 07. 22. 선고 2007다70445 판결[손해배상(의)])〉

나. 원심판결이 인용한 제1심 판결 이유에 의하면, 원심은 그 채택 증거에 의하여 ① 피고 1은 망인이 퇴원할 무렵 망인에게 "수술 후 몇 개월 동안 상처가 아플 수 있는데, 그 통증은 3개월 정도 지속될 수 있다. 처음에 많이 아프다가 좀 좋아지다가 또 아플 수도 있다."는 설명만 하였을 뿐, 수술 부위의 통증과 심장의 통증을 구분하여 주의사항을 말하여 주지 않았고, 피고 2 역시 위와 같은 사항을 말하여 주지 않은 사실, ② 피고들이 망인에게 교부한 안내서에는 항응고제의 부작용, 위험성, 항응고제의 약효에 영향을 미치는 음식, 복용 시 유의사항, 즉시 의사를 찾아야 하는 경우 등에 관한 자세한

내용이 포함되어 있으나, 망인에게 구두로 그 내용을 설명해 준 적은 없는 사실, ③ 망인은 2004. 6. 12. 19:00경 호흡곤란 등의 통증을 느꼈음에도 피고 1이 수술 후 가슴통증이 올 수 있다고 했다면서 괜찮아질 것이라고 말하며 심각하게 생각하지 않아 즉시 피고 병원을 찾아가지 않았던 사실, ④ 망인은 같은 날 21:30경 호흡곤란이 심해지고 전기가 튀듯 두근거린다고 하며 비로소 원고 1에게 119 구급대를 불러 달라고 하였는데 위 구급대를 기다리던 중 의식을 잃었고, 그 후 119 구급대의 도움으로 다른 병원 응급실로 갔으나 이미 소생이 불가능하게 된 사실 등을 인정하였다.

다. 앞서 본 법리를 이러한 사실들에 비추어 보면, 피고들은 망인에게 항응고제의 효과, INR 수치를 일정하게 유지해야 하는 이유, 항응고제 부작용 및 그 위험성 등을 명확하게 설명해 줌으로써 망인으로 하여금 가슴 통증 등 안내서에 기재된 일정한 상황이 발생한 경우 그 위험성 및 심각성을 정확하게 인식하고 즉시 응급실에 내원하는 조치를 취할 수 있도록 구체적인 정보의 제공과 함께 이를 지도·설명할 의무가 있고, 이러한 지도·설명의무는 단순하게 안내서의 교부만으로 대체할 수는 없다고 할 것인데, 피고들은 위와 같은 설명·지도의무를 전혀 이행하지 않았고, 그로 인하여 망인이 가슴 통증의 심각성을 제대로 인식하지 못함으로써 통증을 느끼고도 약 2시간 30분이나 지체한 관계로 적절한 응급처치 등을 받지 못하여 사망에 이르렀는 바, 결국 피고들의 지도·설명의무위반과 이 사건 사고 사이에는 상당인과관계가 인정된다고 할 것이다.

판례(대법원 1999. 09. 03. 선고 99다10479 판결[손해배상(의)])

안과수술 후 갑자기 나타난 예측 불가능한 시신경염으로 환자의 시력이 상실된 경우, 수술 전에 그 수술의 필요성, 방법, 합병증에 대하여 자세히 설명하였고, 수술 전후에 걸쳐 환자의 기왕병력인 신경섬유종의 변화 유무를 관찰하였으나 아무런 변화가 없었으며, 수술 부위가 시신경과는 무관한 안검 부위로서 시신경염으로 인한 시력상실은 통상적으로 예견되는 후유증이 아니라는 점에 비추어 그에 대한 의사의 설명의무 및 의료과실을 부정한 사례.

판례(대법원 2013. 06. 13. 선고 2012다94865 판결)[손해배상])

"미용성형술은 외모상의 개인적인 심미적 만족감을 얻거나 증대할 목적에서 이루어지는 것으로서 질병치료 목적의 다른 의료행위에 비하여 긴급성이나 불가피성이 매우 약한 특성이 있으므로 이에 관한 시술 등을 의뢰받은 의사로서는 의뢰인 자신의 외모에 대한 불만감과 의뢰인이 원하는 구체적 결과에 관하여 충분히 경청한 다음 전문적 지식에 입각하여 의뢰인이 원하는 구체적 결과를 실현시킬 수 있는 시술법 등을 신중히 선택하여 권유하여야 하고, 당해 시술의 필요성, 난이도, 시술 방법, 당해 시술에 의하여 환자의 외모가 어느 정도 변화하는지, 발생이 예상되는 위험, 부작용 등에 관하여 의뢰인의 성별, 연령, 직업, 미용성형 시술의 경험 여부 등을 참조하여 의뢰인이 충분히 이해할 수 있도록 상세한 설명을 함으로써 의뢰인이 필요성이나 위험성을 충분히 비교해 보고 시술을 받을 것인지를 선택할 수 있도록 할 의무가 있다. 특히 의사로서는 시술하고자 하는 미용성형수술이 의뢰인이 원하는 구체적 결과를 모두 구현할 수 있는 것이 아니고 일부만을 구현할 수 있는 것이라면 그와 같은 내용 등을 상세히 설명하여 의뢰인에게 성형술을 시술받을 것인지를 선택할 수 있도록 할 의무가 있다."

판례(대법원 2005. 04. 29. 선고 2004다64067 판결[손해배상(의)])

결핵약인 '에탐부톨'이 시력약화 등 중대한 부작용을 초래할 우려가 있는 이상 이를 투약함에 있어서 그 투약업무를 담당한 보건진료원 등은 위와 같은 부작용의 발생 가능성 및 구체적 증상과 대처 방안을 환자에게 설명하여 줄 의료상의 주의의무가 있고, 그 설명은 추상적인 주의사항의 고지나 약품설명서에 부작용에 관한 일반적 주의사항이 기재되어 있다는 것만으로는 불충분하고 환자가 부작용의 증세를 자각하는 즉시 복용을 중단하고 보건소에 나와 상담하는 조치를 취할 수 있도록 구체적으로 이루어져야 한다고 한 사례.

판례(대법원 2007. 05. 31. 선고 2005다5867 판결[손해배상(기)])

설명의무는 침습적인 의료행위로 나아가는 과정에서 의사에게 필수적으로 요구되는 절차상의 조치로서, 그 의무의 중대성에 비추어 의사로서는 적어도 환자에게 설명한 내용을 문서화하여 이를 보존할 직무수행상의 필요가 있다고 보일 뿐 아니라, 응급의료에 관한 법률 제9조, 같은 법 시행규칙 제3조 및 [서식] 1에 의하면, 통상적인 의료행위에 비해 오히려 긴급을 요하는 응급의료의 경우에도 의료행위의 필요성, 의료행위의 내용, 의료행위의 위험성 등을 설명하고 이를 문서화한 서면에 동의를 받을 법적 의무가 의료종사자에게 부과되어 있는 점, 의사가 그러한 문서에 의해 설명의무의 이행을 입증하기는 매우 용이한 반면 환자 측에서 설명의무가 이행되지 않았음을 입증하기는 성질상 극히 어려운 점 등에 비추어, 특별한 사정이 없는 한 의사 측에 설명의무를 이행한 데 대한 증명 책임이 있다고 해석하는 것이 손해의 공평·타당한 부담을 그 지도 원리로 하는 손해배상제도의 이상 및 법체계의 통일적 해석의 요구에 부합한다.

3) 설명의무의 면제

의사의 설명의무의 구체적 내용 및 의료행위에 따르는 후유증이나 부작용 등의 위험 발생 가능성이 희소하다는 사정만으로 의사의 설명의무가 면제될 수 있는지 여부가 문제된 사건에서 대법원은 "의사는 환자에게 수술 등 침습을 가하는 과정 및 그 후에 나쁜 결과 발생의 개연성이 있는 의료행위를 하는 경우 또는 사망 등의 중대한 결과 발생이 예측되는 의료행위를 하는 경우, 응급환자라는 등의 특별한 사정이 없는 한 진료 계약상의 의무 내지 침습 등에 대한 승낙을 얻기 위한 전제로서 환자나 그 법정대리인에게 질병의 증상, 치료방법의 내용 및 필요성, 발생이 예상되는 위험 등에 관하여 당시의 의료수준에 비추어 상당하다고 생각되는 사항을 설명하여 환자가 그 필요성이나 위험성을 충분히 비교해 보고 그 의료행위를 받을 것인가의 여부를 선택할 수 있도록 할 의무가 있다. 의사의 설명의무는 의료행위에 따르는 후유증이나 부작용 등의 위험 발생 가능성이 희소하다는 사정만으로 면제될 수 없고, 후유증이나 부작용이 당해 치료행위에 전형적으로 발생하는 위험이거나 회복할 수 없는 중대한 것인 경우에는 그 발생 가능성의 희소성에도 불구하고 설명의 대상이 된다."고 판시하여 의사의 설명의무는 의료행위에 따르는 후유증이나 부작용 등의 위험 발생 가능성이 희소하다는 사정만으로 면제될 수 없다고 보았다.〈판례{대법원 2013. 6. 27. 선고 2010다 96010 판결[채무부존재확인·손해배상(기)]}〉

4) 설명의무위반에 따른 손해배상의 범위

의사의 환자에 대한 설명의무가 수술 시에만 한하지 않고, 검사, 진단, 치료 등 진료의 모든 단계에서 각각 발생한다 하더라도, 설명의무위반에 대하여 의사에게 위자료 등의 지급의무를 부담시키는 것은 의사가 환자에게 제대로 설명하지 아니한 채 수술 등을 시행하여 환자에게 예기치 못한 중대한 결과가 발생하였을 경우에 의사가 그 행위에 앞서 환자에게 질병의 증상, 치료나 진단방법의 내용 및 필요성과 그로 인하여 발생이 예상되는 위험성 등을 설명하여 주었더라면 환자가 스스로 자기결정권을 행사하여 그 의료행위를 받을 것인지를 선택함으로써 중대한 결과의 발생을 회피할 수 있었음에도 불구하고 의사가 설명을 하지 아니하여 그 기회를 상실하게 된 데에 따른 정신적 고통을 위자하는 것이므로, 설명의무위반으로 인하여 지급할 의무가 있는 위자료에는, 설명의무위반이 인정되지 않은 부분과 관련된 자기결정권 상실에 따른 정신적 고통을 위자하는 금액 또는 중대한 결과의 발생 자체에 따른 정신적 고통을 위자하는 금액 등은 포함되지 아니한다고 보아야 한다. 그리고 의료행위로 인하여 환자에게 나쁜 결과가 발생하였는데 의사의 진료상 과실은 인정되지 않고 설명의무위반만 인정되는 경우, 설명의무위반에 대한 위자료의 명목 아래 사실상 재산적 손해의 전보를 꾀하여서는 아니 된다.〈판례(대법원 2013. 04. 26. 선고 2011다29666 판결[손해배상(의)])〉

판례(대법원 2007. 05. 31. 선고 2005다5867 판결[손해배상(기)])

담췌관조영술 검사 후에 급성췌장염이 발생하여 사망한 사안에서, 의료진의 검사과정에서의 과실을 부정하고 설명의무위반만을 인정하여 손해배상의 범위를 사망으로 인한 전 손해가 아니라 설명의무위반으로 인한 위자료로 한정한 원심을 수긍한 사례.

4. 인과관계

1) 입증책임의 부담원칙

의료과오소송에서 인과관계의 입증책임은 원칙적으로 손해를 주장하는 원고 측(환자 측)에게 있다는 것이 통설, 판례[14]이다. 인과관계는 손해배상청구권을 발생시키기 위한 요건이므로 그 존재는 청구권자인 원고가 입증하여야 한다. 인과관계에 관한 종래의 통설, 판례는 상당인과관계설이다. 상당인과관계설이란 원인과 결과의 관계에 있는 모든 사실 가운데 어떤 전행사실(前行事實)로부터 일반적으로 초래되는 후행사실(後行事實)이 있으면 인과관계를 인정하는 것을 말한다.

2) 입증곤란의 구제

판례(대법원 2012. 01. 27. 선고 2009다82275 판결[손해배상(의)·구상금])

의사 갑이 을을 수술하는 과정에서 을의 호흡이 정지되어 병 병원으로 이송하였으나 을이 저산소성 뇌손상으로 사망한 사안에서, 갑에게 마취수술 과정에서 마취제를 과다하게 투여하고 호흡관리를 제대로 하지 못하는 등의 과실이 있고, 마취수술 당시 을에게 뇌손상을 일으킬만한 다른 원인이 없었으므로, 특별한 사정이 없는 한 갑의 과실과 을의 뇌손상, 나아가 사망 사이에 상당인과관계가 있다고 추정되고, 한편 병 병원 의료진의 수액 과다투여 등 과실도 을의 뇌손상 및 사망의 원인이 되었고, 을이 사망까지 이르게 된 데에는 병 병원 의료진의 과실이 기여한 바가 훨씬 더 크다고 볼 여지가 있으나, 을의 뇌손상으로 인한 사망이 오로지 병 병원 의료진의 과실만으로 발생하였다고 볼 수는 없으므로, 갑의 행위와 병 병원 의료진의 행위는 각기 독립하여 불법행위의 요건을 갖추고 있으면서 객관적으로 관련되고 공동하여 위법하게 을에게 손해를 가한 것으로 공동불법행위 관계에 있다는 이유로, 갑에게 을의 사망 손해 전부에 대한 손해배상 책임을 인정한 원심판단을 수긍한 사례.

3) 입증방해에 대한 제재

판례(대법원 2010. 07. 08. 선고 2007다55866 판결[손해배상(의)])

의사 측이 진료기록을 사후에 가필·정정한 행위는, 그 이유에 대하여 상당하고도 합리적인 이유를 제시하지 못하는 한, 당사자 간의 공평의 원칙 또는 신의칙에 어긋나는 증명 방해 행위에 해당하나, 당사자 일방이 증명을 방해하는 행위를 하였더라도 법원으로서는 이를 하나의 자료로 삼아 자유로운 심증에 따라 방해자 측에게 불리한 평가를 할 수 있음에 그칠 뿐 증명 책임이 전환되거나 곧바로 상대방의 주장 사실이 증명된 것으로 보아야 하는 것은 아니며, 그 내용의 허위 여부는 의료진이 진료기록을 가필·정정한 시점과 그 사유, 가필·정정 부분의 중요도와 가필·정정 전후 기재 내용의 관련성, 다른 의료진이나 병원이 작성·보유한 관련 자료의 내용, 가필·정정 시점에서의 환자와 의료진의 행태, 질병의 자연경과 등 제반 사정을 종합하여 합리적 자유심증으로 판단하여야 한다.

---

14) 대법원 1973. 11. 27. 선고 73다 919판결

4) 과실상계와 기여도의 문제

판례(대법원 1998. 07. 24. 선고 98다12270 판결[손해배상(의)])

치료 당시의 의료수준에 비추어 패혈증을 의심하고 그에 필요한 처치를 시작하거나 처치가 가능한 병원으로 전원시켜야 할 주의의무를 위반하였다고 인정하고, 이 경우 사망 원인이 된 녹농균에 의한 패혈증의 치사율과 신체저항력이 낮았던 환자의 신체적 소인을 참작하여 피고의 손해배상 책임을 40%로 제한한 원심을 수긍한 사례.

판례(대법원 2000. 01. 21. 선고 98다50586 판결[손해배상(의)])

제왕절개 수술을 받은 후 이상 증세를 보인 임산부를 방치하여 폐전색증으로 사망케 한 경우, 의료과실을 인정하면서도 폐전색증의 진단이나 사전 예방이 용이하지 않은 점 등을 참작하여 손해배상 책임을 40%로 제한한 사례.

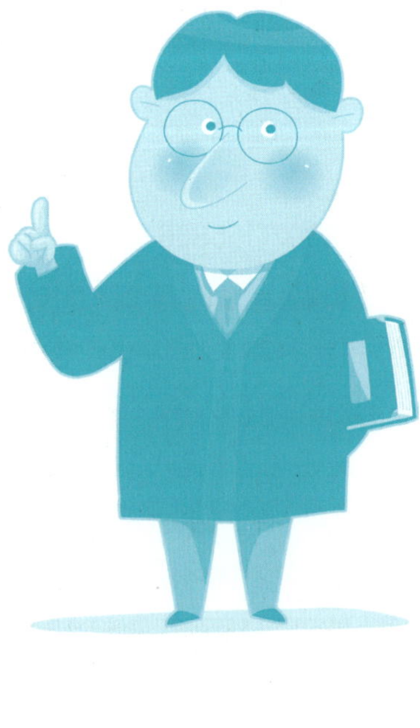

3

제 3 장

의료과오소송의 법리와 최근 판례의 동향

–치과의료의 경우를 중심으로–

〈이 영 진, 김 진〉

Ⅰ. 서론

1. 의료과오소송의 개념

의료과오소송이란 의료행위의 과정에서 예기치 못한 나쁜 결과(사망 또는 상해)가 발생한 경우, 그 의료행위를 시행 받은 환자 측이 그 사고는 의사 등 의료인의 의료행위상의 잘못으로 인하여 생긴 것이라고 주장하면서 그 의료인 등을 상대로 손해의 배상을 청구하는 소송이다.

판례(대법원 1987. 11. 24. 선고 87도1942 판결)

의료행위란 "의료인이 의학의 전문적 지식을 기초로 하여 경험과 기능으로써 진찰, 검안, 처방, 투약 또는 외과 수술 등 질병의 예방이나 치료행위를 하는 것"이라 정의함

2. 의료과오소송의 현황

종래에는 의료행위가 의사의 전문적인 영역에 속하는 것이어서 예기치 못한 나쁜 결과가 발생하더라도 이를 감수하는 경향이 많았으나, 근래에는 국민들의 권리의식 및 의학지식 수준의 향상에 힘입어 의료과오소송이 현저히 증가하는 추세에 있다.

전국 법원에 제1심으로 접수된 의료과오소송의 처리현황은 〈표 1〉과 같은데, 서울지방법원의 경우도 의료전담재판부인 제15민사부의 통계를 보면, 1996년 82건, 1997년 96건, 1998년 104건, 1999년 121건,

〈표 1〉 전국 법원의 의료과오소송의 처리현황

	접수건수	원고전부 승소	원고일부 승소	원고패소	각 하	취 하	화해·조정	기 타	항 소
1995년	179	13	35	32	4	19	9	3	25
1996년	290	36	54	34	7	40	46	12	51
1997년	399	36	75	67	6	57	44	18	73
1998년	542	84	123	98	7	70	75	18	74
1999년	508	29	112	70	6	50	93	36	104

[자료] 법원행정처, 사법연감 1996~2000.

2000년 10월말 현재 135건이 접수되어 매년 증가 추세를 보이고 있다.[1]

이웃 일본의 경우도 〈표 2〉에서 보는 바와 같이 1987년에 335건으로 증가하였으며, 원고 청구 인용률은 통상사건의 경우보다 훨씬 낮은 비율인 평균 34.2%[한국의 경우는 1956년부터 1990년까지의 의료 사고사건의 경우 48.8%이라고 한다.[2]]를 보이고 있다.[3]

〈표 2〉 일본 의료과오소송사건의 처리 현황과 인용률

	처 리 현 황					인용률		
	접수건수	처리(판결·화해·기타)				미제	의료소송	통상소송
1981	195	195	42.1%	46.7%	11.2%	1,209	39.0%	86.7%
1982	270	236	40.4	45.5	14.1	1,243	32.6	88.1
1983	271	224	45.5	37.1	17.4	1,290	35.3	85.7
1984	255	219	43.1	43.6	13.3	1,326	26.6	86.9
1985	272	262	46.9	39.7	13.4	1,336	31.7	87.5
1986	335	267	41.0	40.7	18.3	1,404	30.0	87.8
1987	355	304	48.8	39.6	11.6	1,435	17.6	87.6
평균	—	—	44.0	41.8	14.2	—	34.2	86.5

[자료] 最高裁判所事務總局, 醫療過誤關係民事訴訟事件의 槪況, 1989, 9~14면.

한편 의료과오 형사범의 발생 추이도 〈표 3〉에서 보는 바와 같이 매년 증가하고 있는데,[4] 전문과목별로 보면 산부인과(63건), 내과(40건), 정형외과(31건), 일반외과(26건)순으로 많으며, 치과의 경우는 전체 203건 중 8건으로 3.9%의 비율을 보이고 있다. 그러나 검찰의 처리현황을 보면, 무혐의 결정률이 약 80% 정도로 대단히 높으며, 기소율에 있어서도 약 8%로 전체 업무상과실치사상죄의 기소율인 48.3%(1989)

1) 김선중(서울지방법원 부장판사), "서울지방법원 의료전담부의 조정현황"(법원 전산망에 게시되어 있음), 2000, 3면.

2) 추호경, 의료과오론, 육법사, 1992, 49면 이하.

3) 菅野耕毅, 齒科醫療判例의 理論, 信山社, 1996, 246면.

4) 윤석정, "의료과사범의 실태와 대책", 법무연수원, 1990, 20-27면.

에 비하여 현저하게 낮은 비율을 보이고 있다.

〈표 3〉 의료과오 사범의 발생 추이

업무상과실치상·업무상과실치사			합 계
1987년	132명	121명	253명
1988년	133명	131명	264명
1989년	148명	157명	305명
합 계	413명	409명	882명

[자료] 윤석정 "의료과오사범의 실태와 대책", 법원연수원, 1990, 21면.

3. 의료과오소송의 특성

1) 의료 행위의 본질적 특성[5)]

① 기본적으로 사람의 신체에 대한 침습성(eingriff)을 갖는다. 생체기능의 변화에 따른 위험성이 항상 내재되어 있다.

② 인간이 갖는 생물학적 특성으로 인하여 그 예측이 어렵다. 실제의 질병과 환자에 대한 진단결과가 다를 수 있고, 각 개개인에 대하여 각 장기의 기능, 약효, 특이체질 등의 소유로 인하여 그 예후를 정확히 알 수가 없다.

③ 의료 행위는 시험적 요소를 내포하고 있다. 의료인의 전문지식, 경험을 고려하여 최선의 치료방법을 강구하여야 함과 지금까지 임상에서 사용치 않았던 새로 개발된 약물, 처치법, 의료기기 등을 환자에게 시험하여야 하므로 시행착오적 과정을 거치지 않을 수 없다.

2) 법적 분쟁으로서의 특성

(1) 형사사건화 경향

감정대립으로 인한 의사의 처벌유도와 과실입증에 관한 자료를 얻을 목적으로 형사고소하는 경향을 나타내며[6)], 환자 측에서 의사에 대한 위협수단으로 이용하는 경우가 많다.[7)]

(2) 의료의 전문성, 비공개성, 폐쇄성

의료과오의 대부분은 진찰실, 수술실, 검사실, 병실 등 밀실에서 이루어지므로 순수한 사실관계에 관한 정보는 철저하게 전문가인 의사 측의 수중에 있어 그 입증이 간단하지 않는 경우가 많다. 또한 의료행

5) 추호경, "의료과오에 고나한 이론과 판례의 동향", 법무연수원, 1990, 54면 이하 참조.
6) 박승서, "법조계 입장에서 본 병원의료분쟁의 예방과 대책", 대한병원협회지, 1984, 1, 2호, 29면.
7) 추호경, 전게서, 56면.

위의 비공개성으로 인하여 각종 의무기록의 은폐, 조작, 훼손, 변조 등의 우려가 농후하다. 의사집단 간의 직업적 폐쇄성 내지 집단이기주의적 성향으로 인하여 공정한 감정을 받기가 어렵고, 심한 경우는 신체감정조차 거부되는 경우도 있다.[8)]

(3) 재판의 장기화 경향

의료의 전문성과 의료행위의 밀행적 성격 등으로 인하여 의료과오에 대한 법관의 판단에는 한계가 있으며, 소송과정에 있어서도 신체감정, 진료기록감정 등 기일을 요하는 절차가 대부분이고, 당사자의 첨예한 다툼 등으로 다른 소송에 비하여 장기화하는 경향이 있다.

(4) 낮은 책임 인정률

위와 같은 전문성 등으로 인하여 원고 승소율이 다른 일반 민사사건에 비하여 낮으며, 형사사건에 있어서도 유죄율이 낮은 편이다.

(5) 유사 사건에의 영향

의료과오사건에 대한 판결은 당해 사건에 있어서의 책임 유무에 관한 판단의 결론임과 동시에 유사한 의료행위 및 의료사고 처리에 미치는 모델적 영향이 매우 크다. 다른 사건에 비하여 법원 판례의 중요성이 크다고 할 수 있다.

II. 의료과오소송의 일반적 원리

1. 책임의 근거와 구성

1) 채무불이행책임과 불법행위책임

의료과오로 인하여 환자가 피해를 입은 경우, 의사 등에 대한 책임을 묻는 법률적 근거로는 일반적으로 진료계약상의 채무불이행(민법 제390조)에 의한 손해배상과 불법행위(민법 제750조)에 의한 손해배상 청구를 생각할 수 있다.

종래 불법행위책임을 추궁할 때 입증상의 어려움을 피하기 위하여 진료계약을 전제로 의사가 채무의 이행, 귀책사유의 부존재 등을 입증하도록 함으로써 입증상의 어려움을 경감하려고 하였으나, 의료채무가 결과 채무가 아닌 수단 채무이므로 결국 환자가 이행의 불완전성을 주장, 입증하여야 한다는 결론에 이르러 다시 불법행위책임으로 되돌아오는 경향이 있다.[9)]

---

8) 김영규, 의료사고의 생활법률, 제일법규, 1997, 33면.
9) 이보환, "의료과오로 인한 민사책임의 법률적 구성", 의료과오에 관한 제문제, 법원행정처, 1985, 47면.

따라서 입증책임의 부담의 면에서는 적어도 양자의 구별의 실익은 없다고 할 것이다.

판례(대법원 1988. 12. 13. 선고 85다카1491 판결)

"의사가 환자에게 부담하는 진료채무는 질병의 치유와 같은 결과를 반드시 달성해야 할 결과채무가 아니라 환자의 치유를 위하여 선량한 관리자의 주의의무를 가지고 현재의 의학수준에 비추어 필요하고 적절한 진료조치를 다해야 할 책무 이른바 수단채무라고 보아야 하므로 진료의 결과를 가지고 바로 진료채무불이행사실을 추정할 수는 없으며 이러한 이치는 진료를 위한 검사행위에 있어서도 마찬가지다."

2) 책임의 발생 요건

손해배상책임의 발생요건(성립요건)으로 불법행위책임을 묻는 경우에 ① 의사의 고의, 과실, ② 위법성, ③ 손해의 발생, ④ 과실과 손해사이의 인과 관계의 인정 등이 판명되어야 하나, 이 중 특히 과실 내지 인과관계의 인정 유무가 중요하게 다루어지고 있으므로 이하에서는 이를 중심으로 설명하기로 한다.

2. 의사의 과실

1) 의의와 내용

의사의 법적 책임 여부를 묻기 위한 제1관문은 의사에게 과실, 즉 주의의무위반이 있어야 한다. 이 때 주의의무라 함은 흔히 유해한 결과가 발생하지 않도록 의식을 집중할 의무를 말하는데, 그 구체적 내용으로는 일정한 결과에 대한 예견의무와 회피의무의 두 가지를 들고 있다. 즉, 의사에게 주어진 결과예견의무라 함은 의사가 의료행위에 의하여 환자에게 어떠한 결과가 초래될 것이라는 사실을 인식 내지 예견하여야 하는 의무를 말하고, 결과회피의무라 함은 그와 같이 인식하였다면 이를 회피하여야 하는 의무를 말한다.

판례(1984. 6. 12. 선고 82도3199 판결)

"의료과오사건에 있어서의 의사의 과실은 결과 발생을 예견할 수 있었음에도 그 결과 발생을 예견하지 못하였고, 그 결과 발생을 회피할 수 있었음에도 결과 발생을 회피하지 못한 과실이 검토되어야 한다."

2) 주의의무 판단 기준

① 생명, 신체에 직접 어떤 해를 줄 위험이 큰 의사는 일반인보다 무거운 주의의무를 져야 한다.[10)]

---

10) 박동섭, "의료과오소송에 있어서의 인과관계(1)", 사법논집 제12집, 법원행정처, 1981, 166면.

② 일반적 기준은 통상의 의사 또는 평균적으로 의사로서 가져야 할 의학상의 지식과 기술에 기한 주의가 될 것인 바, 이때의 의학수준은 일부 대학·연구소·병원 등에서만 알려져 있는 의학이 아니고, 의료행위 당시에 널리 행하여지고 있는 임상의학의 실천 당시의 수준을 말한다.

판례(대법원 1997. 2. 11. 선고 96다5933 판결)

"인간의 생명과 건강을 담당하는 의사는 그 업무의 성질에 비추어 보아 위험방지를 위하여 최선의 주의가 요구되고, 따라서 의사로서는 환자의 상태에 충분히 주의하고, 진료 당시의 의학적 지식에 입각하여 그 치료방법의 효과와 부작용 등 모든 사정을 고려하여 최선의 주의를 기울여 그 치료를 실시하여야 하며, 이러한 주의의무 기준은 진료 당시의 이른바 임상의학의 실천 당시의 의료수준에 의하여 결정되어야 하나, 그 의료수준은 규범적으로 요구되는 수준으로 파악되어야 하고, 당해 의사나 의료기관의 구체적 상황에 따라 고려되어서는 아니 된다."

③ 구체적 기준[11]

가. 전문의는 일반의보다 고도의 전문지식과 기술이 요구되므로 비전문의에 비하여 주의의무의 정도가 높다. 전문의의 진료가 필요한 경우에 전문의에게 이송할 의무가 있다.

나. 의료기관의 시설, 지역차, 긴급성, 의사의 재량성, 의료관행, 환자의 특이체질 등을 고려하여 결정할 경우도 있다.

3. 의사의 설명의무와 환자의 자기결정권(승낙권)

1) 의의

의사의 설명의무란 의사가 환자에게 그 질병의 증상, 치료방법, 치료에 따르는 위험, 예후 등을 설명하여야 하는 의무를 말하는데, 환자는 단순히 치료를 받는 객체에 불과한 것이 아니라 주체적인 존재이므로 의사로부터 수술 등 신체의 완전성을 침습하는 행위를 수반하는 의료행위를 받을 경우에는 이에 관한 상세한 설명을 듣고 이를 충분히 이해한 후에 자주적인 의사에 의한 결정을 할 권리를 가지므로 설명의무는 흔히 환자의 승낙권으로 보고 있다.[12]

판례(1994. 4. 15. 선고 92다25885 판결)

"의사는 반드시 병을 완치시켜야 할 의무를 부담하는 것은 아니라 할지라도 최선의 주의로서 병을 치료하기 위한 충분한 조치를 다할 의무가 있고, 환자에 대한 수술은 물론 치료를 위한 의약품의 투여도 신체에 대한

11) 김영규, 전게서, 15면 이하, 이덕환, 의료행위와 법, 문영사, 1998, 46면 이하; 菅野耕毅, 醫療過誤責任의 理論, 信山社, 1996, 156면 이하 참조.

12) 이영환, 의료과오와 의사의 민사책임, 부산대학교 출판부, 1997, 243면 이하 참조. 이러한 입장이 우리나라, 일본, 독일의 판례, 통설이며, 미국에서는 battery rule, informed consent 법리가 성립되어 있다고 한다. 그 밖에 설명의무(informed consent 법리)의 법적 성질, 의의, 범위 등에 관한 상세는 菅野耕毅, 醫療過誤責任의 理論, 信山社, 1996, 211면 이하 참조.

침습을 포함하는 것이므로, 의사는 긴급한 경우 기타의 특별한 사정이 없는 한 그 침습에 대한 승낙을 얻기 위한 전제로서 환자에 대하여 질환의 증상, 치료방법 및 내용, 그 필요성, 예후 및 예상되는 생명, 신체에 대한 위험성과 부작용 등 환자의 의사결정을 위하여 중요한 사항에 관하여 사전에 설명함으로써 환자로 하여금 수술이나 투약에 응할 것인가의 여부를 스스로 결정할 기회를 가지도록 할 의무가 있고, 이러한 설명을 아니 한 채 승낙 없이 침습한 경우에는, 설령 의사에게 치료상의 과실이 없는 경우에도 환자의 승낙권을 침해하는 위법한 행위가 된다."

2) 설명의무의 주체와 방식, 범위 등[13)]

① 처치의사가 아닌 동료의사가 할 수는 있으나 의사가 아닌 간호사나 의료기관의 사무직원이 하는 것은 부적절하다.

② 구두나 서면으로 할 수 있으며, 환자 본인에 대하여 구체적이고 실질적으로 하여야 한다.

③ 진단된 질병의 증상과 예후, 선택 가능한 치료방법이나 수단, 그 치료경과, 치료에 따르는 위험, 합병증(후유증), 역기능 등에 관하여 설명하여야 한다.

④ 당해 처치가 생명에 직접적인 관계가 없거나(성형수술의 경우), 위험 발생 빈도가 높을수록 설명 범위는 넓어진다.

판례(1994. 11. 25. 선고 92다35671 판결)

교통사고로 입은 상해 부위 수술을 위해 전신마취를 받은 환자가 급성심부전증으로 사망한 사안에서 "수술 전날에 환자의 시숙이 '수술을 함에 있어 의사의 병 내용 설명을 숙지하고 자유의사로 승낙하며 수술 중 및 수술 후 경과에 대하여 의사와 병원 당국에 하등 민·형사상의 책임을 묻지 아니하기로 하고 수술시행을 승인한다'는 내용의 부동문자로 인쇄된 수술승인서 용지에 서명 날인한 사실만으로는, 환자에 대한 수술 및 그 준비로서의 마취를 함에 있어서 병원의 의료 팀이나 마취 담당 의사가 환자나 그 가족에게 그 수술, 특히 전신마취가 초래할 수 있는 위험성이나 부작용에 대하여 설명의무를 다하였다고 볼 수 없으며, 환자가 성인으로서의 판단능력을 가지고 있는 이상 인척에 불과한 시숙의 승낙으로써 환자의 승낙에 갈음하는 것은 허용되지 아니한다고 할 것이므로, 환자에 대한 치료행위로서 마취 담당 의사의 마취는 환자에 대한 설명의무를 다하지 아니함과 아울러 환자의 승낙권을 침해하여 이루어진 위법한 행위이다."

판례(1995. 1. 20. 선고 94다3421 판결)

"뇌전색의 후유증은 발생 빈도가 크지는 아니하여도 개심수술에 따르는 전형적인 부작용의 하나로서 그 후유증 발생의 위험은, 수술을 받지 않을 경우에 생길 것으로 예견되는 결과와 대체 가능한 차선의 치료방법 등과 함께 환자 본인에게 설명하여 주어야 한다."

13) 이규진, "위자료지급대상으로서의 의사의 환자에 대한 설명의무"(서울지방법원 세미나발표논문으로서 법원 전산망에 게시되어 있음), 11면 이하 참조.

3) 설명의무의 면제

예컨대, 응급환자의 경우 설명이 환자에게 심적 부담을 주어 치유될 수 없는 건강침해를 초래하거나 환자가 긴급 또는 불가피한 의료처치를 거절할 것이 예상되는 경우(이른바, 의사의 진료특권) 또는 의사의 후유증 위험에 대한 설명이 환자를 직접적으로 위태롭게 하는 신체적, 정신적 반응 또는 치료목적을 좌절시키는 반응을 일으킬 염려가 있는 경우 등에는 설명의무가 면제된다고 볼 수 있다.

4) 설명의무위반에 따른 손해배상의 범위

의사에게 비록 설명의무위반이 있더라도 그것이 치료과정에서의 과실과 동일시될 정도가 못되거나 그 수술 등의 의료행위가 불가피한 것으로서 다른 선택의 여지가 없고, 그 시술에 잘못된 점이 없어 위 설명의무위반과 위 의료행위로 인한 나쁜 결과 사이에 인과관계가 없다면 이로 인한 재산적 손해를 배상할 책임은 없고, 다만 예기치 못한 후유증을 앓게 되었다는 정신적 고통에 대한 위자료를 배상할 책임이 있을 뿐이다.

판례(1994. 4. 15. 선고 93다60953 판결)

"의사가 위의 설명의무를 위반한 채 수술 등을 하여 환자에게 사망 등의 중대한 결과가 발생한 경우에 있어서 환자 측에게 선택의 기회를 잃고 자기결정권을 행사할 수 없게 된 데 대한 위자료만을 청구하는 경우에는 의사의 설명 결여 내지 부족으로 선택의 기회를 상실하였다는 사실만을 입증함으로써 족하고, 설명을 받았더라면 사망 등의 결과는 생기지 않았을 것이라는 관계까지 입증할 필요는 없으나, 그 결과로 인한 모든 손해를 청구하는 경우에는 그 중대한 결과와 의사의 설명의무 위반 내지 승낙취득 과정에서의 잘못과의 사이에 상당인과관계가 존재하여야 하며, 그 경우 의사의 설명의무의 위반은 환자의 자기결정권 내지 치료행위에 대한 선택의 기회를 보호하기 위한 점에 비추어 환자의 생명 신체에 대한 의료적 침습 과정에서 요구되는 의사의 주의의무 위반과 동일시할 정도의 것이어야 한다."

4. 인과관계

1) 입증책임의 부담원칙

의료소송에서 원고가 승소하려면, 의사의 과실과 손해발생 사이의 인과관계를 인정받아야 하는데, 그 입증책임은 원칙적으로 손해를 주장하는 원고 측(환자 측)에 있다.

인과관계에 관한 종래의 통설, 판례는 상당인과관계설을 취하고 있다.

2) 입증곤란의 구제

의료행위의 전문성, 밀행성, 정보의 비공개성 및 편재성, 의료기록 등 자료의 독점 등으로 인하여 환자 측에서 의료과오의 입증을 하는 것은 극히 어려워 입증책임제도의 공평한 운영을 위한 시도가 계속되고 있다. 이러한 입증책임을 완화하기 위한 이론으로서는 ① 개연성설[14], ② 표현증명의 이론(Anschein-beweis)[15], ③ 일응의 추정이론(Prima-dacie evidence), ④ 사실상 추정론(The doctine of 'res ipsa loquitur')[16], ⑤ 위험영역설(Gefahrbericheories) 등이 도입되고 있다.[17]

판례(1977. 8. 23. 선고 77다686 판결)

"민사분쟁에 있어서의 인과관계는 과학적 인과관계가 아니라 법적 견지에서 본 인과관계를 말한다."

판례(1995. 2. 10. 선고 93다52402 판결)[18]

다한증 환자가 교감신경절제수술을 받던 중 뇌경색을 일으켜 사망한 사안에서 "원래 의료행위에 있어서 주의의무 위반으로 인한 불법행위 또는 채무불이행으로 인한 책임이 있다고 하기 위해서는 의료행위상의 주의의무의 위반과 손해의 발생과의 사이의 인과관계의 존재가 전제되어야 하나, 의료행위가 고도의 전문적 지식을 필요로 하는 분야이고, 그 의료의 과정은 대개의 경우 환자 본인이 그 일부를 알 수 있는 외에 의사만이 알 수 있을 뿐이며, 치료의 결과를 달성하기 위한 의료 기법은 의사의 재량에 달려 있기 때문에 손해발생의 직접적인 원인이 의료상의 과실로 말미암은 것인지 여부는 전문가인 의사가 아닌 보통인으로서는 도저히 밝혀낼 수 없는 특수성이 있어서 환자 측이 의사의 의료행위상의 주의의무 위반과 손해의 발생과 사이의 인과관계를 의학적으로 완벽하게 입증한다는 것은 극히 어려우므로, 환자가 치료 도중에 사망한 경우에 있어서는 피해자 측에서 일련의 의료행위 과정에 있어서 저질러진 일반인의 상식에 바탕을 둔 의료상의 과실 있는 행위를 입증하고 그 결과와 사이에 일련의 의료행위 외에 다른 원인이 개재될 수 없다는 점, 이를테면 환자에게 의료행위 이전에 그러한 결과의 원인이 될 만한 건강상의 결함이 없었다는 사정을 증명한 경우에 있어서는, 의료행위를 한 측이 그 결과가 의료상의 과실로 말미암은 것이 아니라 전혀 다른 원인으로 말미암은 것이라는 입증을 하지 아니하는 이상, 의료상 과실과 결과 사이의 인과관계를 추정하여 손해배상책임을 지울 수 있도록 입증책임을 완화하는 것이 손해의 공평·타당한 부담을 그 지도원리로 하는 손해배상제도의 이상에 맞는다고 하지 않을 수 없다."

---

14) 당초 공해소송에서 인과관계의 증명의 경감을 의도하고자 시도된 것으로서, 인과관계가 과학적으로 엄밀히 증명되지는 아니하였더라도 상당한 개연성이 있다면 인과관계를 인정하여도 좋다는 견해이다.

15) 경험칙상 어떤 사실이 있으면 어떤 사실이 생기게 되는 정형적인 관계가 인정되는 경우에 어느 사실로부터 다른 사실을 추정하는 증명방법을 독일 판례에서는 표현증명 또는 일응의 추정이라고 하는데, 이웃 일본에서도 이에 영향을 받아 그에 관한 이론을 발전시켰다.

16) 환자에게 생긴 법익 침해가 의료행위에 의하여 생긴 점에 관하여 어느 정도의 개연성을 인정한다면 이것을 일응 추정하고, 의사 측이 반증을 들지 않는 한 인과관계를 인정하여도 좋다는 견해로서, 손용근 부장판사는 뒤에서 보는 한국의 대법원 판례의 입장이 '사실상의 추정론'을 채택하고 있는 것으로 이해하고 있다. (손용근, "의료과오소송의 증명책임에 관한 대법원 최근판례 소고", 송천 이시윤박사 화갑기념논문집, 1995, 188면.)

17) 이들 이론에 관한 상세는, 이영환, 의료과오와 의사의 민사책임, 부산대학교출판부, 1997, 79면 이하; 손용근, 전게논문, 167면 이하; 강봉수, "의료소송에 있어서의 증명책임", 의료사고에 관한 제문제, 법원행정처, 1985, 305면 이하 참조.

18) 이후 나온 동지의 판결로서, 대법원 1999. 2. 12. 선고 98다62893 판결, 대법원 2000. 2. 22 선고 98다39623 판결 등 참조.

3) 입증방해에 대한 제재

입증방해란 입증책임을 부담하는 자의 입증행위를 그 상대방이 고의·과실로 방해하여 그 입증을 곤란 또는 불가능하게 한 경우 그 상대방에게 증거법상 어떤 불이익을 줌으로써 공평을 기한다는 이론이다. 민사소송법 제321조는 "당사자가 상대방의 사용을 방해할 목적으로 제출의무 있는 문서를 훼손하거나 이를 사용할 수 없게 한 때에는 법원은 그 문서에 관한 상대방의 주장을 진실한 것으로 인정할 수 있다"고 규정하고 있으며, 같은 법 제320조에는 "당사자가 문서제출명령에 응하지 아니할 때에는 법원 문서에 관한 상대방의 주장을 진실한 것으로 인정할 수 있다"고 규정하고 있다.

의사가 진료기록을 자신에게 유리하게 삭제, 변개, 추가기재 등을 하는 경우 이는 입증방해행위로 인정되어 소송상 불이익을 입을 우려가 있다.

판례(1995. 3. 10. 선고 94다39567 판결)

"의료분쟁에 있어서 의사 측이 가지고 있는 진료기록 등의 기재가 사실인정이나 법적 판단을 함에 있어 중요한 역할을 차지하고 있는 점을 고려하여 볼 때, 의사 측이 진료기록을 변조한 행위는 그 변조 이유에 대하여 상당하고도 합리적인 이유를 제시하지 못하는 한 당사자 간의 공평의 원칙 또는 신의칙에 어긋나는 입증방해행위에 해당한다 할 것이고, 법원으로서는 이를 하나의 자료로 하여 자유로운 심증에 따라 의사 측에게 불리한 평가를 할 수 있다."

4) 과실상계와 기여도의 문제

의사 측의 의료과실 및 인과관계의 존재가 모두 입증되어 손해배상책임이 인정되는 경우에도 그 손해의 방생 및 확대에 관하여 환자 측의 과실 또는 신체적인 소인이 경합이 되었다면 이는 그 배상액의 결정에 있어 과실 상계 또는 기여도 공제의 형식으로 반영되어야 한다.

판례(1997. 8. 22. 선고 96다43164 판결)

"원심이 이 사건 사고에 있어서 오○○의 산후출혈이 급격하게 발생하여 빠르게 진행하였으므로 담당의사들이 최선의 처치를 다하였다고 하더라도 치명적인 결과를 야기하였을 가능성을 배제할 수 없는 점, 위 오○○이 양수과다증, 전치태반 등 다른 임산부에 비하여 산후출혈 등과 같은 합병증을 유발할 위험한 요인을 많이 가진 임산부였던 점 등 사정을 참작하여 이 사건 사고에 있어서 피고들이 배상하여야 할 손해배상책임을 전체의 50%로 제한한 것은 기록에 의하여 살펴보면 정당하다."

Ⅲ. 치과의료에 있어서의 과실과 책임

1. 일본 판례에 나타난 과실의 구체적 내용[19)]

〈표 4〉의 일본 치과 의료사고의 민·형사판례를 중심으로 과실의 구체적인 유형을 설명하기도 한다.

1) 진단

① 진단은 의료행위 중 가장 의사의 자유재량이 넓게 인정되어야 할 영역이고, 판례로 이를 인정하는 바이다. 그러나 진단이 객관적으로 환자의 병의 실상과 합치하지 않은 경우 이를 오진으로 인정할 것인가의 여부는 과연 어떠한 기준에 의하여 판단할 수 있을 것인가. 일본 판례는 예로부터 '의사로서 통상하여야 할 주의'를 일반적 판단기준으로 삼아 왔는 바, 오진에 있어서 의사로서 통상 기울여야 할 상당한 주의를 결여한 때에는 과실 있는 오진으로서 그 책임이 추궁되는 것이다.

판례 1

하악 우측 전치의 치경 내측에 직경 약 1.5cm의 혹 모양에 대하여 치과의사가 "연골이므로 걱정할 필요 없고, X선 검사의 필요도 없다"고 진단하여 환자가 치료를 받지 않았는데, 1년 후 타병원에서의 X선 검사와 조직검사에 의하여 법랑아상피종으로 판명되어 하악을 부분적으로 삭제하는 등의 수술을 받은 사안에서 법원은 "법랑아상피종은 드문 것으로 일반개업의의 의료수준에서는 초진 시 X선 검사로 병명진단을 하는 것은 곤란하고, 본 건은 병원의 규모, 병상의 정도, 그 후의 경과 등을 감안하여도 그 시점에서 적확한 진단을 내리는 것은 어려워 X선 등의 검사를 행하지 아니하고 타병원에 수진을 권하지 않았다고 하여 바로 통상 기울여야 할 주의의무를 해태하였다고는 할 수 없다."(청구기각)

② 진단을 위한 문진에 관하여는 첫째로 그 범위가 문제로 된다. 문진의 범위는 그것에 의하여 달성하여야 할 목적, 수집하여야 할 정보의 범위에 의하여 결정된다.

판례 2

구개편도선 적출술을 받은 여아 환자가 침윤성 출혈을 계속하고 있음에도 적절한 조치를 받지 못하여 18시간 후에 사망한 사고에 관하여 집도의 없이 수술 후 회진을 담당한 의사에게 충분한 문진을 하지 아니한 과실을 물어 업무상과실치사죄로 의율한 사례

둘째로 질문에 대하여 환자 측이 사실과 다른 회답을 하여 오진한 경우에는, 의사는 책임을 면하거나 감경 받는다.

19) 상세는 菅野耕毅, 歯科醫療判例의 理論, 信山社, 1996, 13면 이하, 84면 이하 참조.

〈표 4〉 치과의료판례 일람(판결 연월일순)

[주] * 표시는 형사사건인데, 그 중 (16)은 이비인후과의 사건, (22)·(24)는 치과 사법위반사건이다.

No.	재판소·판결 연월일	사건 내용	판결[청구액]	인용번호
(1)	도쿄지판 1961. 10. 11	부당발치의 주장과 시효	기각[30만 엔]	19
*(2)	후쿠오카고판 1965. 2. 12	잘못하여 염산코카인 투여	금고 10월 유예 3년	4
(3)	사가지재 1965. 10. 22	리머의 낙하·흡입	취하[150만 엔]	27
(4)	오무타간 1966. 9. 20	의치장착·지주치수의 염증	1만 엔[4만 엔]	22
*(5)	우라카와간 1966. 12. 28	근관치료 리머의 낙하·오음	벌금 1만 엔	26
(6)	오사카지판 1969. 2. 27	치과 조수가 건전치를 손상	기각[25만 엔]	30
(7)	오사카지판 1971. 10. 30	그라인더로 혀를 손상	기각[16만 엔	29
(8)	도쿄지판 1972. 3. 7	치통 제거제에 의한 피부반흔	5만 엔[50만 엔]	5
(9)	히로시마지판 1972. 4. 4	치형 제거에 의한 염증	기각[20만 엔]	24
*(10)	오사카고판 1972. 10. 2	디스크에 의한 협점막 절창	벌금 1만 엔	28
(11)	도쿄지판 1973. 4. 11	무단으로 전치를 깎았다 주장	기각[30만 엔]	14
(12)	요코하마지판 1973. 7. 6	충치치료 중 메스로 혀에 절창	32만 엔[62만 엔]	31
*(13)	최고재판 1973. 9. 21	여아 전신마취하고 발치 후 사망	금고 4월 유예 2년	8
(14)	나가노지판 1973. 11. 15	금속관 합착에 의한 치막염	기각[356만 엔]	25
(15)	삿포로지판 1974. 3. 27	치아의 치료행위상 과실	70만 엔[70만 엔]	10
*(16)	교토지판 1974. 12. 10	구개편도선 적출 후의 주의	벌금 3만 엔	2
(17)	도쿄지판 1975. 5. 24	전치돌출의 치료수술에의 불만	기각[989만 엔]	20
(18)	도쿄지판 1976. 7. 6	치료불완전으로 재치료를 요구	96만 엔[96만 엔]	11
*(19)	오사카고판 1977. 12. 23	치료를 위한 유아의 협 전타	벌금 1만 엔 유예 1년	9
(20)	도쿄지판 1978. 3. 2	충치치료로 교합부정이 남음	기각[190만 엔]	12
(21)	도쿄지판 1978. 12. 14	에나멜 상피종의 오진	기각[1,014만 엔]	1
*(22)	오사카고판 1980. 10. 31	치과위생사의 치과의업	징역 6월 유예 2년	33
(23)	우라와구지판 1981. 7. 22	가공의치를 하지 않은 설명의무	기각[82만 엔]	15
*(24)	최고재판 1981. 11. 17	치과기공사의 치과의업	징역 4월 유예 2년	32
(25)	오사카지판 1982. 8. 20	계속치 치료 과오로 치육종양	131만 엔[1,000만 엔]	13
(26)	오사카고판 1982. 10. 21	설명의무위반의 주장	각하[재심]	16
(27)	도쿄지판 1982. 12. 17	발치후에 환자의 고통을 방치	30만 엔[1,131만 엔]	21
(28)	나고야지판 1983. 5. 27	상악암의 전이예방검사 해태	100만 엔[200만 엔]	3
(29)	도쿄지판 1983. 8. 22	의치장착 후의 개선조치 해태	105만 엔[600만 엔]	23
(30)	오코하마지판 1985. 9. 30	외모에의 영향의 설명의무	기각[45만 엔]	17
(31)	도쿄지판 1983. 11. 10	치과마취에 의한 근무력증	300만 엔[300만 엔]	6
(32)	우라와구지판 1985. 9. 30	치과마취에 의한 지각 마비	기각[1,340만 엔]	7
(33)	오사카고판 1986. 1. 30	진료기록·X선필름 청구	기각[50만 엔]	
(34)	오사카지판 1986. 2. 24	크라운 장착과 대합치 삭합	기각[1,005만 엔]	18
(35)	요코하마지판 1989. 3. 24	SLE 환자의 발치처리	기각[1억 엔]	
(36)	도쿄지판 1989. 4. 26	발치수술 후의 하악골 골절	기각[335만 엔]	
(37)	도쿄지판 1990. 2. 9	드라이소켓의 치료	기각[4,097만 엔]	
(38)	우라와구지판 1990. 9. 25	발거치 오입에 의한 질식사	4,500만 엔[8,500만 엔]	
(39)	교토지판 1992. 5. 29	브릿지 보철치료의 과오	61만 엔[154만 엔]	
(40)	오사카지판 1993. 4. 30	유상의치의 부적합과 조정 불능	256만 엔[906만 엔]	34
(41)	도쿄지판 1993. 12. 2	임플란트법 선택과 시술상 과실	3,143만 엔[4,246만 엔]	35
(42)	도쿄지판 1994. 3. 30	임플란트시술에 의한 상악동천공	519만 엔[2,254만 엔]	36
(43)	도쿄지재 1994. 7. 22	교합조정과 측두부 통증	청구기각	

2) 검사

① 검사 그 자체가 신체에 어떤 손상과 장해를 동반하는 때에는 수술 기타 치료행위의 경우와 같은 요건이 필요하다.

첫째, 환자에게 검사의 내용, 효과 등을 설명하여 승낙을 받을 것

둘째, 치료목적으로 보아 그 검사가 환자의 치료를 위하여 필요한 것일 것

셋째, 검사가 현대의학에 의하여 일반적으로 승인된 방법이고, 그 환자의 치료를 위하여 유효적절한 것일 것 등이다.

② 검사는 진단을 위한 것만 아니라 치료, 질병관리의 지침을 위하여도 중요하다.

판례 3[20)]

상악 암 수술 후의 경과 관찰 중에, 치과의사가 암의 폐 전이의 조기발견을 위하여 하여야 할 흉부 X선 검사를 태만히 하여 전이의 발견이 늦어 환자가 죽음의 시기를 앞당기게 되었다고 하여 손해배상책임을 인정한 사례

3) 투약·주사

① 약제의 종류, 분량을 잘못하면 환자에 상해를 가하여 생명에 위험을 초래할 위험이 있기 때문에 약제의 판별과 분량의 확인에는 엄격한 주의를 기울여 위험의 발생을 미연에 방지하여야 할 주의의무가 있다.

판례 4

치과의사가 발치 후의 통증을 호소하는 남성 청소년 환자에게 진통제 세데스로 잘못 알고, 극약인 염산코카인 0.6g을 복용하게 하여 환자가 염산코카인 중독으로 사망하여 업무상 과실치사죄로 의율된 사안(1심 무죄, 2심 금고 10월 집유 3년)

② 약제에 의한 부작용도 문제로 된다. 치조농루의 환자에 대하여 진통 및 소염을 위하여 페니실린 분말 5만 단위를 2% 프로카인 액에 용해하여 근육내에 주사하여 사망한 사례 등 페니실린 관련 사례가 치과의료에서 자주 보고되고 있다.

판례 5

치과 의사가 '부재중에 치통 환자가 오면 그레란 말제에 한하여 1포 내지 2포를 투여하도록' 지시하여 둔 것에 기초하여 교도소 간수가 치통을 호소하는 죄수에게 그레란을 투여하였던 바, 그 죄수에게 음경귀두부에 반흔이 생겨 국가에서 손해배상책임이 인정된 사례

---

20) 이 판결에 관한 간략한 설명 및 해설은, 下原 格, "上顎癌手術後の肺轉移檢査不備事件", 別冊 ジュリスト No.102(1989), 의료과오판례백선, 40~41면 참조.

4) 마취

① 전신마취에 의하여 합병증이 발생하였다고 하여 바로 실시자의 과실이라고는 인정되지 않는다. 마취 전 검사의 주의, 마취 실시 중의 주의, 구급소생법의 준비 등을 검토하여 과실 여부를 판단한다.

판례 6

키시로카인 마취로 근력마비 증상을 경험한 여성 환자가 대구치 발수 시 그 취지를 말하여 마취하지 않도록 부탁하였음에도 치과의사가 임의로 2% 키시로카인을 주사하여, 구음장애, 호흡곤란, 악력저하 등의 현상이 생기고 반년 후의 소구치 치료 시에도 소기마취에 의하여 같은 증상이 생긴 경우 의사의 과실을 인정한 사례

② 치과치료 사고의 주된 원인이 환자의 신체조건에 있는 경우는 어떠한가. 특이체질을 이유로 하여 불가항력을 주장하는 것에 관하여 일본 판례는 엄격한 태도를 취하고 있다.

판례 8

쇼크사를 초래하기 쉬운 특이체질 환자에 관하여 “사전에 이러한 체질을 아는 것이 불가능하기 때문에 더욱 더 미리 응급조치가 가능하도록 만전의 준비를 하고, 조기에 이상을 파악하여 바로 필요한 구급조치를 취하지 않으면 아니 된다”고 하여 유죄를 인정한 사례

5) 치료의 방법

치료방법의 선택은 치과의사의 자유재량에 속하지만, 그 치료방법 실시를 위한 보조적 수단이 사회적으로 허용하는 한도 내에 있는지의 여부가 문제로 되는 경우가 있다.

판례 9

이 판결에 관한 간략한 설명 및 해설은 松宮孝明, “歯科小児患者殴打事件”別册 ジュリスト No.140(1996), 의료과오판례백선, 196~197면 참조.

치과의사가 유아(여, 5세)의 치과치료에 임하여 입을 벌리게 하기 위하여 뺨을 때려 안면타박상(전치 5일)을 입힌 사안에서 사회적으로 상당성을 결여한다는 이유로 상해죄의 성립을 인정한 사례

6) 설명, 승낙 없는 치료

① 치과의료의 분야에서도 환자가 “무단으로 건전한 치아를 깎았다”고 말하거나(판례 14, 15), “구치관의 고정방법에 관하여 상담하였는데도 동의 없이 필요 없는 치관절삭을 하였다”고 말하는(판례 16) 등처

럼 승낙의 불비를 진료불만의 이유로 하여 주장하는 사례가 자주 있다.

판례 15

의치를 위하여 양측 치아의 일부 법랑질 부분을 깎은 것에 관하여 "그 승낙은 환자가 치과의사에 대하여 의치를 넣는 치료행위를 부탁한 포괄적인 의사표시의 속에 당연히 내포되고 있는 것이라고 말할 수 있기 때문에 나아가 개별적으로 그 승낙을 요하는 것은 아니다"라고 하여 청구를 기각한 사례

② 환자가 승낙을 하기 위해서는 자기의 병상과 실시될 진료방법의 내용·성질, 효과·부작용 등을 이해하는 것이 필요하다. 그러한 사정을 이해한 다음에 승낙을 얻기 위해서는, 먼저 치과의사가 환자에 대하여 그 병상, 병명 및 진료방법을 설명하지 않으면 아니 된다.

판례 6(전술)

치과 국소마취에서 이상을 경험한 적이 있는 환자의 "마취제를 사용하지 않았으면 한다"는 요망을 무시하고 환자에 아무런 설명도 없이 소기마취를 실시하여 장애를 일으켜 설명의무 해태를 이유로 의사의 과실을 인정한 사례

③ 치과진료에 있어서의 설명의무의 특징

가. 응급을 요하는 것이 비교적 적기 때문에 시간을 갖고 납득이 가도록 충분한 설명을 하여야 할 것이 기대된다.

나. 복원·재생이 곤란한 침습을 동반하는 치료가 많기 때문에 오해를 남기지 않도록 간결하고 정중한 설명이 요구된다.

판례 18[21)]

상악 좌측 중절치에 자켓 크라운을 장착하고 안쪽을 깎아 교합조정하였지만 더 닿는다고 말하여, 그 조정은 대합치의 삭합에 의하는 수밖에 없다고 취지를 알렸는데, 환자가 입을 잠자코 벌리고 있었기 때문에 승낙한 것으로 알고 하악 좌측 중절치의 법랑질을 깊이 약 0.4mm 깎아 자연치 삭합을 싫어하는 환자로부터 승낙이 없었음에도 의학상 공인되지 않는 대합치 삭합을 하였다고 하여 손해배상을 청구한 사안에서, 법원은 환자가 대합치 삭합에 반대하는 의사가 있다면, 바로 말 내지 동작으로 쉽게 표시하는 것이 가능하였음에도 이를 하지 아니하였다면 적어도 묵시의 승낙이 있었던 것으로 추인할 수 있으며, 또한 자켓 크라운에 하자가 없으며, 크라운의 삭합에 의한 조정이 불충분한 경우에 대합치 삭합은 치과의료상 허용되고 있다는 이유로 청구를 기각한 사례

다. 외모에 미치는 영향의 설명도 중요하다.

21) 이 판결에 관한 간략한 설명 및 해설은, 竹井哲司, "對合歯削合處置事件", 別冊 ジュリスト No.102(1989), 의료과오판례백선, 114~115면 참조.

판례 17

상악 절치의 치료를 받은 환자가 외관상 불쾌감을 호소한 사안에서 "치과진료의 대상 부위가 외관에 영향을 미치는 것이라는 점에서 생각하여 치료의 결과가 환자의 외모에 미치는 영향에 관하여 충분히 설명을 하여 그 의사를 확인하여 치료를 하여야 할 주의의무를 지지만, 특단의 사정이 없는 한 모든 개개의 환자의 심미안이 어떠한가를 확인하여 그에 따른 치료를 하여야 할 주의의무는 지지 않는다"고 하여 청구를 기각한 사례

라. 치료방법과 재료·재질이 여러 종류일 경우에는 방법과 재료에 관하여 구체적으로 설명할 필요가 있다.

판례 15

브릿지를 하여야 할 양측의 지대치 상태가 브릿지에 의하여 견딜 수 없는 상태로 된 경우, 그 점을 환자에게 설명하고, 그에 갈음한 차선의 방법으로서 바네식 유상의치의 방법이 있다는 것, 그 치료의 개요 등을 설명한 후 치료를 개시하여야 한다고 하여 구체적인 설명의무를 하여야 할 것을 설명한 사례(그러나 청구기각)

7) 발치

① 발치의 사례 중에는, 필요가 없음에도 부당한 발치를 하였다고 환자가 의문을 제기하는 경우가 있으며(판례 19), 환자가 상전치 돌출을 고치고 싶다고 적극적으로 발치 및 가공의치의 장치를 의뢰하였지만, 수술의 결과에 만족을 하지 아니하고 8개나 발치할 필요가 없었다고 불평을 말하는 경우(판례 20) 등이 있다.

② 발치 때문에 악골이 골절된 사고도 있다.

판례 21

하악 매복지치의 발치수술의 결과, 통증과 불쾌감을 느껴, 타병원에서 X선 촬영에 의하여 하악골 골절로 판명되어 고정수술을 받았는데, 나아가 불면을 호소하는 경추불안정증으로 진단된 사건에서, 발치수술과 하악골 골절의 인과관계는 인정하였지만, 발치수술과 경추불안정증과의 인과관계는 부정하였으며, 다만 치과의사가 아픔을 호소하는 환자의 원인을 조사하지 아니하고 방치하였던 것에 관하여 과실을 인정하여 일부 청구를 인용한 사례

8) 보철

① 의치에 관하여는 방법의 선택이 문제로 된다.

판례 15(전술)

유상의치에 의할 것인지 브릿지에 의할 것인지 분쟁으로 된 사례

② 의치의 제작·장착에 관하여는 냉·열·교합 등에 의하여 치수가 자극을 받기 쉬운 금속장착물의 경우는 발수하여 두는 등의 주의가 요구된다. 의치 장착 후에는 상당 기간에 걸쳐 안정도, 고정도, 교합상태 등을 관찰하면서 조정하여 주어야 할 의무가 있다.

판례 22

연장가공의치의 장착에 있어서 발수처치를 태만히 하였기 때문에 치수염으로 되어 손해배상을 명한 사례

판례 23

브릿지 장착 후 환자로부터 하악운동장애, 교합부전, 설부압박감, 내협부 교상 등의 호소가 있었음에도 교합상태의 안정 및 기타의 원인규명도 하지 아니한 채 병상을 간과하여 증상을 악화시켰다고 하여 과실책임을 인정한 사례

판례 34

상악 좌1, 2소구치를 절손하여 의치를 장착할 수 없게 되어 그 의치를 제작한 치과의원을 찾아와 치료와 의치의 제작을 의뢰한 환자(여, 70세)에 대하여 상악 좌1, 2대구치 이외의 잔존치를 발치하고 유상의치(우 7~좌 5), 하악에도 유상의치(우 7~4, 좌 1~7)를 제작하였지만 사용을 감내할 수 없어 조정을 하여도 장착할 수 없었기 때문에 다시 새로운 의치를 제작하고 조정을 반복하였지만 사용할 수 없어 다른 치과의원에 가서 치료를 받은 사안에서, 의사에게 안정적인 장착과 저작 능력 있는 의치를 제작하고 조정하여야 할 의무가 있는데 두 번째로 제작된 의치에 대한 조정 작업에 통상 필요한 만큼의 시간, 기회는 충분하게 주어졌으므로 그 의치는 조정 자체가 불가능한 결함을 갖는 것이라는 이유로 치료비의 반환과 위자료의 지급을 명한 사례

③ 치관보철물에 관해서도 인상채득상의 주의가 문제로 된다.

판례 24

인상채득 시 특별한 체부장치와 초강력접착제를 사용하여 형의 제거가 곤란하게 되어 치은의 염증, 심장악화, 후두부 흉부 발작을 야기한 사건에서 인상재로 사용된 테크니콜은 응고 전에는 유연성이 있고, 응고 후에도 탄력성이 있어 제거 시 치근과 치은을 손상시킬 수 없다는 이유로 청구를 기각한 사례

④ 계속치(포스트 크라운) 치료에 있어서는 근관 확대에 의하여 측면을 천공할 우려가 있으므로 주의를 요한다.

판례 13

상악 좌측 중절치의 근관을 확대할 때에 잘못하여 근관 중간의 벽면을 천공하여 그곳에 메탈본드의 금속 포스트를 충전하였기 때문에 포스트가 근관으로부터 벗어나 치은을 찔러 치은농양으로 된 사건에서 치료행위의 과실을 인정한 사례

⑤ 치관보철물에 관하여는 심미성이 중시된다(전술 판례 17 참조).

⑥ 임플란트 시술은 그 비용이 비싸며, 새롭게 시도되는 시술 방법이므로 치료방법 등에 관하여 비교적 자세히 설명하여야 하고, 치료 후 상태도 잘 관찰하여야 한다.

판례 35[22)]

상악 치아 전부를 발치하고 전체에 블레이드 타입 임플란트를 장착하고 인공치를 장착하는 치료를 받았는데 위 임플란트가 현저하게 흔들려 이를 철거하고 다시 골막하 임플란트를 설치하였는데 흔들림이 개선되지 아니하여 대학병원에서 진찰을 받은 결과 골막하 임플란트가 감염원으로 되어 상악골염에 걸린 것으로 판단되어 임플란트를 제거하고 치경의 염증 부분을 절제하는 수술을 받고 유상의치를 장착하였지만 저작능력이 일반인의 11%로 떨어진 장애를 입게 된 사안에서, 의사에게 상악 전체에 골막하 임플란트를 시술하는 치료는 위험성이 많음에도 불구하고 안이하게 이를 선택하였으며, 블레이드 타입 임플란트 제거 후 급속히 골흡수가 생겨 지지골이 안정되지 아니하여 6개월을 기다려야 하는데도 2주일 만에 골막하 임플란트를 설치한 잘못이 있다는 이유 등으로 배상을 명한 사례

판례 36

임플란트 시술을 원하여 찾아온 환자(남, 38세)에게 우하 4~6번에 바이오세람 U형, 좌하 4~6번에 바이로세람 스크류 타입 T형을 비롯하여 우상 1·2, 좌상 1·2 중간, 우상 6, 7, 좌상 6, 7 등에 임플란트를 시술하였으며, 그 후 잘못된 우하 3, 좌하 3을 발치하고 블레이드 타입의 임플란트를 식재하는 등하고, 우상

22) 이 판결에 관한 간략한 설명 및 해설은, 岡村久道, "骨膜下インプラント手術事件", 別冊 ジュリスト No.140(1996), 의료과오판례백선, 200~201면 참조.

6, 7의 임플란트를 제거하고 상악동을 개방하여 개구부를 세정하고 우상 6, 7에 상악동 폐쇄를 겸하여 골막하 임플란트를 시술한 후 상악동 폐쇄수술을 하였는데 상태가 좋지 아니하여 여러 번 다시 수술을 한 사안에서, 의사에게 임플란트에 의한 상악동 천공의 발생 및 그 발견의 지연, 상악동 천공에 대한 부적절한 치료, 부적절한 스웨덴제 임플란트 수술에 의한 진료계약상의 채무불이행의 책임을 인정한 사례

9) 치료용 기재 등의 혼입

치료용 기재 등을 잘못하여 집어넣는 사고로 리머를 떨어뜨리는 사고가 많다.

판례 26

치과기공사로 하여금 환자의 근관 확대 치료를 시켰던 바 잘못하여 리머를 삼키게 한 사건에서, 치료행위는 의사 스스로가 행하여야 하고, 보조자로 하여금 행하게 하는 경우에는 신중히 취급하도록 경고하여 사고의 발생을 방지하여야 할 의무가 있는데도 이를 게을리 한 과실이 있다고 하여 벌금형을 선고한 사례

판례 27

치과의사가 치료 중에 환자의 구강 내에 리머를 떨어뜨려 환자가 이를 삼키었는데, 기관절개를 하여도 꺼내지 못하여 4일간 계속 토하게 한 끝에 자연배출시킨 사례

10) 구강 내의 손상

고속회전의 절삭연마 기구를 구강 내에서 사용 중 기구를 미끄러지게 하거나 환자가 급히 움직이면 협점막과 혀에 절창을 입히고, 치조골 등에 마찰열의 상해를 입히는 경우가 적지 않다.

판례 28

상악 우측 제2대구치의 형성에 있어서 치과의사가 만연히 디스크의 사용을 계속하였던 바, 환자가 반사적으로 상반신을 일으켰기 때문에 회전 중인 디스크가 협점막에 접촉하여 가료 48일간의 점막절창을 입게 한 사고에서 의사를 업무상 과실치상죄로 벌금형을 언도한 사례

판례 31

치과의사의 우식치료를 위한 메스 사용조작의 잘못으로 혀에 절창을 입었다고 하는 환자의 주장을 일부 받아들여 손해배상을 명한 사례

2. 한국 판례에 나타난 구체적 사례

1) 서울지방법원 1997. 7. 30. 선고 94가합34079 사건

개구장애와 좌측 악관절 부위에 심한 통증이 있어 개인의원을 거쳐 ○○대학교 병원에 온 환자에게 구강진단과 의사들이 X선검사 등을 통하여 사랑니 매복에 따른 치관주위염증에 의한 협부농양의 기능성을 의심하고, 이를 발치하였으나 증상이 개선되지 않아 전신마취를 한 다음 좌측 악관절 부위의 절개 및 배농술과 화농성 조직, 괴사조직의 소파술을 실시하였고, 이후 개구장애 증상이 호전되어 퇴원하였으나, 다시 좌측 전이개부 부위에서 다량의 농이 자연배출되면서 뇌농양으로 번진 사안에서, 법원은 ① 피고 병원 의사 ○○○는 악관절 부위 절개 및 괴사조직 소파술을 시행함에 있어서 농양을 완전히 제거하지 아니하고 잔존하게 되어 뇌농양으로 번지게 한 잘못이 있으며, ② 좀 더 자주 컴퓨터단층촬영검사 또는 MRI 촬영 등 정밀검사를 실시하였더라면 위와 같은 증세의 원인이었던 뇌농양을 조기에 발견할 수 있었음에도 이를 간과하고 ……항생제, 진통제 투여 등 기본적인 약물치료만 하는 데 그쳐 원고로 하여금 적기에 뇌농양의 치료를 받지 못하게 함으로써 그로 인한 뇌실질 손상에 이르게 한 잘못이 있음을 인정한 다음, ③ 환자 측도 외래진료에의 참가 소홀을 이유로 10%의 과실 상계를 인정하여 병원 측에게 3,600만 원 정도의 배상을 명한 사례

2) 서울지방법원 1997. 10. 15. 선고 96가합66186 판결

약 25년 이상 만성 치주염을 앓아왔으며 부분틀니를 착용하고 있던 여자 환자(당시 58세)가 대학교 병원 치과 교수로부터 상악에 대한 레진완전틀니, 하악에 대한 금속부분틀니시술을 받았는데, 그 후 특진교수가 휴가 중이었던 관계로 전공의 과정 1년차 최○○에 의하여 '덴쳐 바' 틀니의 교합조정을 받은 후 도금보철 부분이 손상되어 천공되었다고 항의하는 과정에서 갑자기 의식을 잃고 쓰러져 응급처치 후 다시 회복되었다가 결국 뇌지주막하출혈로 사망한 사안에서, 법원은 틀니 교합조정을 실시함에 있어 틀니가 아닌 기존의 치아를 갈아 환자의 신경을 갑자기 건드려 혈압을 상승하게 한 잘못이 있고 이로 인하여 결국 환자는 뇌동맥류가 파열되어 사망하였다는 원고의 주장을 배척하고, 피고 측이 응급구호조치를 위하면서 미처 혈압계를 준비하지 못하여 혈압 측정을 하지 아니한 과실은 있으나, 위 환자는 치과치료를 받기 이전부터 이미 좌, 우뇌에 위험한 뇌동맥류가 형성되어 있었을 뿐만 아니라 뇌동맥류파열에 따른 지주막하출혈이 있은 지 11일 만에 이로 인한 뇌간손상으로 사망하게 된 점 등에 비추어 피고에게 환자의 사망으로 인한 모든 손해를 배상할 책임이 있다고 보기는 어렵다(즉, 인과관계를 인정하기 어렵다)고 하여 원고청구를 기각한 사례

3) 서울지방법원 1998. 9. 9. 선고 97가합44862 판결

충치가 있고 사랑니 부위에 통증을 느껴 동네 치과의원에서 여러 번 치료를 받으면서 하악 좌측 제1대

구치에 관하여 발수, 치수근관치료 및 발치치료를 받았는데, 발치 후 통증과 두통을 느껴 다른 치과의원 및 분당 ○병원에서 치료를 받은 후 급성 골수성 백혈병으로 진단, 사망한 사안에서, 법원은 위 발수 및 치수근관치료, 치석제거술 등을 시행하는 과정에서 통상적으로 몇 차례의 출혈이 수반되었으나 그 지혈 과정에서 특별한 문제점이 없었던 점, 의사가 사랑니를 발치하기 전이나 발치 시의 환자의 구강상태가 일반적인 치주질환의 증세를 보이고 있음을 확인한 데서 다 나아가 백혈병을 진단하거나 이를 의심할 만한 객관적인 징후를 보이고 있었다고 판단되지 아니한 점 등을 이유로 치료상의 의사의 과실을 인정하지 아니한 사례

4) 부산지방법원 1996. 11. 28. 선고 95가합309 판결

상악 우측 제2소구치 충전치료를 받은 후 하악 우측 사랑니의 잔존치근을 발치하고자 온 환자에 대하여 전신상태와 혈압관계에 대한 문진과 혈압 체크 등을 하지 않은 상태에서 국소마취제 리도케인을 0.3cc 주사하였던 바, 환자가 전신경련을 일으키며 의식을 잃어 종합병원으로 후송한 후 CT 등 검사를 거쳐 우측 중뇌동맥의 동맥류 파열 및 그로 인한 자발성 뇌지주막하출혈 등으로 판명하고 개두술 및 동맥류 결찰술 등을 받은 사안에서, 법원은 의사에게 마취제를 투여하기 전에 혈압 체크 등 사전조치를 취하지 않은 점은 인정되나 이 사건에서의 뇌출혈은 일반적인 고혈압에 기인한 것이 아니라 기왕증인 뇌동맥류의 자발적인 파열로 인하여 발생한 것으로 보이고, 투여된 리도케인 0.3cc는 극히 소량으로서 심혈관계나 신경계 등에 미치는 영향이 미미하다는 점, 뇌동맥류는 희귀한 질환으로서 문진을 하여도 환자의 진술을 통하여 알기는 현실적으로 어려운 사실인 점 등에 비추어 위 사고는 치과의사의 의료행위와는 아무런 인과관계가 없다고 하여 청구를 기각한 사례

5) 부산지방법원 1999. 12. 28. 선고 95가합3030 판결

하악 좌, 우측 제2소구치와 제1대구치 부위의 치과 보철물을 임플란트로 대체 가능한지 문의한 환자(여, 1951년생)에게 치아 상태를 검사한 후 하악 14개의 치아 전부를 발치한 다음 어금니 부위를 포함한 10개 부위에는 임플란트를, 상악에는 치과 보철치료를(8개) 하여야 한다고 설명하고, 하악 좌측 3, 4, 5, 6, 7번 치아 등을 발치하고 어금니 부분을 검진한 결과 4번 치아의 뼈 모양이 round가 아니고 edge 형태이고 두께가 얇아 신경을 건드리지 않고서는 임플란트를 식재할 수 없음을 알게 되어 이를 환자에게 설명하여 상·하악, 좌·우측 각 2, 3번 치아에 8개의 임플란트를 식재하고 그 위에 틀니식으로 보철을 하는 것으로 치료계획을 변경(소요 비용은 임플란트 시술비 1,600만 원, 인공뼈 수술비 200만 원, 틀니 300만 원)하고 하악 좌·우측 각 2, 3번 치아에 먼저 임플란트를 식재하였는 바, 염증이 생겨 이를 제거하는 시술 중 의사를 믿을 수 없다며 치료를 거부한 사안에서, 법원은 설명의무의 중요성을 설명한 후 …… 원고가 당초 피고에게 내원한 것은 보철된 아랫니 좌·우측 각 5, 6번 치아를 임플란트로 대치할 수 있는가

여부였고 이를 명백히 알려주었으므로 피고로서는 원고에 대한 사전검사를 철저히 하여 그 가능 여부 및 불가능할 경우 차선의 치료방법에 관하여 그 내용, 효과, 비용 등을 성실하고 진지하게 설명하여 주어 원고로 하여금 치료방법에 관한 자기결정권을 보장하여 주어야 함에도 이를 게을리하여 원고에게 결과적으로 당초의 예상과는 전혀 달리 아랫니 14개 중 우측 7번 치아 1개만을 제외한 나머지 13개 치아 모두를 발치하고 나아가 틀니를 하게 할 상황을 야기시킴으로써 원고의 자기 신체에 대한 결정권을 현저하게 침해하였다는 이유로 위자료 1,200만 원(의사가 치료비로 받은 2,000만 원 중 식재된 임플란트 시술 비용을 공제한 1,600만 원을 환자를 위하여 공탁한 점을 감안함)의 배상을 명한 사례

6) 서울고등법원 1996. 7. 23. 선고 97나42985 판결[23)]

개인치과의원에 가서 기존의 치과보철물을 교환하고 충치의 치료를 요구하였는데, 치아 전반에 충치가 있는 등 치아 상태가 좋지 아니하여 의사가 상악의 치과 보철물을 교환한 후 상악 우측 견치에 대한 신경치료를 시작한 이래 수개월에 걸쳐 상악 우측 측절치, 좌측 측절치, 좌측 중절치 및 우측 중절치 등을 발치하였는데, 계속 통증을 호소하여 피고의 소개로 ○○대학교 병원 구강외과에서 상악동염에 대한 수술을 받은 사안에서, 법원은 ① 치아에 대한 신경치료 자체만으로는 특별한 후유증을 설명할 의무는 없는 점, ② 상악동염의 병적 상태의 10~15%가 치과적 원인으로 추정되나 ○○대학교 병원에서 상악동염에 관하여 수술을 받은 부위는 피고 의사가 신경치료를 주로 한 부위인 좌측 상악 부분이 아니라 우측 상악 부분인 점, ③ 기타 의사의 치료와 상악동염 등과 사이에 다른 원인이 개제될 수 없다고 인정하기에 부족한 점 등에 비추어 의사의 과실을 부정한 사례

7) 서울고등법원 1999. 3. 30. 선고 98나19594판결[24)]

치과 보철치료를 위해 내원한 환자(1935년생)의 치아에 우식증이 있어 신경치료를 하기 위하여 2% 염산 리도카인 에피네프린(1.8mL) 주사액을 주사한 다음 발수치료를 하고 며칠 후 근관확대치료를 하였는데, 환자가 귀가 중 심한 두통을 느껴 인근 개인병원과 방사선과 의원에 들러 두부 CT 촬영검사를 하여 이미 뇌경색이 시작된 듯한 검사결과를 알게 되었으며, 다음 날 ○○병원에 입원하여 안면 및 상하반신 일부 마비, 당뇨병 증세, 뇌경색으로 진단을 받았으나 환자는 정밀검사를 권고받음에도 불구하고 임의로 퇴원하여 결국 뇌경색 등으로 인한 언어장애, 좌측편마비 등의 영구장애를 입게 된 사안에서, 법원은 ① 의사에게 국소마취를 하기 전에 그의 혈압상태를 측정하지 아니한 사실은 인정되나, ② ……위 리도카인 주사액도 치과치료에 있어 통상 사용되는 양으로 그리 과다하지 않은 점, 위 혈압상승이 이 사건 뇌경색의 직접 원인이 되었다고 보기는 어렵다는 점, 환자는 비교적 고령으로서 평소 고혈압 증상과 당뇨병 증

23) 원심인 서울지방법원 1994. 11. 9. 선고 93가합72357 판결도 동일한 취지의 판결을 내렸다.

24) 원심인 인천지방법원 1998. 2. 26. 선고 93가합1855 판결도 동일한 취지의 판결을 내렸다.

상이 있는데다가 치료 시까지 담배를 꾸준히 하루에 1갑 정도 피워 온 점 등에 비추어 원고는 의사의 위와 같은 잘못과 이 사건 뇌경색과의 사이에 상당 인과관계가 있음을 충분히 입증하였다고 하기 어려우며, ③ ……의사가 환자에게 시술한 것은 치과 신경치료로서 위 치료에는 통상 국소마취가 들어가는 것인 바, 뇌경색이 위 신경치료로 인하여 통상 발생할 수 있는 후유증 내지 합병증이라고는 할 수 없는 이상 피고 의사에게 설명의무가 있다고는 할 수 없다는 이유로 청구를 기각한 사례

3

8) 대전고등법원 1997. 6. 17. 선고 97나537 판결[25)]

치과의원에서 하악 좌측 제1소구치에 신경치료, 발치를 한 후 하악 좌측 제2소구치에서 제2대구치까지 연결된 제3번 브릿지를 발치한 후 상악 좌측 제2대구치, 하악 좌측 제2대구치,하악 제2소구치에 대한 신경치료와 아말감 충전을 하는 등 여러 치료를 받은 후 아래턱이 심하게 붓고 구강 내에 염증이 생겨 ○병원에서 진찰을 받은 결과 하악하임파선염, 구강내 아프타성 궤양, 바이러스 혈증(패혈증 의증) 등으로 진단되어 감각신경성 난증의 증세가 남게 된 사안에서, 법원은 ① 의사가 환자와 진료계약을 체결한 경우 진료계약의 성질상 반드시 병을 완치시켜야 할 의무를 부담하는 것이 아니라 최선의 주의로서 병을 진단하고 치료하기 위한 충분한 조치를 하면 족한 것이고, 그 주의의무의 정도는 환자의 상태, 질병의 종류와 증상, 진단 및 치료의 난이도와 진료 당시의 의료기술의 수준, 인적·물적 시설과 장비, 의사 개인의 전문분야, 경력, 숙련도 등에 따라 통상의 의사에게 요구되는 범위에서 결정된다 할 것인 바, ② ……치과의사인 피고는 원고로부터 치아에 대한 진료의뢰를 받아 염증이 생겨 통증이 있는 치아를 발치하고 필요한 부분에 대하여 신경치료를 하고, 의치를 장착하는 등으로 통상적인 치과치료를 하였으므로 그 치료행위 자체에 대한 의료상의 과실이 있다고 보기 어렵고, ③ 또한 위 진료 당시 원고가 진료를 의뢰한 치과 증상 이외에 다른 부위에 대하여 특별히 이상을 호소하거나 질환을 의심할 만한 증세가 있었다는 점에 대한 입증이 없는 이상 나중에 환자에게 위와 같은 질환이 발병하였다 하더라도 그 질환을 미리 예견하여 진료를 하여야 할 주의의무가 있다 할 수 없으며, ④ ……치과치료를 하면서 치료내용과 직접적인 관련이 없는 당뇨병 검사가 필수적이라고 볼 수 없으며 또한 환자의 신체 저항력을 간편하고 효과적으로 측정할 수 있는 마땅한 방법이 있다는 점에 대한 입증도 없으므로 원고에 대하여 당뇨병 검사를 하지 아니하였다거나 신체의 저항력을 확인하지 아니하였다 하여 의료상의 과실이 있다 할 수도 없으며, ⑤ ……의사의 환자에 대한 설명의무는 치료행위에 따른 부작용이나 후유증이 당해 치료행위에 전형적으로 발생하는 위험하거나 회복할 수 없는 중대한 것인 경우에 환자에게 선택의 기회를 주기 위하여 하는 것이고, 그 부작용이나 후유증은 위 치료행위 당시에 나타난 사정을 기준으로 판단하여야 하는 바, ……위 인정사실에 비추어 보면 치과치료 후 부적절한 조치가 타질환의 감염으로 이어질 가능성도 있으나 피고가 원고를 치료할 당시

25) 원심인 대전지방법원 1996. 12. 18. 선고 96가합6039호 판결도 동일한 취지의 판결을 내렸다.

의 원고의 상태, 치료의 내용과 치료로 인한 부작용이나 타질환의 발병 가능성의 정도, 피고가 원고에게 당뇨병이 있는 사실을 알지 못하였던 점 등을 감안하면 피고가 자신의 치료행위에 의하여 원고의 질병이 전형적으로 발생할 수 있었던 것으로 판단할 수 없었다 할 것이므로 피고가 원고에게 위 치료의 내용과 부작용 등을 설명할 의무가 있다 할 수 없다는 이유로 원고의 청구를 기각한 사례

3. 치과치료행위의 특수성

이상과 같은 치과의료사고의 판례를 통하여 본 치과의료행위의 특수성을 정리하면 다음과 같다.

1) 복원·재생의 곤란성

치과의료행위에는 치아의 절삭과 발치 등 복원과 재생의 곤란 또는 불가능한 것이 적지 않다. 판례 19와 같이 치아를 깎고 발치하는 등의 행위에 관한 의사와 환자의 인식이 차이가 분쟁의 원인으로 되는 것도 환자는 치아 절삭, 발치에 의하여 복원·재생이 불가능하게 되어버린다는 불안이 내포되어 있기 때문이다. 이러한 분쟁을 방지하기 위해서는 환자에게 사전 및 사후의 설명을 하는 것이 중요하다.

2) 외모에 미치는 영향의 중요성

치과의료의 목적이 제기능의 회복·유지·증진에 있는 것은 말할 나위도 없지만, 구순·전치·악 등은 남의 눈에 가장 잘 띄는 부분이기 때문에 그 치료가 외모에 어떠한 영향을 미칠 것인가가 중요한 요소로 된다. 치료의 결과로서 예상되는 외모와 저작, 발성 등이 기능과의 상관관계가 생기는 것도 있으며, 또 외모에 대한 미의식이 치과의사와 환자 사이에 반드시 일치한다고 말할 수 없다.

판례가 지적하듯이 치료의 결과가 환자의 외모에 미치는 영향에 대하여 충분히 설명하여, 그 의사를 확인하여 치료에 임할 필요가 있다.

3) 치료결과의 분명성

치과치료의 완성 상태는 환자도 감각적으로 인식 가능하기 때문에 조금이라도 미완성된다면 바로 불만을 느끼게 되는 것이다. 아무리 고도의 전문적 지식과 기술을 들여 주의 깊게 신중한 치료를 하여도 경험 없는 환자는 이를 알지 못하고, 교합상태와 마무리 미관 등에만 관심을 두어 사소한 지장에도 큰 실패로 여겨 불평을 하는 경우가 있다.

그러므로 치료 전의 설명, 치료 후의 지도와 경과관찰이 중요하다고 사료되며, 특히 보철치료나 임플란트 시술의 경우는 더더욱 그러할 것이다.

3

4) 환자의 치료협력의 필요성

치아와 구강의 제기능은 치료 중에도 휴지하기 어렵기 때문에 환자의 생활태도가 치료의 효과에 큰 영향을 미친다. 수개월부터 수년간의 장기간에 걸친 치료에 있어서는 환자의 협력 여하에 따라 치료효과가 크게 좌우된다. 판례 23도 가공의치를 부탁한 환자에 대하여도 그 진료에 협력하여야 할 의무가 있음을 설시하고 있다.

환자의 협력의무위반으로 증상이 악화된 경우에는 과실상계의 법리를 적용할 수 있을 것이다.

5) 치료 방법의 다양성

치과진료에 있어서는 치료방법이 비교적 다양하며, 재료의 종류·품질도 다양하기 때문에 선택의 폭이 넓다고 생각된다. 그런 이유에서, 치과의사가 환자의 충분한 납득을 얻고 나서 그 치료방법·재료를 결정한 것은 아니었다는 식의 분쟁이 일어나는 것으로 보인다.

이 점에서 판례 15 등은 의사에게 어떤 치료방법에 의할 것인지에 관하여 환자에게 설명하여야 할 의무가 있다고 하고 있는 것이다.

6) 홍보활동의 필요성

환자와 법률가들은 의료 일반에 관하여는 물론이고 치과진료에 관하여는 더욱 잘 모른다고 이야기되고 있다. 따라서 분쟁 방지를 위해서는 치과의사가 진료기술의 향상에 노력하고 있는 것만으로는 부족하고, 국민 일반에 치과의료의 실제에 관하여 계몽적인 홍보활동으로 이해를 넓혀 나갈 필요가 있다. 나아가 개개인이 환자에 대하여는 진료행위마다 병상과 치료방법에 관하여 상세하게 설명하여 이해를 심화시켜, 사정을 보다 잘 이해시킨 후에 승낙을 받을 필요가 있다.

Ⅵ. 진단서와 신체감정서의 작성

1. 진단서의 작성

1) 진단서의 의의

① 진단서는 의사가 환자의 상태를 진단하여 그 결과를 적은 증명서로서 흔히 상해진단서와 일반진단서, 소견서 등의 명칭하에 작성되고 있는데, 일반적으로 교통사고 등에서는 일반진단서가, 폭행 등 형사적 사고인 경우에는 상해진단서가 작성되고 있는 것 같다.

② 진단서로 인한 시비나 피해 내지는 법정출두 등을 염려하여 개원의사 77%가 상해진단서의 발급을 꺼린다는 설문조사 결과가 있지만,[26] 법률적으로는 그 명칭 여하를 막론하고 동일한 가치를 가지며, 판

26) 이경석, 배상과 보상의 의학적 판단, 1996, 215면.

사는 다른 특별한 사정이 없는 한 의사 작성의 진단서를 신뢰하여 이를 토대로 피해자의 상해 정도를 이해하고 평가한다.

2) 진단서 작성의 유의사항

① 소송에 있어서 피해자의 진단서가 있다고 하여 바로 가해자에게 손해배상책임 내지 형사책임을 인정하는 것은 아니며, 진단서는 다만 '손상의 부위와 정도'를 나타내는 것이며, 가해자에게 민·형사적 책임이 인정되기 위해서는 위 진단서만으로는 부족하고 나아가 가해자의 행위로 진단서 기재와 같은 상해(손해)가 발생하였다는 인과관계가 입증되어야 한다.

② 법원에 제출하는 진단서의 경우 당해 사건의 상해의 부위와 정도를 나타내는 중요한 증거가 되므로, 공정하고도 정확하게 작성할 것은 물론이고, 의료 부분에 관한 전문가로서 판사나 일반 소송 관계인이 보아 쉽게 알 수 있도록 자세하면서 구체적으로 현재의 상태, 향후 치료방법, 기간, 치료비용 등을 진단서 해당란에 기재할 필요가 있을 것이며, 필요한 경우 별지에 추가하여도 무방하다.

③ 진단 내용에 관하여 지나치게 전문용어를 사용하는 것은 바람직하지 아니하며, 부득이 이를 사용하는 경우에는 한자나 그 풀이를 기재하여 그 의미 내용에 관하여 문의가 오지 않도록 할 것이다.

④ 형사용 진단서에 관하여 치료기간에 관하여 피해자 측은 가급적 늘려 달라고 요구하는 경우가 있으나, 이 경우에도 상대방에게 미칠 영향을 고려하여 공정하게 판단하여야 할 것이고, 의학상 비록 그 치료기간이 길더라도 병상이 중하지 않은 경우에는 그 취지를 부기하여 판사의 판단에 도움을 주는 것이 바람직하다.

2. 신체감정서의 작성[27)]

1) 신체감정서의 의의

교통사고나 산재사고, 의료사고 등으로 인하여 신체장해를 당한 피해자나 그 가족, 유족들이 제기한 손해배상 소송에 있어서, 법원이 그 손해배상의 수액을 정하는 데는 전문 감정의가 피해자를 직접 진찰하여 작성하는 신체감정결과를 토대로 노동능력 상실률 등을 확정하고 있으므로 감정의들은 정확하고도 공정하게 감정업무에 임하여야 할 것이다.

2) 신체감정서 작성 시 유의사항

① 신속한 감정결과의 송부는 신속한 재판과 직결되므로 가급적 감정을 빨리 실시하여 그 결과를 송부

27) 김재협, "신체감정에 관련된 제문제점에 관하여", 재판실무연구 제1권, 수원지방법원, 1996, 447면 이하; 김광일, "법과 의사가 만나는 자리에 서서: 장애배상소송의 몇 가지 문제", 한국배상의학학회 논문집 제2집, 1994, 222면 이하 참조.

할 필요가 있다.

② 신속한 감정 못지않게 충실한 감정이 이루어져야 할 것인 바, 감정서의 내용이 불충실, 불명확하여 감정의견에 대하여 사실조회를 구하게 되고, 경우에 따라서는 다른 병원에 재감정을 의뢰하는 경우가 많다.

③ 신체장해(후유증)에 대한 감정은 치료가 종결되어 증상이 고정되었거나 계속 치료가 필요하다고 하여도 그 치료로서 더 이상의 증상 개선이 불가능한 상태에서 이루어지는 것이 바람직하다

④ 향후 치료란 감정 당시를 기준으로 하여 앞으로도 계속하여 필요한 치료를 지칭하는 것으로서, 이는 증상의 악화 방지를 치료와 증상의 개선을 위한 치료를 모두 포함하는 의미이다.

⑤ 감정평가 시 신체장해의 내용과 그에 대한 맥브라이드표상의 평가 근거를 적확하게 기재하여야 할 것이고, 맥브라이드표상에 오류 또는 미비가 있을 경우에는 이를 수정하여 적용하여야 할 것이다. 또한 가급적 해당 전문과에서 감정하여야 할 것이다.

⑥ 현재의 장해 증상이 이 사고에 의한 것 외에 피감정인이 이미 가지고 있는 기왕증이나 체질적 소인이 함께 관여하여 초래되거나 악화된 경우에도 손해의 공평한 분담의 견지에서 기왕증과 그 기여도가 고려되어야 할 것인 바, 피감정인은 기왕증에 관하여 숨기는 경우가 많으므로 이에 의존할 것이 아니라 사고 당시의 진단서와 그 전의 치료경력, 객관적이고 적합한 진료를 통한 환자의 상태 등을 종합하여 기왕증 여부를 밝혀 그 판단 과정과 근거를 상세히 밝히고, 기왕증이 있는 경우 그 증상과 내용 및 근거 등에 관하여도 자세히 언급하여야 할 것이다.

⑦ 향후 치료가 필요한 경우에는 그 치료비 총액만을 기재할 것이 아니라 그 치료의 내용과 치료가 필요한 시기, 치료에 필요한 기간 등에 관하여 가급적 상세히 언급함이 타당하며, 향후 증상의 개선을 위한 치료가 필요하다고 하면서도 신체장해를 감정한 경우에는 그 향후 치료가 종결된 다음에 남는 신체장해를 기준으로 신체감정을 시행함이 바람직할 것이다.[28)]

3) 치과의 경우 특히 유의할 점

① 특히 치과 관련 의료소송에서는 치아 손상으로 인한 저작 장해와 미각 및 후각 장해 등에 관해 자주 장해율 표시가 누락되어 다툼이 있는 경우가 많은데, 치과 부분의 경우 맥브라이드표상에는 표시가 불충분하므로(전치아의 상실로 인한 보철의 경우만 기재되어 있음), 국가배상법 시행령 별표 등에 기재된 장해율과 AMA표, 임상경험 등을 종합하여 그 근거를 밝힌 다음 나름대로의 장해율을 표시하면 법원의 판단에 상당히 도움이 된다.[29)]

---

28) 경도의 부정교합을 동반한 저작장애가 있는 피감정인에 대하여 그 장해의 개선을 위하여 골절단술에 의한 악골 성형술 또는 치아교정치료가 필요하다고 하여 위 각각의 치료비를 산정하였으면서도 현재의 장해에 의하여 장해율을 판단하였을 뿐 위 향후 치료가 종결된 다음에 남을 것으로 예상되는 장해의 내용이나 장해율에 대하여는 아무런 언급을 하지 않은 예가 있었다.

29) 연대치대에서는 딤버그씨 치아기능상실률에 의하여 노동능력상실률을 산정한 예가 있는 바, 4개의 치아보철을 한 피해자의 저작능력 감퇴로 인한 상실률을 0.83%(국가배상법에 의할 경우 제14급 제2항, 5%에 해당)로 평가하여 피해자들의 불만을 산 예가 있다.

② 치료비의 배상과 관련하여 피해자가 특수 임플란트치료를 받은 경우에는 통상적인 보철치료에 비해 큰 비용 차이가 나기 때문에 과잉진료 문제와 관련하여 인정 여부에 관하여 다툼이 있을 수 있고, 실제로 일부 법원으로부터 배척된 예[30]가 있기도 하므로, 감정서 작성 시 임플란트 시술의 필요성, 유효성, 일반치과 보철치료 진료비 대비 등에 관하여도 자세히 기재하여 법원으로 하여금 합리적인 판단을 하도록 하여야 할 것이다.

V. 결론 – 의료분쟁의 방지 및 해결과 관련하여

이상에서 의료과오소송 일반에 적용되는 법리와 일본과 우리 판례에 나타난 실제 사례 등을 살펴보았다.

대법원은 의료상의 과실로 인한 손해배상을 구하는 소송에서의 피해자 측의 입증책임에 관하여 1995. 2. 20 선고 93다52402 판결에서 피해자 측의 입증책임을 완화시켜 주는 취지의 판결을 하면서 그 입증책임을 분배하는 원칙을 밝히고 있고, 그 이후의 대법원 판결도 위 판결과 동일한 취지의 판결을 하고 있지만, 실제 소송에서 과연 위 판결을 어떻게 적용할 것인지, 어떠한 경우에 의사의 책임을 인정할 것인지는 항상 고민되는 문제이다.[31]

입증책임의 완화와 함께 법원은 최근 의사의 진료상의 주의의무와 함께 의사의 설명의무를 강조하는 경향을 보이고 있다. 의사의 설명의무는 종래 소극적으로 의사가 가지는 재량권에 대한 차단수단으로 이해되어 왔으나, 오늘날은 이의 위반은 적극적으로 헌법상의 인간의 존엄과 가치 내지는 행복추구권의 한 내용인 자기결정권[32]을 침해하는 것으로서 위법성 내지 과실의 문제로 다루어지고 있다.

그러므로 의사된 입장에서는 보다 성실하고 친절한 태도로 진료하여야 할 것이며, 치료를 전후하여 진료결과, 처치방법, 예후, 후유증 등에 관하여 구체적이고도 상세한 설명(심지어는 그림을 그려가면서)을 할 필요가 있을 것이며, 그에 관한 흔적을 진료기록에 편철하여 두는 것이 향후 만일에 있을 소송에 대비하는 하나의 방책이 될 것이다.

위에서 살펴본 일본과 한국의 치과의료 관련 소송 판례를 그 행위와 법적 논점별로 분석해보면, 의료사고는 우식치아치료, 의치, 발치 등의 치료행위에서 많이 발생하고 있으며, 과실유형으로는 부적정 치료, 설명의무위반(자기결정권 침해)의 경우가 높은 비중을 차지하고 있는 것을 알 수 있으므로[33], 이러한 치료행위 시에는 특별히 세심한 주의를 기울여야 할 것으로 사료된다.

---

30) 전주지방법원 2000. 1. 12 선고 99가단3459 판결(교통사고로 탈락한 치아 5개에 대한 임플란트 시술비 23,939,000원을 향후 치료비로 구한 사안에서 인과관계가 없다는 이유로 간단히 배척함). 그러나 부산지방법원 1997. 6. 27. 선고 96가단16359 판결은 산재사고 환자에 대하여 하악에 임플란트치료 후 치근지지 총의치 치료 등을 위한 향후치료비로 700만 원의 배상을 인정함.

31) 이원일(서울고등법원 판사), "의료상의 과실로 인한 손해배상청구소송에서의 입증책임", (서울대 공대 최고산업전략과정 발표 논문으로서 법원 전산망에 게시됨). 3면 참조.

32) 헌법적 측면에서의 자기결정권에 관한 상세는 김철수, 헌법학개론(제11전정판), 박영사, 1999, 361면 이하 참조.

33) 菅野耕毅, 歯科醫療判例의 理論, 信山社, 1996, 248면 표 참조.

대부분의 의료과오소송은 좋지 않은 결과에 불만도 있겠지만, 치료 과정에서의 의사의 불성실과 환자의 지나친 감정 대립 등에서 출발하는 경우가 많다. 의료과오분쟁이 생긴 경우, 먼저 분쟁초기에 의사는 성실하고도 냉정하게 환자가 가지는 의문에 대하여 설명을 하여 환자의 의문과 감정을 풀어주려는 노력을 경주하여야 할 것이고, 의사가 통상의 주의와 기술을 가지고 성실히 진료한 경우에는 의연한 태도로서 병상의 경과와 진료의 전망을 설명하여 환자의 이해를 구하여야 할 것이다.[34)]

소송이 제기되었을 경우에는 가급적 의료소송에 전문적인 지식을 가지고 있으며 성실히 변론을 준비하는 변호사의 조력을 받는 것이 좋다고 생각하며, 법원으로서도 의료지식의 불충분으로 인하여 일도양단적인 결론을 내리는 것에 부담을 가지고 있는 경우가 있을 것이므로, 위에서 설명한 바와 같이 소송진행상의 여러 가지 전문성, 특수성을 가지는 것이 의료과오소송이므로 법원이 권하는 전문가로 구성된 조정 시도에는 전향적인 자세로 응하여 분쟁의 장기화로 인한 시간, 경제적, 명예적 손실을 고려하여 조기에 타결 지을 필요도 있을 것이다.[35)]

또한 오늘날의 의사들이 처한 열악한 의료현실을 감안하면 의료분쟁책임을 손쉽게 해결하여 줄 수 있는 의료사고보험제도나 공제조합제도도 활성화될 필요가 있을 것이다.

그러나 무엇보다도 중요한 것은, 의료분쟁 방지의 요체는 '의사와 환자의 인간관계(신뢰관계)의 구축'이라는 정신적·생활적 자세라 할 것이다.

고대 로마의 유명한 의학자 켈수스(Celsus, Anlus Cornlius)가 그의 명저 "의학론(De Medicina)"에서 질병과 치료법의 일반적 지식 외에 개개의 환자의 생활습관과 체질 등의 개별적인 성질을 아는 것의 중요성을 논한 후 "학식에 있어서 동등하다면, 알지 못하는 의사보다는 친한 의사 쪽이 유용하다"고 기술하고 있는 것처럼, 환자에게 이방인(extraneus)으로서 다가가는 것이 아니라 벗(amicus)으로서 존재할 때 진료에 유용함은 물론이고 무용한 의료분쟁을 방지하는 안전판이 될 것이다. (2000. 12. 6. 대전성모병원 발표 논문.)

대한치과의사협회지 제39권 제3호, 4호에서

34) 菅野耕毅, 전게서, 78면 이하.

35) 서울지방법원 의료전담재판부의 김선중 부장판사에 의하면, 의료사건전담조정위원을 56명(대학병원 과장급 이상의 의사 41명, 변호사 15명) 위촉하여 적극적으로 조정에 임한 결과 2000. 4. 중순부터 11. 중순까지의 조정 성공률은 41.5%(32/77건)에 달하였다고 한다(김선중, "서울지방법원 의료전담부의 조정현황", 2000. 11면).

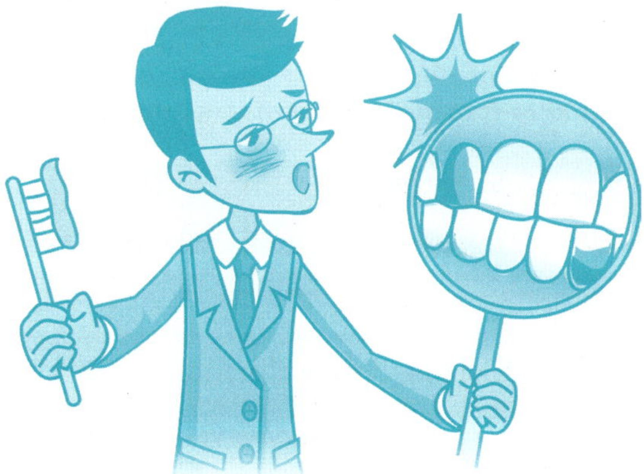

제 II 부

판례에서 살펴본 치과의료과오

제 4 장

구강악안면외과

4

1. 발치 - 감각이상, 감염증, 사망

▶ 발치 후 감염 사망

판례번호: 대법원 1998. 9. 4. 선고 96다11440 판결〈손해배상(의)〉

●●● 사건 개요

발치 후 루드위그 앙기나에 이환되고 패혈증으로 사망한 사안.

●●● 사실 관계

사망한 환자는 1992년 6월 27일 개인 치과의원에서 하악 좌측 사랑니를 뺀 후 환부에 부종이 있고 열이 심하여 같은 시 소재 병원에서 치료를 받다가 발치한 주위는 물론 좌측 턱부위까지 부종 및 발열이 악화되어 7월 1일 14:00경 의과대학 부속병원 구강외과에 입원하였다. 입원 당시 39.2℃의 고열과 오한이 있었고, 부종으로 입이 약 15mm밖에 벌어지지 않았으며 음식물을 씹기 곤란하였고 화농으로 구취가 심한 상태였는데, 3년차와 1년차 수련의가 외래담당 치과의사(구강외과의사)와 상의하여 환자의 치료를 담당하게 되어 피해자에게 포도당과 항생제를 투여하였다. 7월 2일 위 의료진은 환자의 병명을 봉와직염의 일종인 루드위그 앙기나(Ludwig's Angina)로 진단하고 환부의 긴장을 풀어주고 배농을 용이하게 하기 위하여 3년차 수련의의 집도로 환자의 턱밑을 절개하고 배농을 시도하였으나 농이 나오지 아니하였고, 7월 3일 두 번째 구강 외 절개수술을 시행한 결과 피 섞인 약간의 고름을 배출하였으나 환자는 음식물 섭취를 하지 못하고 전신 상태가 더욱 악화되었다. 7월 4일 피해자의 구강의 절개 부분에서 농이 나오지 아니하여 치과의사(구강외과의사)의 집도로 구강 내 절개수술을 시행함으로써 다량의 농을 배출하였으나 그 때에도 농 배양은 하지 아니한 채 항생제를 세파졸린에서 클레오신으로 바꾸었다.

7월 5일 환자는 오한과 고열이 지속되고 구강 내 절개 부분에서 농이 계속 배출되었으나 전신 상태가 계속 악화되었고, 7월 6일 같은 상태가 지속되면서 혈소판이 위험 수위로 떨어짐에 따라 내과수련의 1년차에게 구두로 증상을 설명하여 진료 의뢰한 결과 항생제를 바꾸도록 조언 받았다. 7월 7일 환자는 기침을 하고 호흡에 곤란을 느끼며 체온이 39.6℃에 이르고 구강 내 절개 부위에서는 계속 농이 배출되었으며 전신 상태가 좋지 않아 의료진은 항생제를 클레오신에서 세파만돌로 바꾸고 큐란과 아미카신을 투약하였으며, 비로소 농 배양을 하였다. 7월 8일 환자의 혈소판 수치는 정상으로 회복되었으나 환자는 가슴이 답답하고 코가 막히지 않았음에도 호흡에 곤란을 느끼고 호흡수가 분당 40회 정도였으며 감기증상을 호소하였고 담당 치과의사는 환자의 구강 내 좌측 잇몸과 볼 사이를 절개한 후 피 섞인 농을 배출하였으나 환자가 40℃의 고열과 호흡곤란 증상을 보이자 담당 치과의사(구강외과의사)는 피해자의 항균력 및 항생제 효능에 의심을 가지고 환자에게 과거 병력에 관하여 물었고 이에 대하여 환자는 국민학교 때 맹장수술 받은 외에는 특별히 병을 앓은 사실이 없다고 답하였다. 7월 9일 환자는 가슴이 답답하고 호흡이 곤란한 증상이 지속되었으며 체온은 38.5℃ 정도였고, 보호자들은 환자의 감기증상을 계속 호소하였으며, 흉부외과에 의뢰하여 흉부 방사선사진 촬영을 한 결과 폐삼출의 가능성이 있음이 진단되었고 내과에 진료를 상담한 결과에 따라 진료하면서 혈액배양검사를 실시하였다. 7월 10일 피해자는 기침이 여전하고 가래배출이 안 되었으며 호흡곤란이 지속되었고 전신 상태가 여전히 쇠약하며 수면곤란 증상을 보여 의료진은 환자에게 안정제(바리움 10mg)를 투여하였다. 7월 11일 여전히 호흡곤란이 지속되고 체온이 39℃ 정도로 지속되었으며 농 배양검사 결과가 알파 용혈성 연쇄상구균인 것으로 나타났다. 7월 12일 오전 환자는 호흡장애 증상을 보이면서 호흡수가 분당 70회 정도로 빨라지고 체온이 41℃까지 올라갔으며 내과에 진료를 의뢰한 결과 내과수련의 1년차가 환자 흉부의 방사선사진 검사를 시행하였고 이 때 환자는 폐부종과 성인성 호흡장애 증후군을 나타내고 있어서 환자를 내과병동으로 전과 조치하였다. 그 후 환자는 호흡곤란의 증상이 더욱 심해지다가 맥박이 약해지고 저산소혈증으로 인한 청색증 등이 나타나며 혼수상태에 이르고 심장마사지와 산소 호흡기를 통한 응급조치를 시행하였음에도 7월 14일 01:20경 화농성폐렴, 신장 및 기관의 염증세포침윤, 경부조직의 농양 및 염증 등으로 인한 성인성 호흡장애 증후군과 패혈증 등으로 사망하였다. 사망 당시 만 18세 9개월로서 2.5cm 가량의 태아를 임신한 상태였다.

●●● 재판부 판단

원심은 의과대학 부속병원 구강악안면외과 과장으로 근무하고 있는 치과의사에게 다음과 같은 업무상 과실이 있다고 판단하였다.

1. 사망한 환자가 1992년 7월 1일 구강악안면외과에 입원할 당시 루드위그 앙기나로 의심할 수 있는 증상들을 나타내고 있었고, 루드위그 앙기나는 대개 이를 뽑은 후의 세균감염에 의하여 유발되어 급성으로 진행하며 패혈증으로 진행하는 경우 사망에 이를 가능성이 높은 질병(치사율 5%)이므로 구강외과 치과의사이며 과장으로서 비록 진료 체계상 담당 의사가 아니더라도 외래 담당 의사 및 담당 수련의들의 처치 및 치료결과를 예의 주시하고 7월 2일 수련의들이 배농에 성공하지 못하였으므로 7월 3일 재수술시는 외래 담당 의사나 담당 수련의에게 적절한 수술방법을 지시하거나 직접 수술을 하여 배농을 한 후 농 배양을 실시하도록 할 주의의무가 있음에도 수련의들에게 재차의 수술을 하도록 방임한 과실이 있다.
2. 농 배양을 통하여 원인균을 밝혀내고 그 원인균에 대한 항생제 감수성 검사를 통하여 적절한 항생제를 선택하기까지 4~7일이 소요되는데 루드위그 앙기나는 급성 염증으로서 조기에 그 원인균을 규명하고 대처하지 않으면 치사율이 매우 높은 패혈증으로 발전할 가능성이 크므로 수련의들이 7월 3일 재차 구강 외 절개수술을 시행하여 소량이나마 농을 배출시켰다면 즉시 농 배양을 실시할 것을 지시, 감독하였어야 할 업무상 주의의무가 있음에도 불구하고 이를 게을리 한 채 즉시 농 배양을 하도록 조치하지 아니한 과실이 있다.
3. 7월 4일 직접 집도하여 다량의 농을 배출하였으면 즉시 농 배양을 시켜 가급적 빨리 원인균을 규명하고 항생제 감수성 검사를 통하여 적절한 항생제를 선택하여 치료함으로써 패혈증으로 발전하지 않도록 할 업무상 주의의무가 있음에도 막연히 봉와직염의 원인균에 일반적으로 효과가 있다고 알려진 세파졸린과 클레오신 항생제만을 교체 투약하다가 피해자의 증상이 호전되지 않고 더욱 악화되는 것을 보고 7월 7일 농 배양을 한 과실이 있다(투약한 항생제가 밝혀진 원인균에 적절한 것으로 판명되었다 하여도 진료상의 적절성이 인정될 수는 없으므로 위 과실이 환자의 사망과 인과관계가 없다는 주장은 받아들일 수 없다).
4. 환자는 입원 당시부터 39℃를 오르내리는 고열이 지속되었고, 7월 3일부터 음식물을 제대로 섭취하지 못하고 전신적 상태가 좋지 아니하였으며, 특히 7월 6일에는 혈소판의 수가 위험 수위까지 떨어지고, 7월 7일부터는 기침을 하고 호흡곤란을 호소하였으며 혈소판 감소 외의 증상은 갈수록 심해졌고 특히 패혈증으로 발전할 가능성이 높은 루드위그 앙기나 증상이 전혀 호전되지 아니한 상태이므로 담당 구강외과인 치과의사는 환자의 증상이 패혈증으로 발전하는지 여부에 대하여 각별한 주의를 가지고 관찰, 진료함은 물론 환자가 기침을 하고 호흡곤란을 호소한 같은 해 7월 7일부터는 권위 있는 내과의사나 흉부외과의사에게 루드위그 앙기나의 특수성 및 패혈증으로의 진화 위험성을 설명한 후 곧바로 피해자를 직접 검진하게 하고, 흉부 방사선사진 촬영 및 타액검사 등을 시행하여 줄 것을 요청하여 패혈증으로 진화하는지 여부에 대하여 기민하게 그리고 적극적으로 대처하여야 할 업무상 주의의무가 있음에도 불구하고 7월 6일부터 내과의사들에게 전화로 증상을 설명하여 상담하는 방식으로

소극적으로 협진하여 오다가 7월 9일에 이르러 피해자의 증상이 더욱 악화된 후에야 비로소 내과와 흉부외과에 의뢰하여 흉부 방사선사진 촬영 및 혈액검사 등 적극적 협진을 하기 시작한 과실이 있다.

5. 환자에 대하여는 개인 치과의원에서부터 항생제를 투여하였고 위 병원 구강외과에 입원할 당시 이미 루드위그 앙기나 증상을 보였으며 지속적인 항생제 투여에도 불구하고 그 증상이 호전되지 아니한 채 오히려 패혈증으로 의심할 수 있는 증상들이 추가적으로 나타나고 있었고, 임신 여부는 환자의 면역 및 항균능력에 중대한 영향을 줄 수 있지만 환자와 같이 미혼이면서 임신 초기인 임부로서는 자신의 임신 여부를 알지 못할 수 있으므로 과거 병력에 대한 문진에 그칠 것이 아니라 임신반응검사와 같은 방법을 통하여 환자의 임신 여부 등에 대하여도 검진할 업무상 주의의무가 있음에도 이에 대한 검진을 하지 아니한 과실이 있다. 이상의 복합적인 과실들이 경합하여 환자가 사망한 것으로 판단, 원심은 치과의사를 유죄로 인정하였다.

그러나 담당 치과의사가 피해자의 치료에 관여하기 전임에도 과실로 인정한 1, 2 과실에 관하여, 담당 치과의사는 병원 구강외과 과장이지만 진료체계상 피해자를 담당한 의사가 아니었다는 것인데, 기록에 의하면, 일반적으로 대학병원의 진료체계상 과장은 병원행정상의 직급으로서 다른 교수나 전문의가 진료하고 있는 환자의 진료까지 책임지는 것은 아니고, 소속 교수 등이 진료 시간을 요일별 또는 오전, 오후 등 시간별로 구분하여 각자 외래 및 입원 환자를 관리하고 진료에 대한 책임을 맡게 된다는 것이므로 구강외과 과장이라는 이유만으로 외래담당 의사 및 담당 수련의들의 처치와 치료결과를 주시하고 적절한 수술방법을 지시하거나 담당 의사 대신 직접 수술을 하고, 농 배양을 지시·감독할 주의의무가 있다고 단정할 수 없다. 치료에 관여한 이후의 셋째 과실의 점에 관하여 보면, 피해자의 병명인 루드위그 앙기나와 같이 이미 원인균이 알려진 경우라 할지라도 배농이 되었을 경우 원칙적으로 농에 대한 배양검사를 실시하여 적절한 약물을 선택하여야 한다는 것이므로, 농 배양을 하지 않은 것이 과실이라고 할 수는 있겠으나, 그것이 환자의 사망에 기여한 인과관계 있는 과실이 된다고 하려면 원심으로서는 농 배양을 하였더라면 투약해 온 항생제와 다른 어떤 항생제를 사용하게 되었을 것이라거나 어떤 다른 조치를 취할 수 있었을 것이고, 따라서 환자가 사망하지 않았을 것이라는 점을 심리·판단하였어야 한다. 그러나 기록상 그러한 점을 밝힐 수 있는 자료는 없고, 오히려 후에 밝혀진 바에 의하면, 투약해 온 항생제는 원인균에 적절한 것으로 판명되었다는 것이므로 치과의사의 과실이 환자의 사망과 인과관계가 있다고 보기는 어렵고, 이와 같이 인과관계가 없는 이상 진료상의 적절성 여부를 불문하고 원심이 판시한 바와 같이 다른 과실과 합하여 환자 사망의 한 원인이 된 것이라고 할 수 없을 것이다. 넷째, 원심은 7월 7일부터 치과의사 1에게 환자의 패혈증에 대비하여 내과의사와 흉부외과의사에게 흉부 방사선사진 촬영 및 타액검사 등을 시행하여 줄 것을 요청하는 등 적극적으로 협진하였어야 할 것임에도 소극적 협진만 하다가 7월 9일부터 비로소 적극적 협진을 시작한 것이 과실이라고 판단하고 있는 바, 담당 치과의사 스스로 피해자가 패혈증으로 발전할 우려가 있는 것으로 보고 있었다는 것이므로, 담당 의사가 예견한 패혈증으로의 발전을 회피할 수 있었는데도 회피하지 못한 것인지 여부가 문제가 된다고 할 것인데, 담당 의사는 7월 6일부터 2, 3일 간격으로 혈액검사를 하도록 하고 3회에 걸쳐 혈액배양 실험을 하였으나 이상이 없었다는 것이어서 패혈증으로 이미 발전한 것으로는 생각지 않았던 것으로 보이고, 이에 따라 내과의사들에게 증상을 설명하여 상담하는 방식으로 협진하였다는 것이다. 감정인의 보충감정서 기재에 의하면, 혈액배양에서 균이 검출되지 않았어도 패혈증의 증상과 임상 경과를 나타내고 있으면 패혈증이라고 보아야 하고, 사망한 환자가 7월 9일에는 이미 패혈증을 가지고 있었다고 하면서, 1992년 미국 흉곽내과-중환자치료학회의 패혈증 정의를 인용하고 있으나, 기록에 편철된 의학사전의 사본 등의 기재에 의하면, 일반적인 패혈증의 정의는 '혈액 중에 병원성 미생물 또는 그 독소가 존재하며 지속되는 전신성 질환'을 의미하는 것이어서 그러한 정의에 따르면, 혈액검사 결과 이상이 없었다는 점을 토대로 피해자의 증상이 패혈증으로 발전하지 않았다고 본 담당 의사의 판단을 나무랄 수 있는 것인지 의심이 가고, 패혈증에 관한 최신 정의를 알지 못하여 이미 진행 중인 패혈증을 아직 진행하지 않고 있는 것으로 잘못 판단하고 적절한 치료방침을 정하지 못한 것이라 하더라도 그 판단이 현재 우리나라의 일반적 기준으로서의 의학 수준과 함께 기록에 나타난 담당 치과의사의 경력·전문분야 등 개인적인 조건이나 진료지·진료환경 등을 고려할 때, 통상의 의사의 정상적인 지식에 기한 것이 아니고, 따라서 그것이 과실이라고 단정하기는 어렵다고 할 것이고, 더욱이 감정인의 감정서 기재에 의하면, 루드위그 앙기나에 대한 치료는 구강외과를 제외한 타과에서는 치료가 거의 불가능한 질환이기 때문에 환자의 상태가 전신적으로 악화되기 전까지는 일반적으로 구강외과에서 단독으로 치료하는 것이 대학병원의 일반적인 관례라는 것이므로, 원심이 인정한 바와 같은 단순한 대진의뢰 등 소극적 협진마저도 그 시기가 적절치 않았는지 여부와 이에 그치지 않고 내과로 전과하는 등 적극적 협진을 하였다면 그 치료방법이 어떻게 달라져서 피해자의 생명을 구할 수 있었는지 여부가 심리되어야 할 것이다. 다섯째, 원심이 환자의 과거 병력에 대한 문진에서 나아가 피해자의 임신 여부 등에 대하여도 검진하지 않은 것이 과실이라고 하려면 봉와직염에 감염된 여자 환자의 경우 19세로서 미혼이라고 하여도 그 임신 여부 검사를 하는 것이 보편적임에도 불구하고 담당 치과의사는 그 검사를 하지 않았다거나 위와 같은 여자 환자가 증세가 호전되지 않는 경우 임신에 의한 면역기능 저하를 당연히 의심하여 대처하여야 함에도 불구하고 그러한 통상적인 예견과 판단도 하지 못한 것이라는 점이 밝혀져야 할 것이다. 그렇다면 결국 업무상 과실을 인정한 원심의 판단에는 그 사실 인정에 있어서 채증 법칙을 위배하였거나 심리를 다하지 아니하여 판결 결과에 영향을 미친 위법을 저질렀다고 할 것이다. 상고이유는 이 점을 지적하는 범위 내에서 이유 있다. 그러므로 원심판결을 파기하고, 사건을 다시 심리·판단하도록 하기 위하여 원심법원에 환송한다.

의료적 관점의 예방책

의료사고에 있어서 의료종사자의 과실을 인정하기 위하여서는 의료종사자가 결과 발생을 예견할 수 있음에도 불구하고 예견하지 못하였고 그 결과 발생을 회피할 수 있었음에도 불구하고 회피하지 못한 과실이 검토되어야 하고, 그 과실의 유무를 판단함에는 같은 업무와 직무에 종사하는 일반적 보통인의 주의 정도를 표준으로 하여야 한다. 이에는 사고 당시의 일반적인 의학 수준과 의료 환경 및 조건, 의료행위의 특수성 등이 고려되어야 한다고 밝히고 있다. 감염 치아의 발치 시 신중하게 접근해야 할 것이며, 감염의 증상을 보일 경우 환자의 증상에 대해 주의 깊게 관찰하고 적절하게 대처해야 할 것이다. 특히 병원의 의료수준에 맞는 진료가 요망되는 바 개인 치과의원의 수준에 맞는 진료로 증상이 개선되지 않는다면 상급병원으로의 적절한 전원을 권유하여야 하며 환자의 진료 선택권이 보장되어야 한다. 또한 전신병력에 대한 문진에 주의하고 감염에 따른 특히 하악 구치부 감염은 루드위그 앙기나로 확산될 위험이 높으므로 주의가 필요하다. 또한 대학병원의 경우 상황별 치료 지침을 만들어 조치하는 것이 필요하다. 사전 문진 시 그에 따라 예상되는 문제점이 있을 경우 빠른 협진 의뢰 및 다양한 검사를 시행하고, 최선을 다하였음에도 불구하고 예상하지 못한 의료적 문제가 발생할 경우 치과의사는 면책될 수 있을 것으로 사료된다.

▶ 사랑니 발치 후 감각이상

판례번호: 서울지방법원 서부지원 2001가합1386 손해배상(의)

사건 개요

발치 후 발치한 쪽의 잇몸과 턱 부위에 감각이 돌아오지 않았고 마비 증세는 사라지지 않았으며 오히려 통증이 심하여져 진료상의 과실로 소송을 제기하였다.

사실 관계

환자는 충치치료를 위해 개인 치과에 내원하여 치과에 고용된 치과의사에게 신경치료 등을 약 1개월간 시행 받으며 1998년 7월 6일경 충치가 생긴 어금니를 절단하여야 한다고 하고는 마취를 한 후 충치가 생긴 어금니 1/2과 그 옆의 사랑니도 발치하였는데 그 다음날이 되어도 발치한 쪽의 잇몸과 턱 부위에 감각이 돌아오지 않아 치과의사들에게 그 증상을 호소하자 치과의사들은 마취가 아직 깨어나지 않아서 그렇다고 하였고 그 후에도 마비 증세는 사라지지 않았음에도 계속 마취가 풀리지 않아서 그렇다고만 하면서 다른 치료를 계속하다가 오히려 통증이 심하여지자 대학병원으로 가서 진료를 받아 보라고 하여 대학병원서 손상된 신경에 대한 접합수술을 시술 받았다. 증세는 수술 후 약간 호전되기는 하였으나 손상된 중요한 신경 중 1개는 접합이 불가능하여 마비 증세의 더 이상 호전은 없었고 현재 왼쪽 턱이 오른쪽으로 돌아가고 마비 증세가 계속되고 있을 뿐 아니라 여자로서 얼굴에 기형이 생긴 것에 심한 충격을 받아 정신과 치료도 받고 있다.

●●● 재판부 판단

환자의 위와 같은 증세는 치과의사가 1998년 7월 6일 발치술을 시행하면서 환자의 신경을 절단하는 실수를 하여 발생하였다 할 것이므로 이는 진료상의 과실로서 불법행위를 구성하므로 그로 인하여 환자가 입은 모든 손해를 배상할 책임이 있다. 배상범위는 우리나라 평균 기대 여명 79세까지 생존할 것으로 추정하여 가동연한 60세까지 최소한 도시 일용에 종사하면서 그에 상당한 수입을 얻을 수 있을 것이므로 신체에 장해가 남아 그 노동 능력 상실률에 상응하는 가득 수입을 상실하는 손해를 입게 되었는 바 그간의 치료비와 환자들의 위자료를 합산하여 지급할 의무가 있다.

4

●●● 의료적 관점의 예방책

본 판례에서는 고용 치과의사의 진료 부주위로 발생한 신경손상에 대한 것으로 처음 진료를 임하는 치과의사들의 충분한 임상적 수기를 습득한 후 진료에 임하여야 한다는 점과 치과의사들을 고용한 원장의 적절한 지도와 대처가 항상 필요하게 되었다. 아울러 예측 가능한 후유증에 대한 설명 및 의무기록지의 기재와 환자와의 소통의 중요성을 인식하게 하는 부분이었다.

또한 설명과 동의가 전제되었을 때, 발치 과정 중 환자의 신경을 절단하지 않기 위해 어떠한 노력을 기울였느냐에 따라 법원의 판단은 달라질 것으로 보인다. 예를 들어 최선의 주의의무를 다하여 발치하였음에도 불구하고 환자의 여러 사정 또는 상태로 인하여 신경이 절단될 수밖에 없었다는 것을 입증한다면 재판 결과는 달라질 수 있다. 따라서 발치 과정 중 신경손상에 대비해 주의해야 할 점 등도 명시해 설명하여야 한다.

아울러 설명과 동의만 있다고 모든 경우에 면책되는 것은 아니다. 다른 치료방법에 대해 반드시 각각의 장·단점을 설명해준 뒤 환자로 하여금 선택할 수 있게 해줘야 하는 것이 설명의무와 더불어 자기결정권의 의무이기도 하다. 위 사건의 경우 신경손상을 예측할 수 있었음에도 마취가 덜 풀린 것이라고 하여 환자에게 신뢰를 잃고 오랜 기간 적절한 치료가 방치된 후 타 병원으로 전원하여 초기에 부적절한 판단과 환자와의 불편한 관계 형성이 불필요한 소송비용과 손해배상액, 병원 이미지 실추를 유발하였으므로 환자의 치료 후 불만족한 증상에 대해 초기에 적합한 대응이 요망된다.

▶ 사랑니가 아닌 다른 치아의 발치

판례번호: 의정부지방법원 2002가단30640 손해배상(의)

사건 개요

다른 치아를 발치하여 소송을 제기하였다.

사실 관계

환자는 개인 치과의원에 내원하여 상악 좌측 제3대구치를 발치해야 한다는 치과의사의 치료에 관한 의견을 듣고 발치를 시행하였으나 이후 건강한 상악 좌측 제2대구치를 발치하여 소송을 제기하였다.

재판부 판단

치과의사는 1999년 6월 상악 좌측 제3대구치를 발치하기로 내원한 환자를 진료함에 있어서 사전에 진료기록부를 점검하고, 예정된 치아만을 발치할 업무상 주의의무가 있다. 그러나 이를 게을리 한 채 치과위생사가 잘못 기재한 진료 예약일지에 근거하여 정상적인 상악 좌측 제2대구치를 발치하였으므로 손해배상의 책임이 있다.

의료적 관점의 예방책

치료를 하기 전 치료 부위를 진료기록뿐만 아니라 환자에게도 확인을 해야 할 것이다. 또한 발치뿐만 아니라 치과에서 시행될 수 있는 모든 침습적 치료, 즉 발치, 임플란트, 교정, 성형 등의 영역에서 수술 부위 확인의 중요하다.

▶ 사랑니 발치 후 감염

판례번호: 광주지방법원 2002가단71578 손해배상(의)

사건 개요

발치 후 급성 인후염이 발생하여 소송을 제기하였다.

사실 관계

환자는 하악 사랑니를 발치해야 한다는 건강검진에 의해 2002년 1월 8일 치과의사 병원을 방문하였으며, 2002년 1월 17일 치과의사 갑의 병원에서 하악 좌측 사랑니 발치술을 하기로 하였다. 당일 치과의사 갑은 발치술을 치과의사 을에게 지시하였고, 약 2시간에 걸쳐 발치술을 받았다. 그런데, 발치술 후 통증과 출혈이 심하였고, 목젖 부위의 통증이 발생하여 같은 해 1월 18일 치과의사 갑에게 찾아가 호소하자 치과의사 갑은 약을 처방했다. 그러나 통증이 점차 머리와 얼굴 부분으로 확산되어 같은 해 1월 19일 이비인후과를 찾아가 진단을 받은 결과 사랑니 발치 중 목젖을 건드려 목젖이 심하게 패인 것으로서 급성 인후염 진단을 받았다.

●●● 재판부 판단

치과의사 갑은 위 치과를 운영하는 원장이자 당시 위 수술을 진행한 치과의사 을의 고용자로서 치과의사 갑이 환자에 대한 1차 검진을 하였고, 환자의 상태를 잘 알고 있었으므로, 당시 시술을 한 치과의사 을에게 그에 적절한 시술을 하도록 지시하는 등 만일에 발생되는 의료과실을 방지하여야 할 의무가 있음에도 이를 게을리하였기 때문에 손해를 배상할 의무가 있다.

●●● 의료적 관점의 예방책

1차 검진을 한 후 담당 치과의사에게 진료를 의뢰하는 경우 봉직의의 진료 결과에 대해 원장도 책임이 있으므로 봉직의의 진료에 대해 관심을 가지고 필요한 경우 적극적인 대처가 필요하다.

▶ 사랑니 발치 후 발생된 감각이상과 악관절장애

판례번호: 부산지방법원 2002가단112432 손해배상(의)

●●● 사건 개요

발치 후 신경손상이 발생하여 소송을 제기하였다.

●●● 사실 관계

환자는 2000년 3월 31일 치과의사 병원에서 하악 좌측 사랑니를 발치하였다. 치과의사는 환자의 사랑니를 발치 기자와 겸자를 이용하여 단순 발치술을 하기로 하였으나 그 과정에서 치근 1~2mm가 부러진 것을 발견하고 이를 제거하였다. 환자는 발치한 다음 날인 2000년 4월 1일 내원하여 발치 부분의 피부감각이상을 호소하였으나 치과의사는 통상 몇 개월 내에 회복된다고 하였다.

●●● 재판부 판단

환자가 발치 다음 날 병원을 방문하여 감각이상을 호소하였음에도 불구하고 치과의사는 신경손상 여부에 대한 검사나 신경손상 부위에 대한 물리치료, 약물치료 등을 제대로 하지 않고 방치한 과실이 인정된다. 그러나 하치조신경손상은 0.6~5%의 빈도로 발생하고, 하치조신경손상은 96% 이상 치료 없이 회복된다는 점, 위와 같은 감각이상을 근본적으로 예방할 수 있는 의학적 방법이 없다는 점, 환자가 이 사건 의료사고 이후 발치 시술을 받은 병원에서 추가 보완 시술을 요구하지 않고, 자신이 임의로 선택한 병원에서 수회 추가 시술을 받았다는 점, 환자의 가족들이 치과의사들이 보관하여야 하는 환자의 치과진료 기록 및 방사선사진 필름을 강제로 빼앗아 치과의사들이 이 사건 소송에 적절하게 대응할 수 있는 수단까지 미리 봉쇄하였다는 점 등에 비추어 치과의사들의 책임 범위를 50%로 제한한다.

●●● 의료적 관점의 예방책

제3대구치 발치 시 발치 전 충분한 검사가 필요하다. 수술동의서를 작성할 때는 예측 가능한 모든 합병증에 대해 설명하고, 환자와 보호자가 서명 날인하게 해야 한다. 또한 수술 후 환자의 증상에 대해 귀를 기울이고, 주의 깊은 관찰과 적절한 대처가 필요하다.

▶ 발치 후 호흡곤란으로 사망

판례번호: 서울남부지방법원 2003가단27294 손해배상(의)

●●● 사건 개요

발치 후 호흡곤란으로 사망하여 소송을 제기하였다.

●●● 사실 관계

사망 환자는 64세 노인으로 2003년 3월 10일 경 치아 발치 후 목이 붓는 증상이 있어서 같은 해 3월 28일 ○병원에 입원하였으며, 그 날 밤 10시 30분 경 호흡곤란으로 중환자실로 옮겨졌다. 중환자실 의사인 치과의사가 기관 삽관을 2회 시도하였으나 실패하였고, 이로 인해 망인은 20분 동안 무호흡 상태에 빠졌다가 새벽 3시 43분경에 사망하였다.

●●● 재판부 판단

사망 환자의 발치 전 치료 및 후유 합병증에 대한 충분한 설명이 있어야 하며 진료 시에는 환자의 상태에 주의하여야 할 의무가 담당 의사에게 있으므로 의료과실을 방지하여야 할 의무가 있음에도 이를 게을리 하였기 때문에 손해를 배상할 의무가 있다.

●●● 의료적 관점의 예방책

감염 치아의 발치 시 신중하게 접근해야 할 것이며, 환자의 증상에 대해 주의 깊게 관찰하고 적절하게 대처해야 할 것이다.

▶ 발치 후 신경손상

판례번호: 수원지방법원 2003가합11557 손해배상(의)

●●● 사건 개요

발치 후 설신경손상이 발생하여 소송을 제기하였다.

●●● 사실 관계

환자는 2000년 7월 4일 개인 치과의원에서 하악 좌측 제3대구치를 약 2시간에 걸쳐 발치하였고, 발치 후 부기와 통증이 지속되어 같은 해 7월 5일 다시 내원하여 치과의사에게 위와 같은 증상을 호소하였으나 치과의사는 별다른 조치를 취하지 않았다. 환자는 종합병원 치과에 내원하여 이학적 검사 및 신경생리학적 검사 등을 통해 좌측 설신경에 외상성 신경종이 발생하였음을 확인하고, 같은 해 6월경 위 병원에서 좌측 설신경의 미세현미경적 신경성형술, 좌측 측두하악관절의 관절세척술을 받았다.

●●● 재판부 판단

1. 설명의무위반 여부: 치과의사는 환자에게 하악 좌측 사랑니를 발치할 필요성에 대해 설명하고 환자의 동의를 얻어 발치를 한 사실은 인정된다. 그러나 환자의 사랑니는 하악골 우각부 부위에 수평 매복되어 있고, 하악관에 근접해 있어서 발치 시 어려움이 따르므로 수술 시간이 오래 걸릴 수 있다는 점, 외과적 발치술 시 출혈, 감염, 통증, 인접 치아 손상 가능성 등 일반적 주의사항과 악골 내 장기 등의 손상 가능성에 대해 환자에게 설명할 주의의무가 있는 바, 치과의사가 환자에게 위와 같은 설명을 하지 아니하였으므로 설명의무위반에 대한 손해를 배상할 책임이 있다.
2. 수술 전후 과정에서의 주의의무위반 여부: 환자는 이 사건 사랑니 발치술을 받은 이외에는 설신경 주위에 외상을 입은 바가 없는 사실을 인정할 수 있고, 발치 후에는 혀의 감각소실이 동반될 경우를 예상하여 지속적인 임상적 관찰을 해야 할 주의의무가 있음에도 이를 이행하지 않은 과실이 있다고 할 것이다.

●●● 의료적 관점의 예방책

제3대구치 발치 시 발치 전 충분한 검사가 필요하다. 수술동의서를 작성할 때는 예측 가능한 모든 합병증에 대해 설명하고, 환자와 보호자가 서명 날인하게 해야 한다. 또한 수술 후 환자의 증상에 대해 귀를 기울이고, 주의 깊은 관찰과 적절한 대처가 필요하다.

▶ 본래의 치료계획과 다른 치아의 발치

판례번호: 부산지방법원 2003소312622 손해배상(의)

●●● 사건 개요

다른 치아를 발치하여 소송을 제기하였다.

●●● 사실 관계

환자는 2003년 5월 하악 좌측 어금니가 아파서 개인 치과의원에서 방사선사진을 촬영한 결과 어금니 뿌리가 썩었으므로 발치하여야 된다고 하여 발치하기로 하였다. 예약 일시에 발치 후 지혈을 위해 환부에 끼워 둔 솜뭉치를 빼어 보니 발치하려고 한 어금니 옆에 있는 건강한 치아를 발치한 사실을 알게 되었다. 환자가 익일 치과의사를 찾아가 항의하자 치과의사는 다른 환자의 챠트를 보고 건강한 치아를 발치하는 실수를 범했다고 인정하였다.

●●● 재판부 판단

치과의사가 발치를 하기 전에 환자에게 확인하지 못한 과실로 건강한 치아를 발치하였으므로 손해배상과 위자료를 지급해야 한다.

●●● 의료적 관점의 예방책

치료를 하기 전 치료 부위를 진료기록뿐만 아니라 환자에게도 확인을 해야 할 것이다.

▶ 사랑니 발치 후 하순 및 혀의 지각마비

판례번호: 광주지방법원 2003가단20935 손해배상(의)

●●● 사건 개요

하악 제3대구치 발치 후 하순, 치은 및 혀의 지각마비가 발생하여 소송을 제기하였다.

●●● 사실 관계

개인 치과의원에서 하악 좌·우측 제3대구치 발치 후 좌측 하순 및 치은, 좌측 설배면의 감각이상이 발생하였다.

●●● 재판부 판단

치과의사는 환자에게 사랑니를 발치할 필요성에 대해 설명하고 발치 후 예상 가능한 후유증 및 합병증에 대한 설명과 환자의 동의를 얻어 발치를 시행하여야 하며, 수술 전후 과정에서의 주의하여 치료할 의무를 지니는 바, 치과의사가 환자에게 위와 같은 설명을 하지 아니하였고 주의하여 발치를 시행하여야 하는 주의의무위반, 설명의무위반에 대한 손해를 배상할 책임이 있다.

●●● 의료적 관점의 예방책

하악 제3대구치 발치 시 최소한의 손상이 가해지도록 최대한 신중하게 발치를 시행하며 시행 과정과 시행 후 예상되는 후유 합병증에 대한 충분한 설명과 동의가 이루어져야 한다. 감각이상이 발견되면 즉시 전문의료기관에 의뢰하여 신속한 치료를 받아 후유증을 최소화하는 것이 바람직하다.

▶ 상악 제1대구치 발치 후 구강-상악 누공 발생

판례번호: 서울북부지방법원 2004머7656 손해배상(의)

●●● 사건 개요

상악 제1대구치 발치 후 구강–상악 누공이 발생하여 종합병원 구강외과로 전원되었으나, 종합병원에서도 별다른 처치 없이 기다려 보자고만 하여 증세가 악화되어 치과의사와 구강외과의사를 대상으로 소송을 제기하였다.

●●● 사실 관계

개인 치과의원에서 상악 제1대구치 발치 후 구강–상악 누공이 발생하여 종합병원 구강외과로 환자를 전원하였는데, 위 구강외과에서 1개월간 경과 관찰만을 시행한 결과 상악동에 염증이 생기는 등 상태가 악화되었다. 이에 타 종합병원으로 내원한 바 상악동에 염증이 있고 누공이 너무 커서 전신마취 하에서 수술이 필요하다고 하여, 수술을 받았으며 완치는 불가능하고 2개월 내지 1년 간격으로 지속적으로 검진을 받아야 한다고 하였다.

●●● 재판부 판단

2003년 8월 27일 상악 제1대구치 발치 후 코로 물이 나오는 증상이 발생하여 8월 29일 재내원하여 구강–상악 누공 발생을 확인하여 8월 30일 인접 치과에서 상악동 내 발치된 치아의 치근이 남아 있음을 알게 되었다. 이후 처음 발치한 치과의사는 다른 병원으로 환자를 전원하게 하였으며 환자는 그곳에서 지시한 사항을 준수하며 약 한 달간 경과 관찰만 하였으나 증상이 호전되지 아니하고 지속적인 불편감으로 인해 타병원에서 재검사 후 누공이 자연히 해소될 정도의 크기 이상이며 증상이 심하여 전신마취 후 조직이식을 포함한 누공폐쇄 수술을 시행 받고 경과 관찰을 하게 되었다. 그러므로 치과의사는 발치를 시행함에 있어 미숙하고 부주위한 시술로 상악동 천공과 치근파절을 하였고, 치근을 완전히 제거하지 않는 업무상 주의의무를 위반하였고 전원한 병원에서 적절하지 않은 후속 처치로 인해 추가적인 전신마취 하에 수술을 하게 되어 육체적, 정신적 피해가 인정되어 처음 발치한 치과의사와 적절하지 못한 추가 치료를 시행한 구강외과의사는 환자에게 배상해야 한다.

의료적 관점의 예방책

치과치료 후 환자에게 합병증이나 후유증이 발생했을 경우에는 보다 더 적극적인 진료와 전문의료기관으로의 전원으로 환자의 상태가 악화되는 것을 방지하는 것이 바람직하며, 구강외과의사라 하더라도 자신이 잘 모르는 분야이거나 장비가 갖추어지지 않은 경우에는 이비인후과의사 등에게 자문을 구하는 것이 바람직하다.

▶ 사랑니 발치 후 하순부 지각마비

판례번호: 부산고등법원 2005나2455 손해배상(의)
(원심사건: 창원지방법원 2003가단13829)

사건 개요

종합병원 치과에서 하악 제3대구치 발치 후 하순부 감각이상이 발생하여 소송을 제기하였다.

사실 관계

종합병원 치과에서 하악 제3대구치 발치 후 하순부 지각마비가 발생하였는데, 2~6개월 기다리면 자연적으로 회복된다고 하였지만 수년이 지나도록 회복되지 않았다.

재판부 판단

치과의사가 발치하는 과정에서 하치조신경을 손상시키지 않도록 주의해야 하는데도 마취를 잘못하거나 의료기기를 잘못 조작하여 위 신경을 손상시켜 장해 상태에 이르게 하였으므로, 종합병원 재단과 치과의사는 연대하여 환자에게 배상해야 한다.

의료적 관점의 예방책

치과치료 후 신경손상이 의심되는 증상이 발생했을 경우에는 단순히 기다리기보다는 전문의료기관에 의뢰하여 적극적으로 치료하는 것이 바람직하다.

▶ 발치 후 감각마비

판례번호: 대구지방법원 2005머1809 손해배상(의)

●●● 사건 개요

개인 치과에서 하악 사랑니 발치 후 잇몸이 시리고, 입술에 마비가 와서 조정신청을 제기하였다.

●●● 사실 관계

개인 치과의원에서 하악 사랑니 발치 후 잇몸이 시리고, 입술이 땡김과 동시에 통증이 발생했는데, 치과의사는 1주일이 지나면 없어질 거라고 말했지만 시간이 지나도 조금도 좋아지지 않았다. 대학교 치과병원에서는 사랑니 발치 시 의사의 기술부족 또는 과실에 의해 신경이 손상되었다고 하면서 노동력 상실률 5%의 장애진단서를 작성해 주었다.

●●● 재판부 판단

치과의사는 환자에게 배상하는 것으로 조정한다.

●●● 의료적 관점의 예방책

모든 진료에 앞서 환자에게 시술의 필요성 및 당위성에 대해 설명하고 환자의 동의를 구한 후 진료에 임한다.

▶ 발치 후 뇌경색 사망

판례번호: 인천지방법원 2005가합1779 손해배상(의)

●●● 사건 개요

뇌경색과 고혈압, 당뇨 환자가 개인 치과에서 발치 및 상·하악 틀니 완성 후 10일이 경과한 다음 뇌경색이 재발하여 사망하자 소송을 제기하였다.

●●● 사실 관계

뇌경색과 고혈압, 당뇨 환자가 개인 치과의원에서 총 4회에 걸쳐 9개의 하악 치아를 발치하고 한 달 후에 상·하악 틀니를 완성하였으며, 발치 전 매번 혈압과 혈당을 검사했고, 검사결과는 모두 정상 범위에 있었다. 틀니를 완성하고 10일이 지나 뇌경색이 재발하여 전신마비 상태에 이르렀다가 11개월 후 선행사인 고혈압 및 당뇨로 인한 뇌졸중, 중간사인 폐렴 및 고삼투압성 혼수, 직접사인 심정지로 사망하였다.

재판부 판단

치과의사가 발치하기 전 혈압 및 당뇨 수치를 측정하여 정상 범위에 있음을 확인하고 5일에 걸쳐 9개의 치아를 발치하였고, 처방한 약물 역시 통상적인 약물로 부작용이 일어날 가능성이 거의 없으며, 마취제 중 에피네프린이 뇌졸중을 일으킬 가능성도 거의 없는 것으로 알려져 있어 치과의사의 잘못을 인정할 수 없다. 소를 기각한다.

의료적 관점의 예방책

고혈압과 당뇨 환자의 진료에 앞서 반드시 혈압 및 혈당을 직접 검사하거나, 내과에 의뢰하여 치료 가능 여부를 문의하는 것이 바람직하며, 다수의 치아를 발치해야 할 경우, 아무리 쉬운 경우라도 여러 번 나누어서 발치를 시행하는 것이 차후 문제의 소지를 없앨 수 있다.

(혈당 정상 범위: 공복시 70~110 mg/dL, 식후 2시간 70~140 mg/dL)

(혈압 정상 범위: 이완기 60~90 mmHg, 수축기 90~140 mmHg)

▶ 불필요한 발치

판례번호: 수원지방법원 2005가단37808 손해배상(의)

사건 개요

환자가 보철치료된 치아가 시려서 개인 치과에 내원하였는데 치과의사가 다른 치료를 하지 않고 발치를 시행해서 소송을 제기하였다.

사실 관계

환자가 오래 전에 금관 보철치료를 한 하악 우측 제2소구치 및 제1, 2대구치 부위가 시리다고 개인 치과에 방문하였는데, 치과의사가 방사선사진 촬영, 문진, 타진 후 보존적 신경치료가 불가능하여 즉시 발치할 수밖에 없다고 판단하고 위 3치아를 발치하였다.

재판부 판단

1. 위 치아들의 방사선사진 판독결과에 의하면 환자의 하악 우측 제1대구치의 근심 치근부에 병소로 보이는 방사선사진 투과성 부위가 관찰되기는 하나 병소의 예후가 불량하지 않고, 모든 치아들이 치조

골 상태가 양호하였으며 동요도도 없었다. 이런 경우 통증의 원인을 확인하기 위해 금관을 제거하고 2차 우식 등의 원인 요소를 확인한 후 응급 근관치료를 하는 것이 보편적인 1차 치료이고, 위 치아들은 치조골 상태도 양호했는데 바로 발치하는 것은 보편타당한 진료가 아니다. 이에 치과의사는 환자에게 손해를 배상할 책임이 있다.

2. 책임의 제한: 환자의 치아들이 내원 당시 이미 금관수복된 상태로 건강한 치아가 아니었고, 우선적으로 1차 치료를 했다하더라도 결국에는 발치를 해야만 했을 가능성도 있는 점 등을 고려하여 의사의 책임을 70%로 제한한다. 환자의 일실 수입(노동 능력상실률 1.35%)과 기왕 치료비, 향후 치료비 650만원과 위자료 150만원을 지급한다.

●●● 의료적 관점의 예방책

발치 등의 비가역적인 치료를 시행할 경우에는 객관적인 타당성과 정당성이 있어야 하며, 이를 환자에게 상세히 설명함으로써 서로 간에 오해가 발행할 소지를 없애야 한다.

▶ 과잉진료 – 발치 및 보철치료, 치과진료업무방해

판례번호: 인천지방법원 2006가단95163(본소) / 2007가단116838 손해배상금(반소)

●●● 사건 개요

환자가 치과의사에게 정상 맹출한 사랑니를 발치하고, 불필요하게 근관치료 및 보철치료를 했다고 소송을 제기한 반면, 치과의사는 환자가 치과의원에서 고성과 욕설을 하며 진료업무를 방해했다고 소송을 제기하였다.

●●● 사실 관계

환자가 개인 치과의원에서 상악 우측에 음식물이 많이 끼어서 불편하다고 호소하여 상악 우측 제3대구치를 발치하였다. 그 후 상악 우측 제2소구치 및 제1대구치에 대하여 근관치료 및 금관 보철치료를 받았으며, 전반적인 스케일링, 잇몸치료와 하악 좌우측 제3대구치도 발치하였다.

●●● 재판부 판단

1. 환자: 상악 우측 제2소구치와 제1대구치의 경우 방사선사진상으로는 반드시 보철치료를 해야 하는 징후를 찾기 어려우나 치과의사가 마모, 우식, 균열 등의 사정을 고려하여 필요하다고 판단되는 경우에 환자에게 설명하고 동의를 얻으면 금관 보철치료를 할 수 있으며, 실제로 환자에게 이에 대해 설명을 한 사실이 인정된다. 사랑니는 올바르게 나고 칫솔질이 잘되면 발치하지 않아도 되며, 그 앞의 치아가

손상되었을 경우 대체 치아로 사용할 수 있고 의치를 하는 경우 지대치로 이용할 수 있는데, 환자의 하악 우측 제3대구치는 맹출 상태가 양호하였고 하악 우측 제2대구치도 인접 사랑니 발치 전에는 손상되지 않은 상태임이 인정된다. 그러나 사랑니는 인접치아에 충치나 치주질환을 야기하므로 환자의 동의하에 발치하는 경우가 있고 최초 치료 시 환자의 우측 하악 사랑니에 교합면 2/3 이상의 수복물이 충전되어 있었으며, 치료계획상 발치 또는 아말감 충전이라고 기록되어 있었고, 환자가 발치에 동의하였으므로 치과의사에게 의료상의 과실이 있다고 볼 수 없다. 하악 우측 제2대구치의 경우, 최초 진료 시 촬영한 방사선사진상에 치료의 흔적이 있고 인접 사랑니를 발치한지 40일이 지나서야 해당 치아의 손상을 호소한 사실이 인정되므로 우측 하악 제3대구치의 발치와 인접 제2대구치의 손상 사이에 인과관계가 있다고 볼 수 없다. 하악 좌측 제1대구치의 경우 최초 진료 시 근관치료와 보철치료가 필요하다고 설명하였고 이후 4개월 동안 환자가 이에 대한 치료를 받지 않은 사실을 인정할 수 있어 하악 우측 제3대구치의 발치와 좌측 제1대구치의 손상 사이에 인과관계가 있다고 볼 수 없다.

2. 치과의사: 환자의 치과진료업무방해에 관해 치과의사와 구두합의를 마쳤으나, 위자료청구권을 포기할 의사까지 포함되어 있지는 않았고, 이후에도 서로 소송 절차를 계속 진행한 것으로 볼 때 치과의사와 환자가 위자료청구권에 대해 합의를 마친 것으로는 볼 수 없다. 환자의 업무방해 행위의 양태 및 횟수 등을 종합할 때 환자는 치과의사에게 위자료를 지급한다.

●●● 의료적 관점의 예방책

모든 진료에 앞서 환자에게 시술의 필요성 및 당위성에 대해 설명하고 환자의 동의를 구한 후 진료에 임한다.

▶ 하악 제3대구치 발치 후 신경손상

판례번호: 전주지방법원 2006가단48887 손해배상(의)

●●● 사건 개요

개인 치과의원에서 하악 제3대구치 발치 후 설신경이 손상되어 소송을 제기하였다.

●●● 사실 관계

개인 치과의원에서 하악 제3대구치 발치 후 편측 혀의 감각마비가 왔는데 치과의사는 기다려 보자고만 하고 회복되려면 몇 년이 걸릴 수도 있다고 하였다. 수개월간 혀의 무감각 상태는 지속되었고 음식을 먹다가 혀를 자주 씹게 되어 ○○대학교 치과병원에서 우측 설신경손상과 70%의 감각 손실로 진단받았다.

●●● 재판부 판단

치과의사가 하악 매복 제3대구치 발치 시술 도중 하치조신경, 설신경 등을 손상시키지 않도록 주의해야 하는데도 마취를 잘못하거나 의료기기를 잘못 조작하여 위 신경들을 손상시켜 환자의 노동 능력상실 5~10%에 이르게 하였다. 다만 시술상의 어려움과 위험성의 내재 등을 고려하여 책임 비율을 50%로 제한하여 환자에게 지급한다.

●●● 의료적 관점의 예방책

하악 제3대구치 발치 시 최소한의 손상이 가해지도록 최대한 신중하게 발치를 시행하며, 감각이상이 발견되면 즉시 전문의료기관에 의뢰하여 신속한 치료를 받아 후유증을 최소화하는 것이 바람직하다.

▶ 발치 후 감각이상

판례번호: 대전지방법원 2007가소237683 손해배상(의)

●●● 사건 개요

하악 사랑니 발치 후 감각이상 및 삼차신경통이 발생하여 위자료 청구소송을 제기하였다(향후 치료비 별도 청구 예정).

●●● 사실 관계

2007년 1월 18일 개인 치과에서 사랑니 발치 중 치근이 파절되어 재시도 도중 출혈이 심해져서 인근 종합병원 구강외과로 전원하여 발치를 시행하였다. 이후 안면통 및 감각이상과 삼차신경통 증상이 발생하였다.

●●● 재판부 판단

치과의사는 환자의 사랑니를 제거하는 의료행위를 시행하게 되었으면 사랑니를 안전하게 제거해야 하는 주의의무를 다하여 진료를 시행해야 할 의무가 있고 이를 게을리 하여 잘못하여 삼차신경통의 영구장애를 입게 하여 위자료와 기왕 치료비를 포함하여 비용을 지급한다.

●●● 의료적 관점의 예방책

사랑니 발치 중 치근이 파절된 경우, 남아있는 치근부위에 염증이나 병소가 있지 않으면 굳이 발치하지 않아도 무방하다. 발치해야 하는 경우이지만 자신의 능력에 한계가 있다고 판단되어 잔존치근의 발치가 어렵다면 구강외과 전문의에게 신속히 의뢰하는 것이 바람직하다.

▶ 스케일링 및 상악 사랑니 발치 후 염증

판례번호: 인천지방법원 2007가단130308 손해배상(의)

●●● 사건 개요

스케일링 및 상악 사랑니 발치 후 농양이 생겨 소송을 제기하였다.

●●● 사실 관계

개인 치과의원에서 스케일링 및 상악 사랑니 발치 후 2일 동안 얼굴이 붓고 통증이 심하여 대학병원 구강외과에서 입원 후 배농치료를 받았는데, 배농술 시 마취가 되지 않아 극심한 통증이 발생하였으며, 5일간 입원 후 퇴원하였다.

●●● 재판부 판단

치과의사가 사랑니 발치를 시행함에 있어 의료인으로서 주의의무를 위반하지 않았음을 확인하였고, 치과의사는 환자에게 위로금을 지급한다.

●●● 의료적 관점의 예방책

치아 발거 후 환자에게 무리한 일을 하지 말고 휴식을 취할 것을 설명하고, 항생제 처방 및 소독에도 불구하고 증상이 악화될 경우에는 농양 등이 발생했을 가능성이 높으므로 종합병원 구강외과로 의뢰한다. 종합병원에 근무하는 구강외과 의사는 환자의 편안함을 도모하기 위해 필요하다면 전신마취 하에서 배농술을 시행하는 것이 바람직하다.

▶ 사랑니 발치 후 설신경손상

판례번호: 서울동부지방법원 2007가단70637 손해배상(의)

●●● 사건 개요

개인 치과에서 하악 사랑니 발치 후 설신경의 지각이상이 발생하여 소송을 제기하였다.

●●● 사실 관계

개인 치과의원에서 하악 사랑니 발치 후 혀 부분에 마취가 덜 풀린 느낌이 있어 치과의사에게 호소하였으나 6개월간 기다려보자고 하였다. 증상은 호전되지 않았으며 4년이 경과한 후 ○○대학교 치과병원에서 삼차신경 하악분지 설신경 지각이상의 진단을 받았다.

●●● 재판부 판단

치과의사는 사랑니 발치의 경우 적절한 방식에 따라 시행하여도 설신경손상이 발생할 수 있다고 주장하나 이를 인정할 근거가 없으나, 환자의 상해에 따른 노동력 상실률이 5% 이하여서 상해 정도가 그다지 중하지 않으므로 환자 청구액의 30%인 비용을 지급한다.

●●● 의료적 관점의 예방책

사랑니 발치 도중 설측골이 손상 받은 경우에는 조심스럽게 설측골과 치아를 우선 분리하여 설신경의 손상을 방지하는 것이 바람직하다.

▶ 사랑니 발치 후 설신경손상

판례번호: 인천지방법원 2007가단47680 손해배상(의)

●●● 사건 개요

하악 사랑니 발치 후 혀 부위의 통증과 감각이상이 발생하여 소송을 제기하였다.

●●● 사실 관계

개인 치과의원에서 하악 사랑니 발치를 위해 방사선사진촬영 및 발치의 필요성 등을 설명하여 환자의 동의를 얻어 사랑니를 발치하였다. 그 후 혀 부위의 통증과 감각이상이 발생하여 프레드니솔론을 처방해 다소 증세가 호전되었다. 발치 6개월 후에도 혀의 감각이상이 더 이상 호전되지 않았고, 15개월 후에는 타는 듯한 느낌(burning sensation)과 미각상실이 발생하여 종합병원으로 전원하였다. 환자는 다른 의료기관에서 설신경손상에 따른 복합부위통증증후군 제2형과 비정형적 안면신경통 진단을 받았다.

●●● 재판부 판단

1. 사랑니 발치 도중 설신경손상의 가능성이 크지 않더라도 치과의사는 발치 도중 인접조직 등을 손상시키지 않도록 최대한 주의할 의무가 있음에도 이를 소홀히 하였으며, 환자에게 설신경손상에 대해 미리 설명하지 않음으로써 환자의 자기결정권을 침해하였다.
2. 책임의 제한: 환자의 사랑니가 완전매복된 치아로 치과의사가 발치에 어려움을 느끼는 상태였고, 환자의 설신경손상은 그 치아상태 등 신체적 특성에 기인하는 부분이 있었으며, 사랑니 발치 후 신경손상은 일정 기간이 지나면 회복되는 점, 난이도가 높은 수술이었던 점을 고려하여 책임 범위를 손해액의 80%로 제한한다.
3. 환자의 노동력 상실률 6.7%, 기왕 치료비(관련 진료비 중 선택 진료비, 비급여 항목 포함), 향후 치료

비의 80% 와 회복 가능이 희박하고 혀의 지속적인 통증과 감각이상이 일상생활에 매우 큰 고통을 주는 점을 고려하여 위자료를 지급한다.

●●● 의료적 관점의 예방책

설신경손상은 그 손상 과정을 볼 때, 하치조신경에 비해 회복 가능성이 낮고 환자의 불편감은 더 크므로 환자가 증상을 호소할 경우 즉시 전문의료기관(구강외과, 구강내과, 신경과, 마취통증의학과)으로 전원한다.

▶ 치과치료 후 구강 상태 악화

판례번호: 수원지방법원 2007가단14809 손해배상(의)

●●● 사건 개요

종합병원 치과에서 사랑니 발치 및 근관치료, 잇몸치료 후 불량한 치아상태가 초래되었다고 소송을 제기하였다.

●●● 사실 관계

종합병원 치과에서 좌측 사랑니를 발치하고 집근처 개인 치과에서 소독을 하기로 하였으나, 이를 시행하지 않고 개구장애로 다시 내원하였다. 이에 대한 치료를 하고나서 우측 제2대구치에 대한 근관치료 및 레진 충전을 시행한 지 3개월 후 해당 우측 제2대구치 부위의 부종 및 염증으로 발치를 권유하였으나 환자가 이를 거부하여 응급처치로 스케일링과 소파술을 시행하였고, 좌측 제2대구치도 발치가 필요하였으나 환자의 거부로 근관치료만 3회 실시하였다.

●●● 재판부 판단

소독처치의 비중을 볼 때 진료기록에 소독에 대한 사항을 기록하지 않았다고 해서 사랑니 발치 시 소독을 실시하지 않았다는 것을 단정할 수 없다. 또한 사랑니 발치 시간이 짧았다고 볼 근거가 없고, 발치 시간이 짧다고 치과의사에게 과실이 있었다고 단정할 수 없으며, 신체감정촉탁결과에 의하면 환자의 심한 치주염으로 인해 발치는 쉬운 상태이었을 것이며, 발치 후의 개구장애는 통상적인 부작용으로 별도의 치료 없이도 1~2주 정도 지나면 자연 해소되는 증상으로 인정된다. 좌측 제2대구치의 경우 처음 내원 당시 이미 치주염 상태가 심하여 그 당시에 발치하여도 골이식과 임플란트 시술이 필요할 뿐 아니라, 환자가 발치를 거부하여 신경치료만 실시한 것이 인정된다. 우측 제2대구치의 경우에는 환자가 발치를 거부하여 레진충전 치료만을 시행한 것이 인정되고 환자의 전반적인 잇몸 상태는 위 해당 치아의 치료와는 관련이 없는 것으로 판단되며, 환자가 처음 내원할 당시부터 이미 치주염이 상당히 진행된 상태였으므로 환자의 모든 청구를 기각한다.

●●● 의료적 관점의 예방책

치과의사가 치료의 방향을 결정할 때에는 환자에게 자세히 설명하고 서로 동의하에 진료를 함으로써 환자의 자기결정권을 존중해야 하고, 아울러 이 모든 사항을 진료기록부에 기록하여 향후 서로간의 오해나 다툼이 없도록 해야 한다.

▶ 하악 제2대구치 발치 후 상악 치아가 정출

판례번호: 춘천지방법원 2007가단9545 손해배상(의)

●●● 사건 개요

개인 치과에서 하악 제2대구치 발치 후 상악 치아 정출에 대해 설명하지 않아 소송을 제기하였다.

●●● 사실 관계

개인 치과에서 하악 제2대구치 발치 후 발치에 대한 주의사항 설명과 1년에 3~4회 정도 정기검진을 받을 것을 권고했을 뿐, 발치 후 예상되는 현상을 설명하지 않아, 3년 후 상악 제2대구치가 정출되었다. 이에 상악 치아에 대해 충치치료와 보철치료를 받아야 하는 상황이 되어 소송을 제기하였다.

●●● 재판부 판단

치과의사는 환자의 치아를 발치하면서 발치 이유 및 발치 후 예상되는 현상, 그에 대비한 치료방법과 그 장·단점 등에 대해 충분한 설명을 해야 할 주의의무가 있음에도 이를 게을리 하여 환자가 후속 조치 없이 수년간 그대로 방치하여 상악 제2대구치가 정출되는 상해를 입게 하였다. 전문가인 치과의사가 주기적인 관찰이 필요하다고 말했고 이를 통해 상악 치아의 정출이 발생할 경우 이에 대한 치료에 대해 설명하려고 했다고 해서 주의의무를 다했다고 할 수는 없다. 한편, 치과의사가 제2대구치를 사랑니로 오인해서 발치했다고 인정할 만한 증거가 없고, 하악 제2대구치의 임플란트 시술, 보철치료 및 교정치료는 주의의무위반이 없었더라도 발치의 후속조치로 수반되었을 치료이므로, 이에 대한 환자의 주장은 이유 없다. 치과의사는 환자의 상악 제2대구치에 대한 기왕 치료비와 함께 위자료를 환자에게 지급한다.

●●● 의료적 관점의 예방책

치과의사가 환자를 치료함에 있어서 치료 중, 치료 후의 합병증뿐만 아니라, 이에 따른 모든 가능성을 환자에게 설명하여야 한다.

▶ 발치 후 감염

판례번호: 수원지방법원 안산지원 2007가단3681 손해배상(의)

●●● 사건 개요

개인 치과에서 하악 잔존치근 발치 후 안면부 농양 및 하악 골수염이 발생하여 보험회사 중재하에 합의를 보았다가 다시 합의를 취소하고 소송을 제기하였다.

●●● 사실 관계

개인 치과에서 하악 잔존치근 발치 후 안면부 부종과 통증이 심하여 경과 관찰 중 발치 7일 후 인근 종합병원 치과로 전원되어 좌측 측두부, 협부, 악하, 인두부 농양 및 하악 골수염 진단하에 수차례에 걸쳐 절개 및 배농술과 약물치료를 시행하였다. 시신경 감염이 우려되어 다시 ○○대학병원 중환자실로 전원되어 상태가 호전되어 퇴원하였다.

●●● 재판부 판단

치과의사가 주의의무를 다하여 진료 당시 적절한 진료 조치를 다해야 했으나 이를 위반하여 환자에게 상해를 입혔고, 위 사건과 관계가 없는 보험회사 직원을 이용해 환자를 기망하여 치료비, 위자료 등에 관해 착오를 일으키게 하여 합의를 하였다. 치과의사가 환자에게 비용을 지급한다.

●●● 의료적 관점의 예방책

간단한 발치 후 안면부 감염이 발생하는 경우는 주로 환자가 전신질환이 있거나 피곤해서 환자의 면역기능이 일시적으로 저하된 경우이다. 그러므로 치료 전 문진을 철저히 하고 이를 기록해서 법적인 다툼이 일어나지 않도록 해야 하며, 우선적으로는 환자의 면역기능이 회복된 후 발치 등의 치과치료를 시행하는 것이 바람직하다.

▶ 발치 후 뇌농양, 간질 발생

판례번호: 서울고등법원 2007나68093 손해배상(의)

●●● 사건 개요

개인 치과에서 하악 사랑니 발치 후 뇌농양 및 간질이 발생하여 소송을 제기하였다.

●●● 사실 관계

환자는 개인 치과의원에서 2004년 6월 7일 하악 우측 제3대구치 발치를 시행하였다. 발치 후 극심한 통증이 존재하였으나 발치에 따른 통증으로 생각하여 치과의사의사가 시간이 지나면 좋아질 거라는 말만 믿고 참았으나 10일 후 심한 두통과 우측 얼굴, 혀, 팔의 마비 증세와 함께 입에 거품을 내뿜으며 발작이 발생해 ○○대학병원 응급실에 내원하여 정밀 진찰 결과 뇌농양으로 진단되었으며, 이의 후유증으로 간질이 발생하였다.

●●● 재판부 판단

입원 치료한 대학병원 신경외과에서 발부된 진단서에 의거 현재 진단된 뇌농양은 치아 발치로 인한 중추신경계의 감염이 속발했을 가능성을 완전히 배제할 수 없다고 하였다. 그러므로 치과의사는 발치 수술 전 환자와 가족들에게 마취와 발치 후 발생할 후유증에 대해 충분한 설명을 시행하여야 하며, 발생할 수 있는 만일의 후유증에 대한 제반의 처치를 시행 후 시술하여야 하나 충분한 설명을 해주지 않고 발치하였고 잘못 시술한 발치로 인해 심한 통증 등을 유발하였으며, 환자가 호소하는 통증 등에 대해 근본적인 원인을 찾으려 하지 않고 임시 방편식으로 치료 후 집에서 안정을 취하면 된다 하여 발치 후 발생한 후유증을 더 악화시킨 것으로 영구적인 장애를 인정하여 1심 판결의 위자료를 확인한다.

●●● 의료적 관점의 예방책

사랑니 발치 후 전신적인 심한 합병증은 흔하지 않지만, 환자가 심한 두통을 호소할 경우에는 염증의 확산 등을 의심하여 전문 의료기관에 의뢰함이 바람직하다.

▶ 심장질환 환자의 발치 후 사망

판례번호: 서울중앙지방법원 2008가합75763 손해배상(의)

●●● 사건 개요

심장질환 환자가 개인 치과의원에서 발치 후 감염성 심내막염이 발생하여 사망한 바, 치과의사와 대학병원을 상대로 소송을 제기하였다.

●●● 사실 관계

심장판막폐쇄부전증 환자로 치과의원에서 만성 치주염 진단을 받고 3개월 동안 4개의 치아를 발치하였는데, 그 후 체중감소, 전신 쇠약감, 오한, 발열 등의 증상이 나타나 ○○대학병원에 입원하여 검사한 결과 아급성 감염성 심내막염 진단을 받고 치료를 받았으나 뇌동맥류로 인한 뇌지주막하 출혈로 사망하였다.

●●● 재판부 판단

과거에는 심장질환자의 경우 치과치료 시에 통상 예방적 항생제를 투약하였으나 최근 연구결과 인간의 체내에 균이 침입할 수 있는 경우가 워낙 다양하여 발치로 인한 균의 침투로 심내막염이 발생할 확률이 매우 낮고 예방적 항생제의 효능에도 의문이 제기되는 바, 예방적 항생제를 투여하지 않아서 심내막염이 발생했다고 단정하기 어렵다. 또한 뇌출혈이 있다 하여 뇌동맥류로 발전하는 것은 아니므로 지속적인 관찰 외에 침습적인 뇌혈관조영술 등이 필요한 것은 아니고, 뇌동맥류로 인한 지주막하출혈 시 개두술이 긴급하기는 하나 수술 전의 확인 절차를 생략할 수는 없으므로 수술이 지연되었다고 보기도 어렵다

●●● 의료적 관점의 예방책

심장질환이 있는 환자에게는 치과치료 전에 예방적 항생제를 투여하는 게 원칙이지만, 항생제의 오남용을 피하기 위해 미국심장학회(American Heart Association)가 2007년 새롭게 제시한 guideline을 보면 과거에 비해 예방적 항생제를 투여해야 하는 환자군의 범위가 더 좁혀졌다.

1. 감염성 심내막염 과거력이 있는 경우
2. 인공심장판막
3. Cardiac valvulopathy가 있는 심장이식환자
4. 다음의 선천성 심장기형
   (1) 인공물이나 장치를 삽입하고 수술한지 6개월 이내인 경우
   (2) Unrepaired cyanotic congenital heart disease
   (3) 인공장치 근처에 defect가 있어 수술했거나, 수술 후에도 defect가 남아있는 경우

▶ 발치 후 뇌출혈로 사망

판례번호: 부산지방법원 2008가단140453 손해배상(의)

●●● 사건 개요

고혈압, 당뇨, 심장질환자가 발치 후 뇌출혈로 사망

●●● 사실 관계

평소 고혈압, 당뇨 및 심장질환으로 약을 복용 중인 환자가 개인 치과의원에서 혈압 측정 후(130/90 mmHg), 하악 좌측 제2대구치를 발치하였고, 다음날 오전 10시경 혈압 측정 후 상악 우측 제2대구치를 발치하였다. 오후 6시에 환자는 의식불명 상태가 되어 종합병원으로 후송되어 뇌실질내출혈로 치료를 받

던 중 11개월 후 사망하였다.

●●● 재판부 판단

환자의 연령, 고혈압, 심장질환, 당뇨 등의 기왕력으로 인해 뇌출혈이 발생했을 개연성이 높은 반면, 치과마취제로 뇌출혈이 발생했을 가능성은 매우 희박하고, 치과마취제에 사용하는 마취액의 흡수에 의한 독성 반응은 대부분 마취제가 사용된 이후에 즉시 나타나는데, 환자의 의식불명이 7~8시간 경과한 후에 나타난 점으로 비춰볼 때 환자의 뇌출혈은 발치와의 인과관계가 없으므로 환자의 청구를 기각한다.

●●● 의료적 관점의 예방책

고혈압이나 심장질환자의 치과치료 시에는 반드시 혈압을 측정하고 약물의 복용 여부를 확인하는 것이 바람직하다. 아울러 에피네프린이 첨가되지 않은 마취약을 사용하면 추후 이러한 법률적 논쟁에서 벗어나기 쉽다.

4

▶ 임플란트, 보철, 발치와 관련된 감각이상 및 보철물 탈락

**판례번호: 대전지방법원 천안지원 2008가단31429(본소) 손해배상(의)
2009가단23104(반소) 치료비**

●●● 사건 개요

치과 임플란트 및 보철치료, 하악 제3대구치 발치 후 보철물 및 임플란트의 탈락과 하순의 지각마비로 환자가 치과의사에게 손해배상 청구소송을, 치과의사는 환자에게 치료비 지불 청구소송을 제기하였다.

●●● 사실 관계

환자가 개인 치과의원에서 상악에 4개(#15, 25, 26, 27), 하악에 1개 (#47)의 임플란트를 식립하였고, 동시에 하악 우측 제3대구치(#48)를 발치하였다. 발치 후 출혈이 멈추지 않아 ○○대학교 치과병원 응급실에서 지혈 처치를 한 바 있으며, 그 후 해당 치과의원에서 상악 우측 제1소구치(#24)의 근관치료를 받았고, 임플란트 식립 2개월 후 상악 좌측 제1, 2대구치 부위에 임플란트를 재식립하는 수술을 받았으며, 이후 자연치와 임플란트를 연결하는 상악의 고정성 보철치료(#14-17, #22-27)를 받았다. 최초 수술 8개월 후, ○○대학교 치과병원에서 '외상성 우측 하지조신경 지각이상증'이라는 진단을 받았고, #14-17 보철물은 탈락되었고, #22-27은 보철물이 없는 상태였으며, #22-24 치아는 치수가 개방된 상태로 ○○대학교 치과병원에서 근관치료 및 보철치료를 다시 하였고, 상악 우측 구치부도 근관치료 및 보철치료를 다시 시행받았다. 또한 #27 임플란트가 동요를 보여 제거 후 재식립을 시행하였다. 환자는 치료비 중 일정 비용만 지급한 채 나머지는 지급하지 않았다.

●●● 재판부 판단

1. 임플란트 시술의 성공은 인공치근에 동요가 없어야 하고, 계속적인 통증, 감염, 감각이상 등이 없어야 하는데, 환자의 임플란트는 보철물이 탈락되거나 없어지고, 치아의 치수가 개방되어 추가적인 근관치료 및 보철치료가 필요했으며, #27 임플란트가 재식립되었고, 환자의 우측 이부 및 하순에 감각이상이 존재하였다. 임플란트 보철물을 자연치와 연결하는 것은 신중해야 함에도 이로 인해 자연치아들의 치수가 개방되었을 가능성이 있고, #25, 26 임플란트가 서로 가깝게 식립되어 보철물이 쉽게 탈락되었을 가능성이 있어 보여 전반적으로 치과의사의 임플란트 시술 및 사랑니 발치 시술 과정에서 과실로 인하여 환자로 하여금 현재의 신체 상태에 이르게 한 것으로 보이므로 이에 대한 손해를 배상하여야 한다. 환자는 치과의사에게 잔금 중 50%를 지급한다.
2. 책임의 제한: 임플란트 실패에 영향을 미치는 요소들로 불량골질 및 골량, 초기 고정 불량, 부적절한 하중, 면역기능 저하 등 다양하고, 임플란트 시술의 실패 가능성도 적지 아니하며, 시술로 인한 신경손상에 의한 감각이상을 의학적으로 사전에 진단하고 예견하기가 극히 어려운 것으로 보이므로 치과의사의 배상 책임을 50%로 제한한다. 위자료는 환자의 연령, 정신적 고통의 정도, 치과의사의 치료행위 내역, 진료기간 등을 참작하여 인정한다.

●●● 의료적 관점의 예방책

치과의사는 항상 신중하게 진료에 임하여야 하며, 치료 시작 전과 치료기간 동안 환자와의 정신적 유대관계를 밀접하게 하고, 문제 발생 시 감정적으로 대처하지 말고 최선을 다해서 환자의 고통을 해결하기 위해 노력해야 한다.

▶ 하악 제2대구치 발치 후 감각이상

판례번호: 청주지방법원 제천지원 2008가단548 손해배상(의)

●●● 사건 개요

하악 제2대구치 발치 후 발생한 우측 이부 감각이상으로 소송을 제기하였다.

●●● 사실 관계

2003년 3월 환자가 하악 우측 제2대구치 발치 이후 우측 이부 감각이상을 호소하여 2003년에 일정 금액을 지급하였고, 2005년에 추가로 비용을 지급하면서 상호 합의문을 작성(부제소합의)했는데, 환자가

2008년 다시 손해배상청구소송을 제기하였다. 반면 치과의사는 손해배상청구권이 인정되더라도 이 사건 사고일로부터 3년이 지난 이후에 소송을 제기하였으므로 소멸시효가 완성되었다고 주장한다. 한편 환자는 치과의사를 업무상과실치상죄 혐의로 고소하였으나 무혐의처분을 받았다.

●●● 재판부 판단

환자가 더 이상 이 사건 사고와 관련하여 치과의사에게 어떠한 이의도 제기하지 않기로 하는 부제소합의를 했고, 치과의사는 환자에게 위 합의문에 기재된 돈을 지급했으므로 이 사건 소를 부적합하여 각하하였다.

●●● 의료적 관점의 예방책

환자가 의료사고와 관련하여 무리한 요구를 하는 경우에는 법의 판단에 맡긴다.

▶ 불필요하게 사랑니를 발치

판례번호: 인천지방법원 2009나2491(본소) 손해배상(의), 2009나2507 손해배상금

●●● 사건 개요

치과의사가 환자의 정상적인 하악 제3대구치를 불필요하게 발치하였다고 소송을 제기하였다.

●●● 사실 관계

치과의사에 의해 환자의 정상적인 하악 좌측 제3대구치의 발치를 치과의사의 사기와 기만에 의해 진행되었다고 하나 환자를 기망하여 제3대구치를 발치하였다고 할 증거 또한 부족하다.

●●● 재판부 판단

○○대학교 치과병원의 사실조회 결과, 환자의 좌측 하악 제3대구치가 방사선사진상으로 별다른 징후가 없었다는 점은 인정되나, 한편 치과의사의 판단에 따라 증상(음식물이 낀다, 입 냄새가 난다, 아프다 등)이나 징후(플라그 잔존, 충치, 치주염)를 보이는 경우 장기적인 관점에서 환자의 동의하에 발치를 고려할 수 있다는 사실이 인정되는 바, 치과의사가 환자를 기망하여 아무런 이상이 없던 하악 제3대구치를 발치하였다고 단정하기 어렵고 이에 대한 증거도 없으므로 이 소를 기각한다.

●●● 의료적 관점의 예방책

제3대구치 발치 시, 발치 전 충분한 검사가 필요하다. 수술동의서를 작성할 때는 예측 가능한 모든 합병증에 대해 설명하고, 환자와 보호자가 서명 날인하게 해야 한다. 또한 수술 후 환자의 증상에 대해 귀를 기울이고, 주의 깊은 관찰과 적절한 대처가 필요하다.

▶ 봉와직염 환자의 사망

판례번호: 서울서부지방법원 2007가합 3773 손해배상(의) / 서울고등법원 2009나12681 손해배상(의)

●●● 사건 개요

구강저 봉와직염 치료 후 환자 및 환자의 가족들이 소송을 제기하였고, 소송 계속 중 환자가 사망하여 환자의 유족들에게 소송수계(소송 당사자가 사망하는 경우 그 상속인이 소송을 이어받아 진행하는 절차를 소송수계라 함)가 이루어졌다.

●●● 사실 관계

1. 환자는 2006. 9. 12. 목 부종, 발열, 인후통을 호소하며 병원 응급실을 거쳐 구강악안면외과에 내원하였다. 당시 환자는 얼굴 양측 하부에 약간의 경화, 발적을 동반한 부종이 관찰되었고 촉진 시 압통이 있었으며 설거상(tongue elevation)으로 개구 제한, 삼킴 곤란 증상이 있었다. 이에 피고병원 의료진은 망인의 병명을 구강저 봉와직염(Ludwig's angina)으로 진단하고, 호흡곤란의 가능성에 대비하여 망인을 피고병원에 입원시키고 항생제 치료를 시작하였다.
2. 2006. 9. 13. 및 같은 달 14.에도 환자의 위 증상이 계속되는 한편, 치근첨단부에 병변이 발견되고 8번 치아(사랑니) 부위에서 농이 배출되자, 치료 병원 의료진은 항생제 치료를 계속하는 이외에도 절개 및 배농술을 시행하였고, 8번 치아를 원인 치아로 판단하여 이를 발치하기로 하였다.
3. 병원 의료진은 절개 및 배농술과 8번 치아 발치를 시행하기 위하여 2006. 9. 15. 16:30경 전신마취를 한 후, 환자의 기도를 확보하기 위하여 기관 내 삽관(intubation)을 한 채, 16:55경부터 절개 및 배농술을 시행하고 8번 치아를 발치하였다.
4. 병원 의료진은 17:15경 위 수술을 마치고, 17:30경 마취가 종료되었다고 판단하여 17:35경 발관(extubation)을 하였으나, 발관 즉시 기도가 폐쇄되어 호흡을 하지 못하였다. 이에 병원 의료진은 기도를 확보하기 위하여 다시 기관 내 삽관을 시도하였으나 후두 부종이 너무 심하여 삽관이 불가능하였다. 결국 17:55경 기관절개술(tracheostomy)을 시행하여 다시 호흡이 가능하기에 이르렀다.
5. 그러나 그때까지 20여 분 동안 호흡을 하지 못한 상태로 있었고, 그 결과 저산소성 뇌손상으로 의식이 저하되어 중환자실에 이송되었고, 피고병원 중환자실에서 계속하여 치료를 받았으나 의식을 회복하지 못하다가, 이 사건 소송 계속 중인 2008. 1. 21. 사망하였다. 직접사인은 심폐부전, 중간선행사인은 패혈증, 범혈구감소증, 선행사인은 저산소성 뇌손상, 위암으로 판명되었다.

재판부 판단

마취로부터 환자를 원활하게 회복시키기 위해서는 활력 기관에 충분한 산소공급이 이루어져야 하며 이를 위해서는 기도 확보와 유지(airway management)가 필수적인데, 특히 구강저 봉와직염이 진행되면 혀는 후상방으로 밀려 전위가 일어나면서 상기도 폐쇄로 이어져 호흡곤란이 나타나게 되고, 또한 수술 전에 이미 진행되어 있던 주위 연부조직의 염증 반응과 수술 자체의 자극으로 인한 부종에 의하여 절개 및 배농술 등의 수술적 처치 후에도 상기도 폐쇄가 더욱 악화될 수 있어 기도 유지에 어려움이 예상되므로, 구강저 봉와직염 환자를 수술한 의사로서는 수술 후 기도 확보 및 유지를 위하여 최선의 주의를 기울여야 할 의무가 있고, 특히 수술 후 기관 내 삽관 없이도 기도 확보 및 유지가 가능할 때까지는 기관 내 삽관을 유지하고, 기관 내 삽관이 불가능할 경우에 대비하여 기관절개술을 시행할 준비가 된 상태에서 수술을 시행함으로써 환자의 생명과 신체의 안전을 담보하여야 할 고도의 주의의무가 있다고 할 것이다. 그러나 치료 병원 의료진은 마취 종료 시로부터 얼마 지나지 않은 시점에서 성급하게 발관을 하면 기도 폐쇄가 일어나 호흡곤란이 발생하고, 호흡곤란이 계속되는 경우 저산소성 뇌손상이 올 수도 있다는 점을 예상할 수 있었음에도, 마취 종료시로부터 5분이 경과하자 바로 발관을 함으로써 기도의 확보 및 유지가 가능하지도 않은 상태인 망인에게 기도폐쇄로 인한 호흡곤란을 초래하였고, 더구나 기관절개술을 시행할 준비도 되어 있지 않아 망인의 호흡곤란 상태를 장기화시킴으로써 저산소성 뇌손상을 초래하였다. 따라서 치료 병원은 원고들에 대하여 위 불법행위로 인한 손해를 배상할 의무가 있다.

의료적 관점의 예방책

호흡곤란이 예상되는 치료를 한 경우 환자 상태에 대한 주의 깊은 관찰과 적절한 처치가 필요할 뿐만 아니라 향후 벌어질 상황에 대한 예상 및 이에 대한 준비도 필요하다는 점을 일깨워준 판결이다.
호흡곤란이 예상되는 치료를 할 경우 환자 상태에 대한 주의 깊은 관찰과 적절한 처치가 필요하다.

▶ 사랑니 발치 후 신경손상

판례번호: 서울중앙지방법원 2010가단427483 손해배상(의)

사건 개요

발치 후 설신경손상이 발생하여 소송을 제기하였다.

사실 관계

환자는 2009년 8월 8일 치과의사 병원에서 하악 우측 사랑니를 발치하였다. 발치 전에 치과의사로부터 사랑니 발치와 관련하여 별다른 설명이나 검사는 없었다. 사랑니 발치 후 혀의 감각이 돌아오지 않아 치과의사를 방문하였으나 기다리면 회복될 것이라고 하였다. 그러나 회복되지 않아 여러 치과대학병원에서 치료를 받았으나 혀의 감각이상은 회복되지 않았다.

●●● 재판부 판단

치과의사는 환자의 사랑니 상태에 대해 아무런 확인 절차 없이 발치를 시행하였고, 발치 후에 혀의 감각이 없어졌는 바, 이는 치과의사의 과실로 인한 설신경손상 외에 다른 이유가 없다. 또한 치과의사는 환자에게 사랑니 발치와 관련된 합병증이나 부작용 발생 가능성에 대해 설명하여 환자가 설신경손상의 가능성을 감수하면서까지 사랑니를 발치할 것인지 여부를 결정할 수 있게 해야 한다.

●●● 의료적 관점의 예방책

제3대구치 발치 시 발치 전 충분한 검사가 필요하다. 수술동의서를 작성할 때는 예측 가능한 모든 합병증에 대해 설명하고, 환자와 보호자가 서명 날인하게 해야 한다. 또한 수술 후 환자의 증상에 대해 귀를 기울이고, 주의 깊은 관찰과 적절한 대처가 필요하다.

▶ 사랑니 발치 후 신경손상

판례번호: 대전지방법원 2010가합473 손해배상(의)

●●● 사건 개요

발치 후 신경손상이 발생하여 소송을 제기하였다.

●●● 사실 관계

환자는 2007년 2월 14일 경 치과병원에서 하악 우측 제3대구치를 발치하였다.

●●● 재판부 판단

치과의사가 2007년 2월 14일 경 환자의 하악 우측 제3대구치를 발치하는 과정에서 의료상의 과실이 있었는지 여부와는 무관하게, 위 발치술의 후유증 등에 대해 충분한 설명을 하지 않은 점에 대해 위자료를 지급한다.

●●● 의료적 관점의 예방책

제3대구치 발치 시 발치 전 충분한 검사가 필요하다. 수술동의서를 작성할 때는 예측 가능한 모든 합병증에 대해 설명하고, 환자와 보호자가 서명 날인하게 해야 한다. 또한 수술 후 환자의 증상에 대해 귀를 기울이고, 주의 깊은 관찰과 적절한 대처가 필요하다.

▶ 발치 후 봉와직염에 의한 사망

판례번호: 의정부지방법원 2010고단226 업무상과실치사

●●● 사건 개요

발치 후 봉와직염으로 사망하여 소송을 제기하였다.

●●● 사실 관계

치과의사 갑은 2008년 4월 교도소 의무과 소속 공중보건의로 2009년 6월 2일 교도소에 수용 중인 환자를 진료하면서 좌측 턱 부위가 심하게 부어 있고, 하악 좌측 제1대구치 치근단 농양이 형성된 것을 확인하여 항생제를 처방하였다. 동월 3일 교도소 자원 봉사자인 치과의사 을이 봉와직염으로 진단하고 해당 치아를 발치하였다. 동월 4일 환자의 턱 부위 부은 정도가 심해지고, 고열이 있다는 보고를 받고 종합병원 치과로 전원하여 같은 날 종합병원 인턴, 레지던트, 치과 과장이 순차적으로 진료한 결과 봉와직염으로 진단하였고, 입원 치료를 권유하였다. 그러나 환자와 동행한 교도관이 교도소에도 의사가 있는데, 교도소에서 치료해도 되는지 물었고, 이에 치과 과장은 그래도 된다는 취지로 대답하자 교도관은 별다른 추가 조치 없이 피해자를 데리고 교도소로 귀소하였다. 항생제 치료를 하고 상태가 악화되면 다시 내원하라는 취지의 진료 내용을 전해들은 치과의사 갑은 환자가 교도소로 귀소하자 환자를 의료실로 배치하고 '항생제 치료, 매일 혈액검사, 호흡곤란 시 즉시 보고할 것'을 지시하였다. 교도소 휴일로 치과의사 갑이 출근하지 않은 6월 6일 피해자가 호흡곤란으로 의식불명 상태에 빠지자 종합병원으로 다시 이송하였으나 같은 날 심경부 감염에 의한 상기도 막힘으로 사망하였다.

●●● 재판부 판단

1. 공중 보건의인 치과의사 갑의 과실 인정 부분: 치과의사 갑은 피해자의 치과진료를 담당한 의사로서 피해자의 경과를 예의 주시하고, 농양이 형성되기 전이라도 감염이 악화될 경우 내원을 당부한 종합병원으로 사망 환자를 후송하여 환자에게 절개 및 배농술을 실시하거나 상기도 부종이 심한 경우 외과적인 방법으로 기도를 확보하는 등의 추가 처치를 하여야 할 업무상 주의의무가 있었다. 또한 치과의사 갑은 그 스스로도 두부 및 경부의 봉와직염이 호흡곤란의 합병증이 발생한 위험성이 있다는 것을 인식하고 있었던 상황에서 항생제 치료를 한다는 것을 정식으로 회신 받지 않고, 의료인이 아닌 교도관이 전하는 말을 신뢰하였고, 환자의 상태를 외관으로 살펴보고 상태가 괜찮은지 물어보았을 뿐 추가 처치를 하지 않아 환자를 사망에 이르게 하였다고 할 것이므로, 그로 인한 과실 책임을 면할 수 없다고 할 것이다.

2. 공중 보건의인 치과의사 갑의 무죄 부분: 치과의사 갑이 종합병원 진료를 받는 과정에서 환자의 상태를 종합병원 치과 과장에게 설명하지 않아 입원시키지 않게 한 업무상 과실에 대해서는 2009년 6월 4일 당시 사망 환자의 거동이나 의사 표현을 하는 데 지장이 없는 상황에서 치과의사 갑이 병원 측에 설명할 주의의무가 있다고 할 수는 없다. 또한 2009년 6월 2일경부터 피해자의 상태를 직접 확인해 왔고, 그에 대해 단독으로 치료 결정을 내릴 수 있는 자격이 있는 치과의사로서 병원 치과 과장에게 피해자에 대한 증상을 설명 들어야 할 주의의무도 없다고 할 것이다.
3. 종합병원 치과 과장의 무죄 부분: 사망 환자가 응급 상태에 있지 않았기 때문에 따로 공중 보건의인 치과의사 갑으로부터 설명을 들어야 할 주의의무가 있었다고 할 수 없다. CT 촬영 및 절개 배농하지 않은 것에 대해서는 진료 당시 피해자의 상태가 의사표현에 어떠한 지장도 없었고, 숨을 쉬는 것이 크게 불편하지 않다고 하였으며, 촉진 시 경결감이나 파동이 느껴지지 않았다. 의사는 진료를 행함에 있어 환자의 상황과 당시의 의료수준, 그리고 자기의 지식 경험에 따라 적절하다고 판단되는 진료방법을 선택할 재량을 가지고 있기 때문에 위의 진료방법의 선택이 합리적인 재량의 범위를 벗어났다고 단정지을 수 없다. 환자를 입원시키지 않은 것에 대해서 수용자의 입원 결정을 내릴 권한은 교도소장에게 있기 때문에 환자를 입원시키지 않은 업무상 과실이 있다고 볼 수는 없다. 또한 인턴, 레지던트의 진료 과정에서 입원이 필요하다는 사실을 충분히 주지시켰으므로 사망 환자와 교도소 측에 입원의 필요성을 설명하고 권유하는데 어떠한 주의의무위반이 있었다고 할 수 없다.

●●● 의료적 관점의 예방책

감염 치아의 발치 시 신중하게 접근해야 할 것이며, 환자의 증상에 대해 주의 깊게 관찰하고 적절하게 대처해야 할 것이다. 타 병원 또는 타 과와 협진 진료 시 정식 의뢰 및 회신 절차를 따라야 할 것이다.

▶ 하악 제2대구치 발치 후 감각이상

판례번호: 광주지방법원 2010가합4822 손해배상(의)

●●● 사건 개요

하악 제2대구치 발치 후 하순 및 이부 피부의 감각이상이 발생하여 소송을 제기하였다.

●●● 사실 관계

환자가 치통으로 치과의원에 내원하여 방사선사진 촬영 등을 통해 치주염이 심한 것을 확인하고, 환자에게 동의를 받아 마취를 시행한 후 발치하였다. 발치 후 통증이 지속되고 우측 얼굴 부위가 저리면서 마비 증상이 발생하자 해당 치과의원에서 추가 치료를 받았으나 차도가 없어, 대학교 치과병원에서 '우측 하순 및 이부 피부의 자각이상'이라는 진단을 받아 현재까지 약물치료, 물리치료 등을 받고 있다.

●●● 재판부 판단

1. 의료과실 여부에 대한 판단: 대학교 치과병원장에 의한 신체감정촉탁결과를 볼 때, 하치조신경은 하악 내부로 지나가는 데 반해 마취제는 통상적으로 하악 내부가 아닌 하악 외부의 골막과 치은에 주입하게 되므로, 마취에 의한 감각신경손상은 아니며, 방사선사진에 의하면 하치조신경관 바로 위쪽까지 골파괴와 염증이 진행된 상태였으므로 발치 후 염증조직의 제거 또는 발치 후 혈종에 의한 압박에 의해 하치조신경이 손상되었을 가능성이 높다. 그러므로 치과의사가 진료 상 주의의무를 다하지 못해 발생했다기보다는 환자의 심한 치주염으로 인한 합병증으로 보는 게 타당하다.
2. 설명의무위반 여부에 대한 판단: 의사의 설명의무는 그 의료행위에 따르는 후유증이나 부작용 등의 발생 가능성이 희박하다는 이유로 면제될 수 없다. 이 경우처럼 치주염이 심한 경우 발치 후 하치조신경이 손상되어 감각이상 등의 후유증이 발생될 수 있으므로, 치과의사는 환자에게 시술 시 발생할 수 있는 감각이상 증상 등의 후유증이나 부작용을 미리 설명하여 수술동의를 받아야 할 의무가 있다. 설명의무위반으로 환자가 입은 손해를 배상할 책임이 있으며, 환자의 나이, 가족관계, 재산 및 교육 정도, 증상의 발생 경위, 설명의무위반 정도를 고려하여 위자료를 지불하여야 한다.

●●● 의료적 관점의 예방책

치과치료에 따르는 합병증의 발생 가능성이 낮거나, 합병증 정도가 미약하다 하더라도 치료 전에 반드시 환자에게 설명을 하고, 동의서를 작성하여 환자의 서명을 받아두는 것이 바람직하다.

2. 악교정 수술 - 수술 후유증, 사망

▶ 악교정 수술 후 사망

판례번호: 서울지방법원 2000가합7535 손해배상(의)

●●● 사건 개요

악교정 수술 후 심한 출혈로 사망하여 과실로 소송을 제기하였다.

●●● 사실 관계

사망 환자는 말을 많이 하거나 질기고 딱딱한 것을 씹으면 턱관절에 통증을 느껴 1997년 5월 말경부터 종합병원 교정과에서 턱관절 교정을 받았으나 교정이 완전하지 아니하자 수술을 위해 같은 병원 구강외과로 수술 의뢰를 하였다. 1999년 6월 8일 입원하여 같은 해 6월 9일 수술을 받고 같은 해 6월 16일 퇴원하였다. 퇴원 후 통원 치료를 받던 중 같은 해 7월 턱 부분 방사선사진 촬영 후 턱뼈가 빠져 있다고 하여 같은 해 7월 13일 입원하여 같은 해 7월 14일 수술을 받았다. 수술 직후부터 극심한 통증과 출혈이 시작되었다. 같은 해 7월 16일 심한 통증과 함께 눈이 충혈되고, 안구 돌출 등의 증상이 발생하였으나 특별한 조치는 없었다. 증상이 계속 심해져서 같은 해 7월 18일 구강외과 진료실에서 좌측경동맥과 후하악정맥에 대한 결찰술을 시도하던 중 심한 출혈과 함께 환자는 혼수상태에 이르렀다. 그 후 환자를 수술실로 옮겼으나 심장박동이 중지되어 심폐소생술을 시행하였다. 출혈 부위에 대한 수술을 시행하였으나 환자는 의식을 회복하지 못하고 중환자실로 옮겨졌다. 환자는 중환자실에서도 의식을 회복하지 못하고 같은 해 8월 11일 사망하였다.

●●● 재판부 판단

치과의사는 수술을 시행하면서 다른 기관을 다치지 않게 하고, 수술 부위 상처의 감염을 방지하는 등 주의를 기울였어야 함에도 이를 게을리 하여 수술 중 중요 혈관을 절단하고도 그 상태를 발견하지 못하고 오랫동안 방치하였을 뿐만 아니라 제대로 치료하지 않아 수술 상처 부위가 감염되게 하는 등 업무상과실이 인정된다. 이에 치과의사 측은 환자들의 모든 손해에 대해 배상할 책임이 있다.

●●● 의료적 관점의 예방책

수술 전 수술동의서의 작성 시 예측 가능한 모든 합병증에 대해 설명하고, 환자와 보호자가 서명 날인하게 해야 한다. 또한 수술 후 환자의 증상에 대해 귀를 기울이고, 주의 깊은 관찰과 적절한 대처가 필요하다.

▶ 안면비대칭 수술 후 안면마비 증상

판례번호: 광주지방법원 2001가합6611 손해배상(의)

●●● 사건 개요

좌측 악관절 강직증에 의한 안면비대칭 증상으로 2차례 수술 이후 좌측 안면마비증상 발생 후 소송을 제기하였다.

●●● 사실 관계

환자는 1999년 1월 임상 검사 통해 안면비대칭, 안면의 좌측 편위, 최대 개구량 27mm로 좌측 악관절 강직증의 진단을 받았다. 1999년 2월 12일 안면비대칭으로 진단 후 환자와 환자의 아버지에게 수술의 필요성, 수술 후유증으로 동통과 부종이 예상되고 안면 감각신경이 손상될 수 있으나 일반적으로 2~6개월 이내 회복되며, 수술 후에도 악관절 강직증과 개구장애가 있을 수 있다는 점, 이차적인 수술의 필요성 등을 설명한 다음 환자로부터 수술동의를 받았다. 1차 수술로 상악의 경우는 상악 좌측 하방 4mm, 우측 상방 4mm로 Lefort I 골절단술을 시행하였으며, 하악의 경우에는 우측을 5mm, 좌측을 11mm 전방이동시키는 하악 상행지 수직시상 분할 골절단술을 시행하였다. 6주간 악간 고정술 이후 1999년 10월 28일 하악 이부 비대칭 개선위한 2차 수술을 우측 5mm, 좌측 8mm 길이를 증가시키는 이부성형술을 시행하였다. 환자는 1차 수술 이후 얼굴이 틀어지고 좌측 눈이 감기며 말을 할 때 입이 우측으로 돌아가는 등의 부분적인 좌측 안면마비 증상을 호소하였고 2003년 6월 4일 경 대학병원 구강외과에서 (1) 좌측 안면부위 주름 형성의 어려움, 좌측 눈꺼풀과 눈썹 운동의 기능저하 및 이에 수반되는 눈을 뜨는 운동의 제한, (2) 좌측 구각부의 불수의적인 경련, (3) 좌측 이부 및 협부의 감각저하, (4) 우측 턱관절의 관절잡음 청취, 개구 제한(최대 개구량 33mm) 등으로 이러한 증상을 종합하여 보면 좌측 안면에 신경마비 증상이 존재하고 있다 판단하였다.

4

●●● 재판부 판단

1차 수술 후 2개월이 경과한 뒤 부분적인 좌측 안면마비 증상이 나타나기 시작한 사정만으로 의료상의 과실로 인한 것이라고 추정할 수는 없으므로 환자는 수술 과정에서 저질러진 일반인의 상식에 바탕을 둔 구체적인 의료상의 과실 있는 행위를 입증하고 후유증과 사이에 일련의 의료행위 외에 다른 원인이 개재될 수 없다는 점과 환자에게 이 사건 수술 이전에 위와 같은 후유증의 원인이 될 만한 건강상의 결함이 없었다는 사정을 증명하여야 하는 것인데 수술 도중 환자의 안면 감각신경을 절단하는 등의 의료상의 과실이 있는 행위를 하였다는 점을 인정하기 부족하고 인정할 만한 증거가 없다. 좌측 안면마비 증상의 원인은 1차 수술과정에서의 신경손상이라기보다는 1차 수술 후 반드시 수반되는 종창 또는 부종으로 인하여 나타났을 가능성이 있고 안면마비 증상이 매우 다양하기 때문에 그 정확한 원인을 감별하기는 어려우며 이부와 협부의 감각이상은 수술 후 흔히 발생하는 후유증의 하나이고 개구제한은 이 사건 수술로 호전된 것이며 2차 수술은 이부의 비대칭을 개선하기 위한 이부성형술로 좌측 안면마비 증상과는 상관관계가 없는 것으로 보이고 좌측 안면마비 증상이 일시적인 것인지 영구적인 것인지 여부는 일정기간 치료를 시행한 후 판단하는 것이 합리적이라는 내용으로 진단한 사실을 인정할 수 있고 수술과정은 정상적으로 진행된 것으로 보이고 후유증에 대한 설명을 함에 따라 환자 스스로 자기 결정권을 행사하여 수술을 받기로 동의하였으며 안면마비 증상의 원인이 매우 다양하여 이 사건 수술과정에서 의사의 과실에 의한 것인지 아니면 1차 수술 후 수반되는 종창 또는 부종에 의한 것인지 그 정확한 원인을 감별하기 어려우므로 좌측 안면마비 증상이 발생하였다는 사정만으로 수술과정에서의 의료상의 과실이 있다고 단정하기는 어렵다.

●●● 의료적 관점의 예방책

수술 전 필수적인 수술동의서의 작성에 있어서 예측 가능한 모든 후유증에 대한 설명과 치료적 다양성을 반드시 환자와 보호자를 통하여 작성하고 서명 날인하여야 한다. 아울러 수술동의서와 수술 설명서 양식을 별도로 제작하여 설명 시 일반인이 이해하기 쉽도록 그림 등을 추가로 기재하여 설명하고 정보를 남겨 놓아 객관적 자료로 보존하여야 한다. 본 판례의 경우 재판부에서 의료 과실을 입증하는 부분에서 과실이 있음을 입증하지 못하였으나 최근 환자 스스로 과실을 입증하는 부분에서 의사가 과실이 없음을 입증하는 부분으로 바뀌고 있음에 주목하여야 한다.

▶ 돌출 입 수술 후 발생된 수술 불만

판례번호: 서울지방법원 2003가단298335 손해배상(의) / 서울고등법원 2005나65526

●●● 사건 개요

전방 치조골 절제술 후 수술 결과 불만족으로 소송을 제기하였다.

●●● 사실 관계

환자는 2000년 8월경 웃는 얼굴의 부자연스러움을 개선하기 위해 개인 성형외과의원에 내원하여 상담을 하였다. 성형외과의사는 환자가 입술이 약간 돌출되어 있어 옆모습을 개선하기 위해서는 전방 치조골 절제술(ASO 수술)이 필요하다고 권유하였고, 위 수술을 위해 교정 치과의사에게 발치 및 수술모형도 제작을 의뢰하였다. 교정 치과의사는 수술 준비로서 환자의 상·하악 좌·우측 제1소구치를 발치하고, 환자의 양악을 4.5mm 들어가게 하는 수술 모형도를 제작하였다(환자가 입이 너무 들어가지 않게 해 달라고 부탁하여 보통보다 작게 모형도를 작성). 환자는 2000년 8월 18일 수술 후 같은 해 8월 21일 퇴원하였다. 수술 후 2000년 9월 5일 경부터 교정 치과의사에게 입이 너무 들어가게 되었다고 항의하자 교정 치과의사는 2001년 4월경까지 환자의 치아를 앞으로 끌어내는 치아 교정을 해 주었다. 그러나 환자가 발음이 힘들고, 입술 우측이 틀어지며, 우측 턱이 더 돌출되었다는 취지로 말을 하여 2001년 5월 성형외과의사가 안면부 당김 성형술 및 턱을 안쪽으로 밀어 넣는 수술을 시행하였다.

●●● 재판부 판단

환자의 외모가 악화되었다는 주장에 대해 성형수술 후의 상태가 환자가 주관적으로 기대하고 있던 수술 전의 예상과 다르다는 사정만으로 의사에게 과실이 있다고 볼 수는 없다. 위 수술의 모형도가 교정 치과의사의 계측상의 과실 등으로 잘못 작성되었음을 인정할만한 증거도 없고, 성형외과의사가 행한 절제술이 위 수술 모형도와 달리 이루어졌음을 인정할만한 증거도 없다. 교정 치과의사의 교정치료에 과실이 있다는 주장에 대해 교정치료 후 이물질이 끼고, 발치한 부분을 보조물로 때워 흉하게 되었다는 것을 인정할 만한 증거가 없다. 환자의 하치조신경손상 및 설명의무위반주장에 대해 단순히 발치 및 교정치료를 한 교정 치과의사의 치료상의 과실로 보기 어렵고, 교정치과의사가 설명해야 할 수술 후 후유증의 하나라고 보기도 어렵다. 이 사건 절제술 과정에서 신경손상이 발생할 가능성이 있고, 환자의 신체감정결과도 현재 증상이 이 사건 절제술에 의한 것으로 판단하고 있는 점 등에 비추어 보면 성형외과의사는 신경을 손상시키지 않도록 해야 할 주의의무를 소홀히 하였음이 인정된다. 또한 진료기록상 이 사건 절제술에서 일반적으로 발생할 수 있는 후유증의 하나인 신경손상에 대해 설명하였음을 인정할만한 자료도 없어 설명의무도 위반하였다고 할 것이다.

●●● 의료적 관점의 예방책

수술 전 수술동의서의 작성시 예측 가능한 모든 합병증에 대해 설명하고, 환자와 보호자가 서명 날인하게 해야 한다. 아울러 수술동의서와 수술 설명서 양식을 별도로 제작하여 설명 시 일반인이 이해하기 쉽도록 그림 등을 추가로 기재하여 설명하고 정보를 남겨 놓아 객관적 자료로 보존하여야 한다. 진료 영역이 다른 부분에 관해서는 진료를 담당하는 영역에 대한 주의의무와 진료 부분에 대한 후유증, 합병증 등의 충분한 설명을 통하여 서로 다른 진료 영역을 분명히 하여야 의료분쟁 시 문제를 최소화할 수 있다.

▶ 악교정수술 후 안면비대칭, 개구장애 및 감각이상

판례번호: 부산지방법원 2005가단125699 손해배상(의)

●●● 사건 개요

종합병원에서 2회에 걸친 양악수술 및 이부성형술 후 교합불안정과 골수염 발생으로 안면비대칭, 부정교합, 개구장애, 턱관절장애, 감각이상이 발생하여 소송을 제기하였다.

●●● 사실 관계

악안면 기형 환자가 선천성 기형 얼굴 무료 수술사업 대상자로 선정되어 종합병원에서 양악수술 및 이부성형술 후 안면비대칭이 개선되지 않아 4개월 후 2차 수술을 받았는데, 수술 중 하악 좌측 상행지부의 근심골편을 과도하게 제거하여 근심골편과 원심골편 사이의 골 접촉이 불량하였고 3년이 지나도록 골치유가 일어나지 않았다. 수술 3년 후 하악 좌측 우각부에 골수염이 발생하여 대학교 치과병원에서 2회에 걸쳐 제3대구치의 발치와 소파술 및 골편 재고정술 등의 수술을 하였다. 현재 환자의 상태는 턱끝이 좌측으로 2cm 정도 변위되어 있고, 상악 치아의 교합평면은 경사져 있으며, 상악 치아의 정중선은 우측으로 2cm 정도 변위되어 있고 약 5mm 정도 반대교합을 보이고 있다. 그리고 30mm 이상 개구 시 좌측 악관절의 통증과 관절잡음이 있고 최대 개구량은 45mm이다. 또한, 양측 하순부에 감각저하가 관찰되며 우측이 좌측에 비해 심하다.

재판부 판단

1. 안면비대칭을 교정하기 위한 악교정수술은 수술 전 환자의 악관절에 대한 평가, 수술 후 안정된 교합을 이루기 위한 수술전 교정 등이 필요하며, 수술의사와 치과 교정의사의 면밀한 협조가 중요하다. 또한 이부성형술 시에는 이공 전방에서 최소한 5mm 이상의 충분한 거리를 두고 골절단을 시행해야 함에도 이공에 근접 또는 포함되도록 골절단술을 시행하여 이신경을 손상케 하였을 뿐 아니라 그 손상 정도에 따라 적절한 치료를 해 주어야 함에도 아무런 치료를 하지 않아 양측 하순부의 감각마비를 유발하였다. 위 담당 의사는 불법행위자로 환자에게 손해를 배상할 의무가 있다.
2. 책임의 제한: 선천성 기형얼굴 무료수술 사업시 치과 교정치료는 고려하지 않았으며 의사가 치아교정에 대해 설명하였으나 환자가 교정치료를 받지 않은 점, 1, 2차 수술로 환자의 안면비대칭 자체는 상당히 개선된 점, 환자가 제3대구치를 발치하지 않아 골수염 발생에 기여한 점 등을 고려할 때 의사의 책임을 50%로 제한하여 의사와 병원은 각자 환자에게 비용을 지급한다.

의료적 관점의 예방책

수술 전에는 환자에게 모든 가능성 있는 합병증에 대한 설명과 함께 수술동의서를 받고, 수술 후에는 수술기록지를 꼼꼼하게 기록한다. 수술 전에 치료계획을 수립할 때 여러 검사과정을 통해 합리적인 치료방법을 선택한다.

▶ 성형외과에서 시행한 이부 성형술 후 감각이상

판례번호: 수원지방법원 평택지원 2006가단20745 손해배상(의)

사건 개요

개인 성형외과의원에서 이부 성형술을 받고 하악 전치부 및 이부에 감각이상이 나타나 소송을 제기하였다.

사실 관계

개인 성형외과의원에서 수술 전 방사선사진 촬영이나 수술동의서 없이 무턱에 대한 이부성형술(수평 전진술)과 나사와 금속판을 이용한 고정술을 시행하였다. 수술 후 환자가 턱의 비대칭을 호소하여 7개월 후 수술동의서 없이 재수술을 시행하였는데 이후 이부 및 하악 전치부의 감각저하증상이 나타났고, 의사는 2년 정도 기다려보자고 하였다. 이후 환자는 대학교 치과병원에서 아래턱 부위와 치아에 경도의 감각저하 진단을 받았다.

●●● 재판부 판단

1. 의사가 의료행위를 함에 있어서 응급환자의 경우나 그 밖의 특단의 사정이 없는 한 위 행위에 대한 승낙을 얻기 위한 전제로서 환자나 그 법정대리인에게 질병의 증상, 치료방법의 내용 및 필요성, 발생이 예상되는 위험 등에 관하여 당시 의료수준에 비추어 상당하다고 생각되는 사항을 설명하여 환자가 그 필요성이나 위험성을 충분히 비교해 보고 그 의료행위를 받을 것인가의 여부를 선택할 수 있도록 할 의무가 있는데, 성형수술의 경우 긴급을 요하지도 않고 수술 후 환자의 주관적인 기대치와 다른 경우가 있을 수 있음에도 불구하고 설명의 의무를 위반하였다고 인정된다. 또한 의사는 수술이 간단하여 방사선사진을 촬영하지 않았고 표준적인 절차에 의해 수술하였으므로 과실이 없다고 주장하나, 진료기록부에는 수술에 관한 개략적인 기재만 되어 있을 뿐 별도의 수술기록지도 작성되어 있지 않았고 의사 본인 외에는 수술상 어떤 과실이 있었는지 알 수가 없으므로 환자의 증상 발생에 대해 수술상의 과실 이외에 다른 원인이 있다고 보기 어렵다.
2. 책임의 제한: 외과수술이 내포한 위험성과 환자가 1차 수술 후 다른 병원에서 이미 감각이상이 후유증으로 발생할 수 있음을 알고 있었던 점을 참작하여 의사의 책임을 80%로 제한한다.
3. 손해배상의 범위: 후유장애 및 노동 능력 상실 4%에 해당하는 일실 수입과 기왕 치료비의 80%에 더해 위자료를 지급한다. 환자가 주장하는 향후 치료비 중 금속판 제거술은 위 수술의 결과와 관계가 없고, 신경이식술은 위 수술로 환자의 증상이 호전되기 어려워 이행여부가 불확실하므로 받아들이지 않는다.

●●● 의료적 관점의 예방책

수술 전에는 환자에게 발생 가능한 모든 합병증에 대한 설명과 함께 수술동의서를 받고, 수술 후에는 수술기록지를 자세하게 기록한다. 수술 전에 치료계획을 수립할 때 여러 검사과정을 통해 합리적인 치료방법을 선택한다.

▶ 악관절 수술 후 발생한 악화된 턱관절장애

판례번호: 부산지방법원 2009가합13616 / 부산고등법원 2009나19352 손해배상(의)

●●● 사건 개요

턱관절장애로 치료를 받던 중 하악 우각부 골 삭제, 교근 제거, 하악 이부 성형술 후 턱관절 증상이 악화되어 소송을 제기하였다.

●●● 사실 관계

환자는 사랑니 발치 후 개구 및 저작 시 턱관절 통증과 잡음, 개구제한 및 얼굴 비대칭으로 1991년 7월 9일 치과병원 구강외과에 내원하여 측두하악 관절증후군으로 진단받고 그 때부터 1993년 2월경까지 물리치료와 전기치료를 받았으나 증상이 호전되지 않고, 두통, 등이나 목의 통증이 나타나자 1993년 8월 29일 왼쪽 턱관절 부위, 같은 해 10월 2일, 1994년 9월 9일 양측 턱관절 부위에 관절강 세척술을 시술받았다. 그러나 증상이 호전되지 않고 1998년 4월 28일 CT 촬영 결과 좌측 턱관절 부위에 대한 퇴행성 변화가 나타났다. 한편 사각 얼굴, 교근 비후증, 턱끝 왜소증으로 2000년 2월 4일 치과의사 병원 구강외과에서 하악 양측 우각부 골 삭제, 교근 제거, 하악 이부 성형술을 받았고, 2001년 8월 20일 턱관절 잡음, 개구장애, 안정교합위 소실, 턱주위근의 동통, 관절통 등으로 종합병원에서 장치 치료를 동반한 교정치료를 받았으나 증상은 개선되기도 하였으나 곧 재발되었다. 2004년 5월 24일 경-흉추 측만증, 경추 염좌로 진단받고, 2007년 6월 18일 제5, 6경추간 추간판 탈출증으로 진단받았으면, 현재 개구, 저작의 제한 및 동통, 우측 턱관절통 및 경부 동통이 있고, 장치물 장착 시 동통이 완화되나 모든 악운동 시 경직된 양상을 보이는 상태에 있다.

●●● 재판부 판단

1. 수술 상 과실 여부: 환자는 치과의사 병원에 내원하기 전부터 개구 및 저작 시의 턱관절 통증과 잡음, 개구제한 및 얼굴 비대칭으로 일상생활에 제약을 받아 왔으며, 계속 치료를 하였으나 1998년 4월 28일 좌측 턱관절 부위에 퇴행성 변화를 보이는 등 만성적인 측두하악장애를 앓아왔다. 만성적인 측두하악장애는 선천적 기형의 가능성 등을 배제할 수 없으며, 그 완치가 어려워 치료의 목적이 증상의 완화 및 관리에 있는 점, 이 사건의 수술은 성형을 위한 것으로 측두하악장애 치료를 위한 것이 아니었을 뿐만 아니라 하악 우각부 절제술을 할 때 절제하는 양은 수술자의 판단에 따르고, 근육의 손상은 불가피하나 시간이 지나면 회복이 된다는 점, 환자는 수술 후 정상적으로 퇴원하였다는 점 등에 비추어 보면 치과의사 병원 의료진에게 수술 과정상 과실이 있다거나 이 사건 수술과 환자 주장의 장애 발생 사이에 인과관계가 있다고 인정할만한 증거가 없다.
2. 설명의무위반 여부: 의사의 설명은 모든 의료과정 전반을 대상으로 하는 것이 아니라 수술 등 침습을 가하는 과정 및 그 후에 나쁜 결과 발생의 개연성이 있는 의료행위를 하는 경우 또는 사망 등의 중대한 결과 발생이 예측되는 의료행위를 하는 경우 등과 같이 환자에게 자기 결정에 의한 선택이 요구되는 경우만을 대상으로 한다. 따라서 환자 주장의 장애가 발생하였다고 인정할 수 없는 이 사건에서 치과의사 병원 의료진이 환자 주장 장애의 발생 가능성을 설명하지 않았다고 하더라도 그러한 사정만으로 설명의무의 위반이 있다고 할 수 없다.

●●● 의료적 관점의 예방책

수술 전 수술동의서의 작성 시 예측 가능한 모든 합병증에 대해 설명하고, 환자와 보호자가 서명 날인하게 해야 한다. 또한 수술 후 환자의 증상에 대해 귀를 기울이고, 주의 깊은 관찰과 적절한 대처가 필요하다.

▶ 양악 수술을 위한 전신마취 중 발생한 사망

판례번호: 서울중앙지방법원 2009가합81673 손해배상(의), 2009고단6568 업무상과실치사

●●● 사건 개요

양악 수술을 위해 전신마취를 시행하는 도중 기관지 연축 후 심정지로 사망하여 소송을 제기하였다.

●●● 사실 관계

개인 치과에서 양악 수술을 받기로 하여, 2007년 12월 29일 수술 전 마취 안전성 검사에서 심전도 검사상 '좌측변위(−48°) poor r wave in V2'로 심전도 추적검사를 요한다는 결과가 나왔고, 수술 당일인 2008년 1월 9일 아침 수술 환자가 어지럼증을 호소하였으나, 마취과 의사는 심전도에 대하여는 알고 있었으나, 어지럼증의 호소에 대해서는 알지 못한 상태에서 마취를 시작하였다. 오전 9시 9분 기관 삽관 전 기관지 연축이 일어나 산소포화도 및 맥박수가 떨어져 9시 14분경 심정지 상태에 도달하였다. 치과의 마취과 의사와 치과의사가 심폐소생술을 시행한 후, 11시 47분경 대학병원으로 전원하였지만, 3개월 후인 2008년 3월 31일 다발성 장기부전으로 사망하였다.

●●● 재판부 판단

1. 마취 전 수술 결정 과정의 과실유무: 심장의 좌측변위는 정상인에서도 나타날 수 있으며, 환자가 심장 병력이나 심장질환의 증상이 없었고 수술 담당의가 수술 환자의 상태를 전반적으로 평가한 후 추가 검사의 필요성을 결정할 수 있으며 수술 당일 의사들이 수술 환자에게 문진한 점으로 미뤄볼 때 마취 전 수술 결정 과정에서 과실은 없었다. 사망 환자의 진료기록부를 보면 항생제 피부반응 검사를 시행하였다. 마취 중 기관지 연축이 발생한 경우의 50%가 정상인에서 발생하므로 수술 전 조치를 잘못했다고 보기 어렵다.
2. 마취 과정에서의 과실 유무: 마취제는 환자의 어지럼증 호소와 관계없이 적정량을 투여하여 의사들이 주의 의무를 위반했다고 볼 수 없다.
3. 응급처치 과정에서의 과실 유무: 사건 당일 오전 9시 9분경 수술 환자의 산소포화도가 저하되고 9시 19분경까지 산소포화도 40의 상태가 지속되었으며 9시 14분경부터는 심정지 증상이 나타났는데, 9시

30분경에야 에피네프린을 투여하고 심장마사지를 시작한 사실은 응급처치가 지체되었고 수술 환자가 뇌사상태에 빠져 사망에 이르렀다고 보는 것이 타당하다. 다만 제세동기를 구비하지 아니한 과실이 있다는 환자 측의 주장에 대해서는 관련법령상 의무사항이 아니고, 심장마사지 등으로 대체할 수 있다. 의사들은 9시 14분경 에피네프린을 투여하고 심장마사지를 시작하였다고 주장하나 간호기록지에는 9시 30분경, 마취기록지에는 9시 25분경 시작했다고 기재되어 있다. 의사의 진료기록부는 환자의 상태와 치료 경과를 빠짐없이 정확히 기록하여 이를 이후 환자 치료에 이용함과 더불어 다른 의료기관 종사자들에게도 그 정보를 제공하여 환자가 적정한 의료를 제공받을 수 있도록 하고, 추후 그 의료행위의 적정성을 판단하는 자료로 사용하도록 함에 있다. 의사가 진료기록을 성실히 작성하지 않음으로 인해 진료경과가 불분명하게 된 데 따른 책임은 의사에게 있다. 이러한 과실은 집도의와 마취의에게 있으며, 수술보조의사는 마취과 전공의가 아니며 집도의의 지시에 따라 업무를 수행하므로 과실이 없다.

4. 전원과정에서의 과실유무: 오전 9시 9분경 저산소증이 발생한 이후 11시 47분경 119구급차를 불러 종합병원으로 이송한 것은 환자의 활력징후가 안정되지 않은 상태에서 전원하면 더 위험할 뿐 아니라, 전원되기까지 합병증 예방 조치를 취하였으며, 이미 저산소증이 이미 45~50분간 지속되었기 때문에, 전원 조치에 다소 지체가 있었더라도 환자의 사망과 인과관계가 없다.
5. 설명의무위반 여부: 기록부에 보면 수술 환자와 환자의 아버지에게 수술 및 마취에 관한 합병증 등이 기재된 수술, 마취, 검사, 시술 청약서에 자필 서명을 받았으므로 설명의무를 위반하지 않았다.
6. 책임의 제한: 마취 후 환자에게 갑자기 기관지 연축이 발생하였고, 의료행위의 특성 및 위험성 정도 등에 비추어 볼 때, 의사들에게 응급처치 상의 과실이 있다하더라도 그 배상 책임의 범위를 30%로 제한한다.

●●● 의료적 관점의 예방책

치과의사들도 심폐소생술을 반드시 습득해야 하며, 꼼꼼하고 자세한 의무기록이 필수적이다. 수술 전에 수술동의서 등에 대해 환자와 보호자에게 설명하고 서명을 받고나서 진료에 임한다. 응급상황 발생 시에는 의무기록을 분단위로 기록하여야 하고, 자신의 진료 범위를 벗어난 경우에는 신속한 전원조치가 필요하다.

▶ 악교정 수술 후 발생한 전치부 부정교합과 신경손상

판례번호: 울산지방법원 2010가합2332 손해배상(의)

●●● 사실 관계

환자는 2005년 7월 5일과 2007년 1월 25일 두 차례에 걸쳐서 치과의사로부터 턱교정 수술을 받았다. 수술 전 수술 후유증 발생 가능성에 대한 충분한 설명을 듣지 못했고, 수술 후 심각한 전치부 부정교합과 하치조신경손상의 후유장애를 앓고 있다.

●●● 재판부 판단

하지조신경손상은 향후 회복 가능성이 높지 않아 현재 상태가 고착된 것으로 보이고, 환자가 수술 전 후유증이나 수술 부작용에 대해 구체적이고 상세한 설명의무를 다했다고 보기 어려우므로 손해배상의 책임이 있다.

●●● 의료적 관점의 예방책

수술 전 수술동의서의 작성 시 예측 가능한 모든 합병증과 수술 부작용에 대해 설명하고, 환자와 보호자가 서명 날인하게 해야 한다. 또한 수술 후 환자의 증상에 대해 귀를 기울이고, 주의 깊은 관찰과 적절한 대처가 필요하다.

3. 기타 - 수술 후유증, 사망

▶ 하악 골절 수술 후 사망

판례번호: 부산지방법원 2000가합16131 / 부산고등법원 2002나9141 손해배상(의)

●●● 사건 개요

골절 수술 후 호흡 억제로 사망하여 소송을 제기하였다.

●●● 사실 관계

사망 환자는 2000년 3월 턱뼈를 다쳐 같은 날 병원에 입원하였고, 담당 치과의사의 진단 후 같은 해 3월 22일 하악 정중부 및 좌측 하악 과두 골절 고정 수술을 받게 되었다. 수술은 14:00경부터 15:00경까지 진행되었으며 환자는 수술 후 회복실로 옮겨졌다. 16:00까지 환자의 활력징후는 안정적이었으나 동맥혈산소포화도는 90~95%로 낮게 유지되었으며, 16:05경에는 혈압이 90/95mmHg, 맥박이 분당 65회로 저하되었으며, 16:10경 동맥혈산소포화도는 94%로 떨어져 산소투여량을 10L로 올리고 관찰하였으나 산소포화도가 계속 떨어졌다. 이에 16:25경 구강으로 기관내 삽관을 시행하였는데, 기도 내에서 혈성 분비물이 뿜어져 나와 흡입기로 배출시키면서 심폐소생술을 시행하였는 바, 그 분비물의 배출 총량이 6~7L에 달하였다. 17:30경 다시 심정지되어 회복실에서만 4시간 30분가량 심폐소생술을 하다가 20:50 경 중환자실로 옮겼다. 그러나 환자는 중환자실에서도 의식을 회복하지 못하고 같은 해 3월 23일 사망하였다.

의료적 관점의 예방책

수술 후 환자의 증상에 대해 주의 깊은 관찰과 적절한 대처가 필요하다.

▶ 하악 골절 부위의 재수술에 따른 과다 출혈과 뇌경색

판례번호: 서울지방법원 2001가합1413 손해배상(의)

사건 개요

골절 수술 후 뇌경색이 발생하여 소송을 제기하였다.

사실 관계

환자는 2000년 5월 13일 계단에서 넘어져 종합병원 응급실에 내원하여 좌측 하악골 정중부 및 과두부 골절 진단 후 성형외과에 입원하여 성형외과의사에게 2000년 5월 18일 정복술을 받았다. 2000년 5월 20일 과두 골절 부위에 대해 내시경을 이용한 재수술을 받고 퇴원하였다. 그러나 수술 2개월 후 수술 부위의 통증으로 병원에 재내원하였고, 구강외과 의사를 통해 고정판이 파절된 것이라는 진단을 확인하고 2000년 8월 1일 3차 수술을 하였다. 그러나 계속 부정교합 증세를 호소하였고, 담당 구강외과의사의 진단 결과 과두의 관절돌기가 제 위치에서 상당히 변위되어 있음을 확인하고 구강외과의사와 상의하여 4차 수술을 하기로 하였다. 2001년 1월 11일 구강외과의사는 남씨 방법에 의한 하악골 정복술을 시행하였으나 수술 중 출혈이 광범위하게 일어났고, 지혈이 잘 이루어지지 않아 수혈을 하였다. 집도한 구강외과의사는 지혈을 위해 내경정맥과 외경동맥을 결찰하였다. 환자는 2001년 1월 12일 안면 및 사지마비 증세가 발생하였고, 신경외과에서 MRI 검사를 받은 결과 좌측 중뇌동맥 상지부의 색전증으로 진단되었다. 뇌경색으로 인하여 우측 부전마비 증세 및 이로 인한 보행장애, 구음장애, 인지기능장애를 보이고 있다.

재판부 판단

1. 주의의무위반에 대해: 환자는 3차례의 수술로 인해 수술 부위에 반흔조직이 단단히 형성되어 있고, 수술 부위 부근에는 외경동맥과 정맥, 상악동맥, 내경동맥 등이 위치하므로 세심한 주의가 필요함에도 주의를 하지 않은 것에 대해 손해배상 책임이 있다.
2. 설명의무위반에 대해: 당시의 의료수준에 비추어 예견할 수 없는 위험에 대한 설명의무까지 부담하게 할 수는 없는 바, 4차 수술 당시 과도한 출혈이 발생하거나 색전으로 인한 뇌경색이 발생할 것을 설명하지 않은 것에 대해 손해배상 책임을 80%로 제한한다.

●●● 의료적 관점의 예방책

반복적인 재수술의 병력이 있는 경우 수술적 접근 외 다양한 치료방법에 대해서도 고려할 필요가 있다. 또한 재수술 시에는 변형된 해부학적 구조물에 대한 신중한 접근이 필요하다.

▶ 발치와 충치치료 후 사망

판례번호: 서울지방법원 2002가단45097 손해배상(의)

●●● 사건 개요

발치와 충치치료 후 사망하여 소송을 제기하였다.

●●● 사실 관계

사망 환자는 2001년 8월 20일 경 어금니 4개의 충치치료를 위해 병원을 방문하여 상담하였고, 혈압이 높은 편이니 입원하여 혈압 조절 후 발치하여야 한다고 하여 입원실을 예약하였다. 같은 해 8월 27일 병원에 입원하였다. 환자 보호자들은 위 환자가 만성신부전증이 있다는 것과 혈압이 높은데 발치를 하여도 상관없는지 여러 차례 문의하였으나 담당 치과의사는 상관없다고 하고 같은 해 9월 3일 어금니 2개를 발치하였다. 그리고 그 다음 날 밤 9시 경부터 약 3시간에 걸쳐 다른 쪽 어금니 충치치료를 받았고 같은 해 9월 5일 새벽부터 구토와 하혈을 시작하였다. 결국 같은 해 9월 7일 오후 중환자로 옮겨졌으나 상태가 계속 악화되어 같은 해 9월 27일 사망하였다.

●●● 재판부 판단

환자의 사망과 관련하여 치과의사 측에 진료상의 과실이 있다고 보기 어렵다. 또한 환자의 사망이 치과의사 병원의 원내 감염에 의한 것일 가능성도 전혀 배제할 수는 없으나 사망 환자에게서 검출된 감염균이 감염 예방의무의 대상이 되는 주요 원인균이 아니었던 점과 이상적인 감염관리를 하는 경우에도 면역력이 약한 환자가 감염병에 이환되는 것을 근본적으로 막을 방법은 없는 점 등에 비추에 치과의사 측에 이에 대한 예방 의무까지 기대하기는 어렵다. 그러나 환자가 노령에 위궤양, 신부전증 등 기왕병력이 있어 면역력이 약한 환자임을 감안하여 구강 내 상주균 또는 원내균에 의한 감염이 발생할 수 있다는 점에 대해 충분히 설명하지 않아 발치 여부에 대한 망인의 자기 결정권을 침해한 점은 인정된다.

●●● 의료적 관점의 예방책

감염 치아의 발치 시 신중하게 접근해야 할 것이며, 환자의 증상에 대해 주의 깊게 관찰하고 적절하게 대처해야 할 것이다. 전신질환이 있는 환자는 해당 주치의와 충분한 협진이 필요하며, 협진 진료 시 정식 의뢰 및 회신 절차를 따라야 할 것이다.

▶ 치성감염으로 인한 안면 누공

판례번호: 대전지방법원 천안지원 2005가소60710 손해배상(의)

●●● 사건 개요

치성 감염으로 인한 안면 누공을 원인 제거 없이 2회에 걸쳐 수술한 의사에 대해 손해배상을 청구하였다.

●●● 사실 관계

환자는 왼쪽 턱 아랫부분이 함몰되며 고름이 나오기 시작하여 2004년 11월경 치과의사가 운영하는 병원에 내원하였는데 치과의사는 환자에게 '안면조직이 붙어 있으니 간단한 수술로 치료가 될 거라고 하며 성형수술이라서 비용이 20만원 정도 한다'고 설명하였다. 환자는 수술을 받았으나 차도가 없고 수술 받기 전과 똑같은 상황이 발생하여 또다시 치과의사를 찾아가자 다시 수술을 권유하여 또 수술을 받고 약을 복용하였다. 그렇게 1년에 경과하였으나 차도가 없어 주위에서 치과를 권유받고 2005년 9월 치과병원에 찾아가 잇몸에 염증이 있다는 진단을 받고 당일 바로 치료를 받자 상처가 아물기 시작하고 고름이 나오지 않게 되었다. 환자는 이처럼 간단한 방법으로 치료가 가능한 것을 두 번의 수술과 1년이 넘게 약을 복용하고 치료한 것이 억울하여 치과의사를 찾아가 그동안의 경과를 이야기 하자 치과의사는 '그렇게 살기가 힘들어'라고 비아냥거리더니 병원 밖으로 나가고 환자와의 대화를 중단하였다. 환자는 치과의사의 사과라도 들으려 한 것이나 치과의사의 행동에 소송을 하게 되었다.

●●● 재판부 판단

강제 조정으로 담당 치과의사는 환자에게 보상금을 지급한다.

●●● 의료적 관점의 예방책

치성 감염으로 인한 안면 누공은 그 원인인 치성 감염의 해결 없이 안면 누공만을 절제하는 경우 재발이 일어나게 되는데 실제로 성형외과나 이비인후과에서 치료를 하였으나 다시 발생하였다는 주소로 내원하는 환자가 상당 수 있다. 치과의사는 안면 누공이 있는 환자의 경우 원인이 치성 기원인지 여부를 판단하여 적절한 치료를 하고 이에 대해 환자에게 정보를 줄 필요가 있다.

▶ 알러지 약물 투여에 따른 사망

판례번호: 수원지방법원 안양지원 2009가단8602 손해배상(의)

사건 개요

환자는 치과의사 의료법인 재단이 운영하는 종합병원(이하 치과의사 병원)에서 수술 및 치료를 받은 후 사망하여 사망 환자의 자녀들이 담당 병원 및 치과의사에게 손해배상을 청구하였다.

사실 관계

사망 환자는 2009년 2월 9일 경 병원 치과에서 치료를 받고 집에 돌아온 후 잇몸에서 출혈이 되고 멎지 않아 다시 내원하였는데, 치과의사는 해열진통제인 폰탈과 항생제인 크로세프를 처방해 주었다. 환자는 집으로 돌아와 처방받은 약을 복용한 후 갑자기 구토 증상이 나타나고 일어서다가 어지러워 중심을 잃고 쓰러지며 흉부압박골절을 당해 약물 투여를 중지하고 치과의사 병원 신경외과 외래에서 2주간 치료를 받다가 같은 해 2월 16일 수술을 받기 위해 입원하였다. 사망 환자의 보호자인 딸은 신경외과의사에게 환자가 치과에서 치료받은 사실과 치과에서 처방해 준 약을 복용한 후 쓰러지며 흉부압박골절을 입게 된 사실을 고지하며 진통제를 처방할 때 충분히 주의해 달라고 부탁하였다. 환자는 입원 중 통증이 있었으나 진통제를 복용할 경우 또다시 구토와 어지럼증 등 부작용이 발생할 것을 우려하여 참으며 지내다, 간단한 시술이라는 의료진의 설명을 듣고 2009년 3월 2일 10시 40분경 흉부 성형술을 받은 후 12시 4분경 수술을 마치고 병실로 돌아왔다. 12시 40분경 간호사는 아무런 설명 없이 진통제인 디클로페낙 1 앰플을 근육주사한 후 주사 부위를 문지르라고만 하였을 뿐 부작용 여부를 확인하지 않고 가버렸고, 12시 45분경 망인은 이전 진통제 복용 때와 같이 구토 증상과 함께 온몸이 가렵다고 호소하면서 몸부림을 치고 혀가 말리고 거품을 내뿜는 발작 증상을 보이다가 호흡이 정지하였다. 호출한 의사를 기다리는 과정에서 10여분 이상 지체되었고, 사망 환자는 저산소성 뇌손상을 입게 되어 2009년 3월 5일 사망하였다.

재판부 판단

치과의사들은 환자의 사망에 대하여 도의적인 책임을 지고 위로금 명목으로 연대하여 환자 보호자들에게 지급한다. 사망 환자 측은 치과의사들 대한 형사고소를 취하하고 향후 일체의 민·형사상, 행정상 의의를 제기하지 아니한다. 환자들은 치과의사에 대한 나머지 청구를 포기한다. 소송 비용 및 조정비용은 각자가 부담한다.

의료적 관점의 예방책

다른 대법원 판례에서도 “과민성이 있는 환자에게는 부작용으로 인한 쇼크나 호흡억제를 일으킬 수 있는 약물을 투여할 경우에도 사후 세심한 주의와 관찰이 필요함에도 불구하고 만연히 앞서 진단하였던 결과에 따라 별다른 검진도 없이 약물을 투여하였고, 약물을 투여한 후에도 안정하여 부작용이 없는지를 확인하지도 아니함으로 인하여 과민성 쇼크가 발생하여 환자가 사망하였다면 진료의사는 이로 말미암아 발생한 모든 손해를 배상할 책임이 있다."라고 판시하고 있다. 환자의 과거력과 병력을 청취할 때 환자가 알고 있는 약물 과민반응에 대해서는 반드시 점검이 이루어져야 하며, 인지하고 있지 못하는 경우 투약으로 인해 발진이나 구토 등의 증상이 있었다고 호소하면 증상이 경미하더라도 이를 반드시 확인하고 내과진료를 권유하거나 다른 약물로 대체해야 할 것이다. 또 의료진이 환자에게 설명하는 내용은 구체적이어야 하는데 환자의 증상, 수술 등 침습의 내용, 정도, 수술 등 치료의 전망(효과, 증상 개선의 정도), 침습의 필요성, 긴급성 및 수술 등 치료를 하지 않을 경우의 증상과 그 예후, 다른 치료방법과 이로써는 목적을 충분히 달성할 수 없다는 점, 침습의 결과 예상되는 위험(부작용, 합병증)의 내용, 정도, 발생률, 발생가능성 및 방지 가능성, 대처방법과 준비상황, 당해 의료기관의 과거의 실적을 설명해야 한다고 역시 다른 예에서 판시하고 있다.

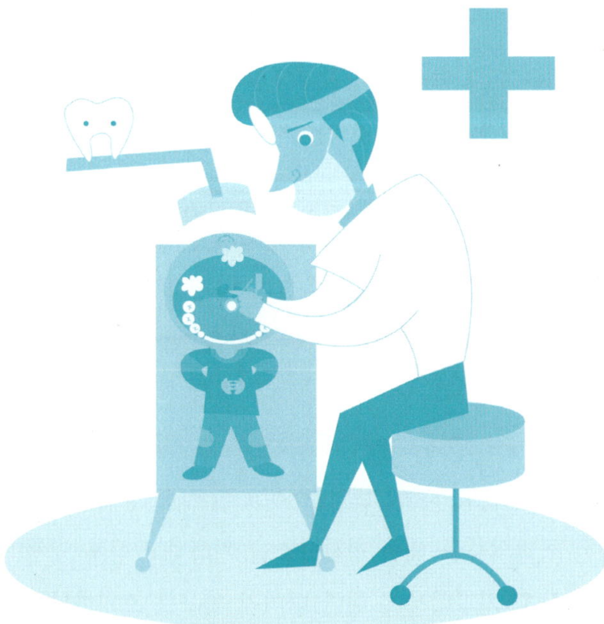

제 5 장

임플란트

1. 임플란트 외과 - 감각이상, 감염증

▶ 임플란트 식립 후 발생한 신경손상에 대한 소송과 동일 신경손상 임플란트 환자에서 임플란트를 제거한 타 치과 원장을 상대로 임플란트 식립 치과에서 제기한 소송 사례

판례번호: 대구지방법원 2003가합9555 손해배상(의)

●●● 사건 개요

처음 내원한 치과에서 임플란트 식립 후 발생한 신경손상에 대하여 타 치과에서 기존 임플란트를 제거하고 미세신경재건술을 시행하였으며, 환자가 신경손상에 대해 초기 임플란트를 식립한 치과에 대해 소송을 제기하였고, 소송을 제기 당한 치과의사는 정당한 임플란트라는 취지로 임플란트를 제거한 치과의사에게 또 다른 소송을 제기하였다.

●●● 사실 관계

치과의사 갑은 환자의 기존 블레이드 임플란트가 수명이 다 되어 동요도가 심하고 지대치인 제1, 2소구치의 손상이 심해 2001년 4월경 침윤마취 후 기존 임플란트를 제거 후 골유착형 임플란트를 시술하기로 하였다. 치과의사 갑은 환자의 경우 하치조관 상부에 임플란트를 시술할 뼈가 부족하여 침윤마취 후 협설쪽 뼈를 사용하여 하치조관 하부로 약 20°로 기울여 골유착형 임플란트를 시술하였는데, 환자는 위 임플란트 시술 후 아래 입술과 턱 부분에 통증 및 마비를 호소하였다. 환자는 위 마비 증세를 호소하며 치과의

사 갑을 찾았으나 치과의사 갑은 1년 3개월간 특별한 치료 없이 경과를 지켜보았다. 환자는 2002년 7월 14일 치과의사 을의 병원에 내원하여 치과의사 을에게 2개의 임플란트 중 후방의 것은 하악관 내를 지나는 하치조신경속을 정중 관통하여 신경이 손상하였고, 전방의 것은 외측 1/3을 관통한 채 깊어진 상태로 1년 3개월을 방치함으로써 환자의 우측 아래 입술과 잇몸에 동통성 지각마비를 야기하였다고 진단 받았고 수술이 필요하다고 설명을 들었다. 환자의 수술 요청과 동의에 의해 2002년 8월23일 전신마취 하에 임플란트 제거 및 미세신경재건술을 시행하였다. 환자는 위 수술 후에도 입술 통증과 마비 증상 등이 완전히 치유되지 않고 환자가 치료한 다른 치아에도 통증 및 마비 현상이 남아 있자 치과의사 갑의 잘못된 시술로 손해를 입었다며 치과의사 갑을 상대로 손해배상청구를 하여 치과의사 갑은 2002년 10월 30일 환자에게 우선 비용을 지급하고 이후 치과의사 갑은 치과의사 을이 불필요한 치료를 시행하였다 하여 치과의사 을을 상대로 소송을 제기하였다.

●●● 재판부 판단

임플란트 시술 시 하치조관을 손상 또는 관통하여 신경을 손상시켰다고 하여 반드시 심한 통증이나 출혈이 발생하는 것은 아니고 마취의 상태에 따라 달라질 수 있다. 다평면 입체영상 CT는 원하는 해부학적 구조물의 외형을 입체적으로 관찰할 수 있는 영상으로 하악골 내에 식립된 임플란트와 하치조신경과의 관계를 관찰할 수는 있다고 하는 것이지만, 임플란트가 신경관을 관통하여 시술되었는지 여부를 확인하기 위하여 반드시 다평면 입체영상 CT로 촬영하여야 하는 것은 아니라는 것이므로 치과의사 갑의 주장은 이유 없다.

치과의사 갑이 시술한 두 개의 임플란트 사이에서 변성된 신경조직은 병리조직검사 결과 외상성 신경종으로 밝혀졌고, 신경이 손상된 후 신경 재생 및 기능 회복이 빠른 기간 내에 시행되지 못한 경우에는 그만큼 기능 회복의 정도는 낮아지게 되고, 신경손상 후 신경 재생 및 기능은 신경이 절단된 경우 2~4개월 사이에 가장 현저하게 나타나며 1년 이후에는 그 정도가 상대적으로 매우 낮은데, 환자의 경우 신경이 손상되었을 뿐만 아니라 신경이 손상된 후 이미 1년 3개월 이상이 경과되어 자연치유를 기다리는 방법은 효과를 기대하기 어렵고 증상의 개선을 위해서는 신경이식수술을 시행하는 것이 바람직하였던 것이 사실이다. 그러나 신경이식수술을 한다고 하여도 신경이 손상된 지 1년 3개월 이상이 경과하였기 때문에 신경재생술 후 감각기능 회복의 정도는 낮을 수밖에 없는데 치과의사 을은 이러한 판단 하에 신경다발을 절단하고 신경재건술을 시행하는 방법에 대하여 충분히 설명하고 환자의 승낙을 받아 수술을 시행한 사실, 치과의사 을이 환자가 시술한 임플란트를 제거하고 신경을 미세 재건한 상태에서 우측 하악 제2소구치 후방에 근접하여 하나의 새로운 임플란트를 식립한 것은 사실이나 이식된 신경은 다시 형성한 하악관 형태의 주행관 내에 위치하였고, 신경 주위에는 자가 분쇄골분을 넣어두고 후방의 수직적 골흡수가 있는 곳에 골편을 얹어 놓는 이식을 한 것은 신경의 압박 가능성을 피하여 결손된 골을 재건한 것으로 신경을 피하여 무리 없이 임플란트를 식립한 것으로 보이고 신경을 재건한 부위에 장골 분골을 위치하고 치조정 부분을 골창 피질골과 블록 골편으로 고정하여 압박을 피하게 한 것은 통상적으로 시행하는 방법으로 창상은 골이식을 추가하여 혈종의 형성을 막고 골재생을 도와주는 것이 바람직하며, 환자의 요청으로 상악 좌측 부위에 임플란트 식립을 위한 골이식술을 하기 위하여 수술 당시에 얻은 자가 장골을 이식한 것은 무리가 없는 시술이었고, 2003년 3월 25일 상악 좌측부위 및 하악 우측 제2대구치 부위에 임플란트가 식립되었으며, 하악 우측 구치부는 2003년 6월 19일, 상악 좌측 구치부는 2003년 8월 13일 임시 보철물이 장착된 것으로 보아 이식골은 아무런 부작용 없이 정상적으로 생착되었던 사실, 치과의사 을의 수술 후 환자의 마비증상은 그다지 큰 개선이 없었으나 통증은 어느 정도 개선이 있었던 사실이다. 치과의사 을이 신경이식을 위해 비복 신경을 채취할 경우 다리 부위의 감각이상이 필연적으로 나타날 수 있고 신경 재생 시 통증과 같은 신경 감각 증상이 일시적으로 나타날 수 있는 사실 등을 인정할 수 있는 바, 치과의사 을이 환자에 대하여 위와 같이 신경 절제술과 신경 이식술을 시행한 것에 과실이 있다고는 할 수 없다.

따라서 환자의 동통과 입술 마비는 환자의 임플란트 시술상의 과실 등에서 비롯된 것으로 보이고, 치과의사 을이 환자에게 이러한 사실을 알렸다고 하더라도 이것이 환자에 대하여 불법행위를 구성한다고는 볼 수 없으며 달리 위 주장을 인정할 만한 아무런 증거가 없으므로 위 주장 또한 이유 없다.

●●● 의료적 관점의 예방책

임플란트 시술 후 신경손상이 발생하였을 경우 즉각적으로 약물치료 등을 시행하고 추가적인 검사를 시행하여 식립된 임플란트의 제거가 필요할 경우 임플란트 제거 후 경과 관찰을 시행한다. 시술 의사는 환자의 불편에 적극적인 치료법을 제안하거나 환자의 불편을 해소하기 위한 노력을 했다는 것을 객관적으로 입증할 수 있어야 한다. 또한 타 병원에서 시행한 행위의 후유증을 치료 시에는 환자 뿐 아니라 해당 의사와의 충분한 대화를 시도한 후 진행하는 것이 바람직할 것으로 사료된다.

▶ 임플란트 식립 후 발생한 하치조신경손상

판례번호: 서울지방법원 2003가단418702 손해배상(의)

●●● 사건 개요

임플란트 시술 후 하치조신경손상이 발생하여 소송을 제기하였다.

●●● 사실 관계

환자는 2002년 8월 9일 치과의사 갑의 치과를 방문하여 검사를 받은 결과, 환자의 치아 중 상악의 3개, 하악의 2개 등 5개의 치아가 잔존 치근 상태에 있고, 하악의 1개 치아가 결손 상태에 있는 등 치료가 필

5

요한 것으로 진단 받았다. 치과의사 갑은 환자에게 위 상악의 치아 3개의 대하여는 보철치료를 받는 것이 바람직하며, 하악의 잔존 치근 상태의 치아 2개 및 결손 상태의 치아 1개에 대하여는 임플란트 수술을 받는 것이 적당하다고 설명하였고, 이에 환자가 동의하였다. 치과의사 갑은 위 상악의 치아 3개에 대한 보철치료는 자신이 직접 시술하고, 하악의 치아 3개에 대한 임플란트 수술은 보철치료 이후에 구강외과를 전공한 치과의사 을에게 시술을 의뢰하여 치과의사 을이 직접 시행하기로 환자와 합의하였다. 이에 따라 치과의사 갑은 2002년 8월 13일부터 2002년 11월 26일까지 사이에 잔존치근 상태에 있는 환자의 치아들(상악 3개, 하악 2개)을 모두 발치하여 그 중 상악의 3개 치아에 대한 보철치료를 모두 마쳤으며, 마지막으로 2002년 11월 26일 환자에 대한 파노라마 방사선사진을 촬영한 다음, 치과의사 을에게 위 사진을 전달하면서 환자에 대한 임플란트 수술을 의뢰하였다. 치과의사 갑의 의뢰를 받은 치과의사 을은 환자에 대한 위 '파노라마 방사선사진'을 검토한 결과 임플란트 수술이 가능하다고 판단하여 2002년 12월 5일 환자의 하악 좌측 제1, 2대구치, 하악 우측 제1대구치 등 3개의 인공치아를 식립하는 임플란트 수술을 시행하였는데, 한편, 상기 임플란트 수술 시 환자로부터 수술동의서를 받지는 않았다. 그런데, 환자는 2003년 1월 21일 임플란트 수술을 통해 식립한 인공치아 중 하악 좌측 6번 치아가 흔들리는 것을 발견하고, 치과의사 갑의 치과병원을 경유하여 치과의사 을의 치과병원을 찾아 왔으며, 이에 치과의사 을은 같은 날 위 인공치아의 식립 상태가 불량하다고 판단하여 이를 제거하고 인공치아 1개를 재차 식립하였으나, 환자가 다음날 아래 입술 부위의 감각이상을 호소함에 따라 위 인공치아를 제거하였다가 2003년 5월 29일 이를 다시 식립하였다. 2003년 5월 29일 환자의 하악 우측 6번 인공치아의 상태가 장기간 사용하기에는 좋지 않다고 판단하여 이를 일단 제거하였다가 2003년 8월 29일 다시 식립하였으나, 환자가 2003년 9월 1일 아래 입술 부위의 통증을 호소하자 이를 제거하였다. 환자는 2003년 9월 2일 치아의 소독을 위하여 치과의사의 치과병원을 마지막으로 방문한 이후 더 이상 치료를 받지 않고 있다.

●●● 재판부 판단

1. 설명의무위반 여부: 임플란트 수술의 경우 정상적인 시술을 하더라도 '하치조신경'에 예상하지 못한 손상이 생겨서 수술 부위 근처에서 감각이상 증상 등의 부작용이 발생할 수 있는 것이므로, 환자에 대한 임플란트 수술을 직접 시행하였던 치과의사 을 및 상기 수술을 최초로 계획하고 그 시술을 의뢰하였던 치과의사 갑으로서는 임플란트 수술 시 발생할 수 있는 감각이상 증상 등의 부작용을 환자에게 미리 설명하여 수술동의를 받아야 할 의무가 있는데, 그럼에도 불구하고 치과의사들은 환자로부터 수술동의서를 받은 사실이 없으며, 달리 치과의사들이 환자에게 임플란트 수술로 인한 부작용을 설명한 사실을 인정할 아무런 증거가 없는 바, 치과의사들은 임플란트 수술을 함에 있어서 설명의무를 위반하여 환자가 임플란트 수술을 받을 것인지 여부를 결정할 수 있는 권리를 침해하였다 할 것이고, 따라서 치과의사들은 이로 인하여 환자가 입은 손해를 각자 배상할 의무가 있다.

2. 수술 전후 과정에서의 주의의무위반 여부: 치과의사의 시술 부위에서 신경손상이 발생하여 아래 입술의 통증과 감각이상 증상이 발생하였거나 치과의사가 인공치아를 수차례 제거하였다가 재식립한 사정이 인정된다 하더라도, 이러한 사정만으로 치과의사들이 환자에 대한 적합한 시술 방법을 확인할 주의의무를 위반하였거나 환자의 구강 구조가 임플란트 수술에 부적합하였다는 사실이 추인된다고 할 수도 없다. 따라서 치과의사들이 환자에 대한 임플란트 수술을 함에 있어 환자의 구강 구조를 면밀히 살펴 적합한 시술 방법을 확인할 주의의무를 위반한 과실 및 구강 구조상 임플란트 수술이 적합하지 않은 환자에 대하여 무리하게 상기 수술을 강행한 과실은 이를 인정할 수 없으므로, 이러한 과실들의 존재를 전제로 하는 환자의 주장은 나머지 점에서 살펴 볼 필요 없이 이유 없다.

●●● 의료적 관점의 예방책

임플란트 시술 전 충분한 검사가 필요하다. 수술동의서를 작성할 때는 예측 가능한 모든 합병증에 대해 설명하고, 환자와 보호자가 서명 날인하게 하여 보관을 잘하여야 한다. 또한 수술 후 환자의 증상에 대해 귀를 기울이고, 주의 깊은 관찰과 적절한 대처가 필요하다

5

▶ 임플란트 골이식을 위한 장골 채취술 중 발생한 골절과 신경손상

판례번호: 서울지방법원 2003가합94912 손해배상(의)

●●● 사건 개요

장골의 해면골조직 이식 후 의인성 좌측 장골 골절과 좌외측 대퇴표재신경손상이 발생하여 소송을 제기하였다.

●●● 사실 관계

환자는 2002년 5월 16일 담당 치과의사 병원에 입원하여 장골능의 내측면을 절개하여 장골의 해면골 채취 및 해면골의 상악 이식술을 시행 받고, 같은 달 20일 퇴원하였다. 환자는 2002년 5월 23일 병원 외래에서도 치료를 받았는데, 치과의사 병원 외래에 내원하였을 당시 좌측 하지의 파행, 감각이상 및 상처 부위의 삼출액을 호소하였고, 이에 대하여 치과의사는 압박 드레싱을 하는 한편 환자에게 절대 안정을 권유하였다. 환자는 2002년 5월 28일 좌측 하지의 파행 등으로 보행이 어려워 구급차를 이용하여 종합병원 정형외과에 입원하였는데, 검사 결과 의인성 좌측 장골 골절과 좌외측 대퇴표재신경손상으로 진단받았다. 환자는 2002년 9월 17일까지 입원치료를 받다가 퇴원하였는데, 좌측 장골 골절은 부정유합 상태이고, 좌외측 대퇴표재신경의 손상은 회복되지 않았다.

●●● 재판부 판단

1. 대퇴표재신경과 관련된 판단: 장골 채취술을 시행하는 경우 대퇴표재신경이 주행하는 장골능 내측을 피하여 장골능 측방으로 절개를 하여야 함에도 불구하고, 치과의사가 장골능 내측으로 절개를 가하여 환자로 하여금 대퇴표재신경의 손상을 초래하였다.
2. 장골 골절과 관련된 주장에 대한 판단: 환자의 주장에 부합하는 증거가 없고, 오히려 장골은 접근이 용이하고 대부분 특별한 후유증이나 합병증 없이 치유되고 있으므로, 임플란트를 위한 장골 채취술을 시행하는 경우 정형외과와의 협진을 취해야 한다는 주장은 이유 없다.

   시술 담당 치과의사는 장골 채취술 시행 후 3일 만에 환자를 퇴원시킨 사실은 인정되나, 수술 후 그 이상의 경과 관찰을 하여야 할 주의의무가 있다는 점을 인정할 증거가 없고, 오히려 전상장골극은 근육이 붙어 있어서 장골이식을 하지 않은 경우에도 갑작스런 근육의 수축으로 골절이 발생하는 경우도 있는 부위로서 이식골을 채취하고 나면 전상장골극의 뼈가 약해지므로, 장골 골절의 가장 주된 이유는 근육의 갑작스런 수축을 들 수 있다는 사실, 장골의 해면조직 채취 시 소량을 절취하고 전방 장골능이 상당히 많이 남아 있을 때는 절대 안정이 필요하지 않다는 사실, 장골 채취술의 합병증은 일반적으로 수술 직후 알 수 있는 것들이 대부분이므로, 수술 직후에 특별한 이상이 없다고 한다면 장골 이식술 때문에 입원 기간을 연장할 필요는 없으며, 따라서 시술 2~3일 전후에 퇴원하는 것이 가능하다는 사실, 환자는 장골 채취술 시행 후 진료실로 다니면서도 특별한 통증을 호소한 바 없었고, 퇴원 후에도 즉시 통증이 발생한 것이 아니라 2002년 5월 27일에야 통증을 호소하며 담당 치과의사 병원에 내원한 사실은 앞서 인정한 바와 같고, 이러한 사실에 비추어 환자는 성형외과 의사로서 상처 부위의 치료가 가능하였고 의학적인 상식을 갖추고 있었다는 점을 종합하면 치과의사가 환자를 장골 채취술 시행 후 3일 만에 퇴원시킨 행위는 의료행위의 재량의 범위 내에 있는 것으로 보이고, 또한 환자의 장골 골절은 퇴원 후 환자의 부주의한 보행과 활동으로 인하여 발생한 것으로 보는 것이 상당하므로 환자의 위 주장은 이유 없다.

   치과의사는 환자에게 방사선사진 검사를 시행하지 않은 사실은 인정되나, 방사선사진 검사를 시행하여야 할 의무가 있다고 인정할 증거가 없고, 오히려 일반적으로 장골 채취술 후 특별한 이상이 없는 경우 방사선사진 검사를 시행할 것인지는 시술자의 진료습관 및 판단에 따라 방사선사진 검사를 시행할 수도 있을 뿐 반드시 시행하여야 하는 것이 아니라는 사실은 앞서 인정한 바와 같으므로 환자의 주장은 이유 없다.

   수술 부위의 통증을 호소하는 경우에는 방사선사진 검사를 시행하는 것이 일반적이나, 한편 환자는 당시 삼출액이 고여 있어 그 자체로 통증의 원인이 될 수 있었던 사실, 치과의사는 환자의 삼출액에 대하여 압박 드레싱을 시행하는 한편 절대 안정을 권유하였던 사실은 인정되며, 우선 통증의 원인이 될 수 있는 삼출액에 대한 처치를 시행한 후 경과 관찰을 하여 삼출액의 원인이 아니라고 판단되는 경우에 방사선사진 검사를 시행하는 것도 재량의 범위를 넘어서는 것이라고 보기 어렵다. 치과의사에게 환자에 대한 방사선사진 검사를 시행하여야 할 의무가 있었다 하더라도 치과의사는 환자에게 절대 안정을 권유한 사실, 장골 채취술 후에 발생한 골절은 절대 안정의 방법으로 하는 사실, 진단이 지연된 기간도 1일에 불과한 사실은 앞서 인정한 바와 같고, 치과의사가 방사선사진 검사를 시행하지 않았다고 하여 환자의 병세가 악화되었다고 볼 수 없으므로 환자의 주장은 이유 없다.

3. 설명의무와 관련된 판단: 치과의사는 환자의 치아에 대한 CT 검사를 시행한 후 환자의 상악골이 너무 취약하다면서 골반 뼈 중 장골의 해면골 조직을 채취하여 상악에 이식한 후 상악이 정상인과 동일한 상태가 되었을 때 임플란트 시술을 시행하기로 하는 등 장골 채취술의 필요성에 대하여 설명한 사실, 환자가 담당 치과의사 병원에 입원한 후에는 장골의 해면조직 채취와 관련하여 다리를 절게 될 가능성이 있다는 등 장골 채취술의 합병증에 대하여 설명한 사실, 환자는 성형외과 의사로서 직접 장골 채취술을 접할 기회가 많았던 사실은 앞서 인정한 바와 같은 바, 치과의사는 환자에게 필요한 정도의 적절한 설명의무를 이행하였다 할 것이므로 환자의 주장은 이유 없다. 그러나 치과의사와 치과의사 소속 법인은 치과의사의 사용자로서 연대하여(각자) 환자에게 대퇴표재성신경의 손상으로 인한 손해를 배상할 책임이 있다.

5

●●● 의료적 관점의 예방책

수술은 인정되고 있는 의학적 지식에 적합하도록 진행하여야 하며 술전 및 술후 관리에도 만전을 기하여야 한다.

▶ 임플란트 시술 후 하치조신경손상과 안면마비

판례번호: 부산지방법원 2004가단3273 손해배상(의)

●●● 사건 개요

임플란트 시술 후 하치조신경손상 및 안면부 마비 증상이 발생하여 소송을 제기하였다.

●●● 사실 관계

환자는 2001년 12월 5일경 치과에 내원하여 상담한 결과 임플란트 수술의 안정성에 대한 설명과 권유를 받고 임플란트 시행하기 위하여 약 3개월 가량 치료를 받은 후 2002년 3월 5일 임플란트 수술을 진행하게 되었으며, 수술 후 환자의 좌측 하치조신경이 손상되어 안면부 마비 등의 중상해를 입게 하였다.

재판부 판단

치과의사는 환자에게 부분 마취를 하고 턱뼈에 나사못을 박는 어려운 수술을 하려면 그 수술을 시행하기에 앞서 어떠한 후유, 장애가 발생하지 않도록 사전에 안전조치를 취한 후 수술에 임해야 함에도 불구하고 이를 게을리 한 채 막연하게 임플란트 수술을 시행한 과실로 인하여 환자의 좌측 하치조신경을 손상시켜 안면부 마비 등의 중상해를 입게 하였다.

의료적 관점의 예방책

임플란트 시술 전에는 충분한 진단과 검사가 필요하다. 수술동의서를 작성할 때는 예측 가능한 모든 합병증에 대해 설명하고, 환자와 보호자가 서명 날인하게 해야 한다. 또한 수술 후 환자의 불편한 증상에 대해 귀를 기울이고, 주의 깊은 관찰과 적절한 대처가 필요하다.

▶ 임플란트 식립 후 하치조신경손상

판례번호: 서울북부지방법원 2006가단53549 손해배상(의)

사건 개요

하치조신경전위술을 동반한 임플란트 식립 후 하치조신경손상이 발생하여 소송을 제기하였다.

사실 관계

환자는 2002년 3월 5일 개인 치과의원에서 담당 치과의사로부터 손상된 하악 우측 제1, 2대구치(#46, 47)에 임플란트 시술을 받기로 하는 진료 계약을 체결하였고, 치과의사는 그 치료비로 일정 비용을 지급받고 위 2개의 치아 부위에 임플란트 시술을 시행하는 과정에서 하치조신경전위술을 동반하여 임플란트를 식립하였다. 임플란트 식립 이후 임플란트가 하치조신경에 접촉되어 있음으로 인하여 우측 하순, 잇몸 및 이부의 감각이상과 감각 저하 증세를 나타나게 되었다.

재판부 판단

1. 설명의무위반 여부: 하치조신경전위술을 이용한 임플란트 시술의 경우 정상적인 시술을 하더라도 하치조신경에 예상하지 못한 손상이 생겨 수술 부위 근처에 감각이상 증상 등의 부작용이 발생할 수 있는 것이므로, 환자에 대한 임플란트 시술을 계획하고 시행하였던 치과의사로서는 위 시술 시 발생할 수 있는 감각이상 증상 등의 부작용을 환자에게 미리 설명하고 수술동의를 받아야 할 의무가 있다. 그럼에도 불구하고 치과의사는 환자에게 이 점에 관하여 충분하게 설명한 사실이 없으며, 나아가 시술 후 환자가 감각이상을 호소하였음에도 불구하고 파노라마 방사선사진을 촬영하거나, 그 감각이상 증상이

4개월 이상 지속되는 경우 신경손상의 치료와 진단에 유능한 전문의에게 진료를 받도록 하는 등의 객관적인 조치 없이 시간이 지나면 감각이상이 회복될 것이라고만 환자에게 알려주었다. 치과의사는 위 시술을 함에 있어서 설명의무를 위반하여 환자가 하치조신경전위술을 이용한 임플란트 시술을 받을 것인지 여부를 결정할 수 있는 권리를 침해하였다 할 것이고, 따라서 치과의사는 이로 인하여 환자가 입은 손해를 배상할 의무가 있다.

2. 임플란트 시술 과정에서의 의료과오 인정 여부: 치과의사는 파노라마 방사선사진을 통하여 환자의 구강 구조를 확인한 후 환자에 대한 임플란트 시술이 가능하다고 판단하여 시술에 나아간 사실이 인정되는 바, 치과의사는 환자에 대한 임플란트 시술을 함에 있어 그 시술이 환자에게 적합한 것임을 확인하기 위하여 일반적으로 요구되는 절차를 이행한 것이므로, 특별한 사정이 없는 한 치과의사가 환자에 대한 적합한 시술 방법을 확인할 주의의무를 위반하였음을 인정할 수는 없고, 그 이외에 임플란트 시술 과정에 있어서 치과의사가 주의의무를 위반하여 시술을 잘못하였음을 인정할 만한 증거도 없다. 따라서 환자의 위 주장은 받아들일 수 없다.

5

●●● 의료적 관점의 예방책

임플란트 시술 시 수술동의서를 작성할 때는 예측 가능한 모든 합병증에 대해 설명하고, 환자와 보호자가 서명 날인하게 해야 한다. 또한 특별한 방법을 이용하여 시술 시 반드시 추가 설명 후 서명 날인을 받아야 한다.

▶ 대구치 발치와 임플란트 식립 후 발생한 지각이상 및 안면마비, 턱관절장애

판례번호: 서울서부지방법원 2006가단75156 손해배상(의)

●●● 사건 개요

상악 우측 제1대구치 발치 및 임플란트 식립 후 상악 우측 구치부 지각이상, 측두하악 관절장애, 난치성 통증, 비정형적 안면 통증 및 마비 증세, 경추골 원판 전위, 경추 제3~4번, 제6~7번 추간판 탈출증, 근막통 증후군, 삼차 신경통 등이 발생하여 소송을 제기하였다.

●●● 사실 관계

환자는 2004년 5월 3일경 상악 우측 구치부 부위의 통증을 호소하며 치과의사 병원에 내원하였다. 치과의사는 구강 검진과 방사선사진 촬영한 후 환자의 증상이 상악 우측 제1대구치의 치근단 주위염과 치은염에 의한 것으로 진단하여 당일에는 주변 치아에 대한 치석제거술을 시행하였고, 5월 10일부터 5월 20일까지는 상악 우측 제1대구치에 대한 신경치료를, 6월 9일에는 위 치아에 대한 아말감 충전 치료를, 7월

7일부터 7월 12일까지는 금관 보철물 제작 후 임시 장착을, 7월 14일에서 8월 16일 사이에는 치주염 진단 하에 치주치료를 시행하였다. 환자는 치료 중에도 위 치아 부위에 대하여 지속적인 통증을 호소하여 8월 24일 담당 치과의사는 불편한 치아 부분에 대한 국소마취 후 치아를 발치하고 인공치아 시술을 위해 매식체를 즉시 발치한 치아 부분에 식립하고, 8월 25일부터 11월 15일 사이 5회에 걸쳐 임플란트 시술 부위의 경과를 관찰하였다. 환자는 임플란트 매식체 식립 후에도 계속하여 상악 우측 구치부의 통증을 호소하여 치과의사가 다시 진단한 결과 상악 우측 제2소구치의 구개부에 종창이 관찰되어 11월 27일, 11월 29일, 12월 1일, 위 치아에 대한 치주치료를 하였고, 12월 7일부터 12월 10일 사이에는 위 상악 우측 제1대구치 부분의 임플란트 보철물을 제작하여 이를 장착하였다. 이후에도 임플란트 시술 부위의 지속적인 통증을 호소하여 2005년 1월 26일 임플란트 매식체를 국소마취 후 제거하였고, 1월 27일부터 2월 5일까지 9회에 걸쳐 바이오-레이저 치료 및 제거 부위 감염을 막기 위해 린코마이신을 근육주사 하였으나, 환자는 계속하여 같은 부위에 대한 통증을 호소하여 2월 7일경 담당 치과의사는 환자의 증상에 관하여 대학병원으로 진료 의뢰하였고, 2월 11일부터 3월 9일까지 6회에 걸친 바이오-레이저 치료를 시행하였으나 여전히 환자가 통증을 호소하여 같은 해 3월 11일 다른 대학병원으로 진료를 의뢰하였다. 환자는 상악 우측 구치부 지각이상 및 측두하악 관절장애, 난치성 통증, 비정형적 안면 통증 및 마비 증세, 경추골원판 전위, 경추 제3~4번, 제6~7번 추간반 탈출증 및 근막통 증후군, 삼차 신경통 등의 증상을 호소하고 있다.

●●● 재판부 판단

1. 치과의사가 환자에 대한 최초 검사 시 방사선사진 촬영을 하지 않아 적절한 진단과 치료를 하지 못하였고, 발치 시 치아를 부러뜨린 과실이 있는지에 관하여 보면, 이를 인정할 증거가 없고, 오히려 치과의사는 환자의 최초 내원 시 환자가 통증을 호소하는 상악 우측 구치부 부위에 대한 구강 검진과 방사선사진 촬영한 후 상악 우측 제1대구치의 치근단 주위염과 치은염 진단을 하고 당일 치석제거술을 시행하였고, 5월 10일부터 7월 12일 사이에 위 치아에 대한 신경치료와 아말감 충전 치료, 금관 보철물 제작 후 임시 장착한 사실, 그 뒤에도 환자가 위 치아 부위에 대한 지속적인 통증을 호소하자 치과의사는 8월 24일경 위 치아를 발치하고 임플란트 시술을 위하여 즉시 매식체를 식립한 사실이 인정될 뿐이고, 환자의 주장은 이유 없다.
2. 설명의무위반 여부: 임플란트 보철물 시술 시 그로 인한 감각이상의 합병증 발생 가능성과 임플란트 초기 고정 실패 가능성에 대한 설명을 전혀 하지 아니한 과실이 있는지에 관하여 보면, 치과의사가 임플란트 보철물 시술 시 일반적으로 예상될 수 있는 부작용 등에 대하여 환자에게 설명을 하였음을 인정할 증거는 없으나, 환자는 상악 우측 제1대구치 부분에 대한 임플란트 보철물 시술 후에도 계속하여 상기 치아 부위의 통증을 호소하여 치과의사가 식립한 임플란트 보철물을 제거하여 현재는 상악 우측 제1대구치가 없음에도 계속하여 치아 부위의 통증을 호소하고 있는데, 치아 또는 매식된 임플란트

보철물을 제거한 후에도 지속되는 통증 및 불편감은 치아가 원인이 되어 발생한 전형적인 양상은 아닌 점, 환자는 현재 우측 관골부와 볼 부위의 감각이상과 통증을 호소하나 통증에 대한 설명이 일관되지 못하여 심리적 요인에 의한 증상일 가능성이 있는 점 등에 비추어 보면, 환자에게 나타난 현재의 증상이 치과의사의 임플란트 보철물 시술 또는 초기 고정 실패에 따른 것이라고 인정하기 어려워 환자의 위와 같은 증상은 설명의무의 대상이 아니다.

2005년 1월 26일경 임플란트 매식체 제거를 위한 2회의 국소마취 시 환자의 잇몸 염증 등이 있는지도 확인하지 아니하고, 또한 마취제를 혈관에 투여함으로써 환자 얼굴 전체가 퍼렇게 변하면서 심하게 부어오르는 부작용을 야기했는지에 관하여 보면, 치과의사에게 환자 주장과 같은 과실이 있었다는 점을 인정할 아무런 증거가 없고, 치과의사의 환자에 진단과 그에 따른 처치 및 임플란트 보철물 시술과 제거와 현재 환자에게 나타난 위와 같은 증상과의 인과관계를 증명할 수 없거나 현재 환자에 대한 신경외과적 검사 결과 환자 본인의 자각적 증상 이외의 이학적 검사상의 특이소견을 발견되지 않으며, 치과의사는 환자의 증상에 대하여 그 동안 적절한 진단과 처치를 한 사실이 인정될 뿐이므로, 환자의 주장은 이유 없다. 환자의 이 사건 청구는 이유 없어 기각한다.

5

●●● 의료적 관점의 예방책

환자가 비정형적인 증상을 지속적으로 호소할 경우 치과적인 원인이 아닌 다른 원인에 대한 가능성을 고려해야 한다.

▶ 임플란트를 포함한 총체적 치과진료의 불만

판례번호: 수원지방법원 2006가소93757 손해배상(의)

●●● 사건 개요

치아를 치료하는 과정에서 부당한 이익을 취하였고 환자에게 상해를 가했으며, 6년여 간 치아 치료를 받으며 잘못된 치료로 각종 경제적 손실과 신체적 상해를 환자에게 입혀 소송을 제기하였다.

●●● 사실 관계

1. 교정치료와 관련된 부실치료: 환자는 2001년 2월 28일 경부터 2001년 11월12일 경까지 치과의사로부터 교정치료를 받았다. 교정치료 중 환자의 앞니 두 개 치아를 과도하게 절삭하여 치아를 손상시켜 그 치아 본래의 수명과 기능을 손상하게 되었다.
2. 레진치료와 관련된 부실치료: 2000년 12월 8일 치과의사로부터 앞니 2개와 어금니 3개(상악 우측 4, 5, 6번)에 레진치료를 받고 비용을 치과의사에게 지급하였다. 진료 차트에는 우측 7번 치아도 치경부

의 패인 부분을 레진 충전했다고 기재되어 있으나 실제 치료는 되어 있지 않았다. 그 후 환자는 2003년 7월 3일 어금니 상악 우측 6번, 2003년 8월 30일 어금니 상악 우측 5번에 각 시술한 레진이 떨어져 나가 각 치과의사로부터 재시술을 받으며 치료비를 지급하였다. 또한 2005년 11월 20경 어금니 상악 우측 4, 5번 레진이 다시 떨어져 현재 환자는 위 부위를 자비로 치료한 상태이다. 담당 치과의사는 2002년 1월 14일 환자의 하악 우측 2, 3번 측절치 부위를 레진 충전했다고 속이고, 환자로부터 치아당 치료비용을 받았다. 그러나 실제로 치료된 것은 3번 측절치 하나였다.

3. 임플란트와 관련된 부실치료: 환자는 2005년 12월 22일 치료받은 병원을 방문하여 하악 우측 7번 치아 부위의 임플란트 식립에 대하여 상담을 받은 후 임플란트 시술을 받기로 하였다. 2006년 1월 12일 동일 병원에는 파노라마 방사선사진 기구가 없어서 인근 병원에서 방사선사진 촬영을 시행한 후 임플란트 시술을 받았다. 치과의사는 환자의 잇몸 표피를 절개하고 드릴링을 시작하였으며, 드릴링 작업 중 치과의사는 드릴이 전혀 들어가지 않았고 치과의사는 1시간 이상 드릴링 작업을 계속하였고, 이에 따라 환자는 너무 긴 시간 입을 벌리고 있어 입술이 부르트고, 턱이 아팠으며 온몸이 탈진 상태가 되었다. 그 후 임플란트를 식립한 치과의사는 절개한 잇몸을 봉합시키며 자꾸 봉합된 부위가 다시 터진다며 오랜 시간 작업을 계속하였다. 2006년 1월 14일 환자는 시술 부위를 소독하기 위하여 병원을 방문하였는데, 환자를 소독한 치과의사는 시술 결과가 성공적이라고 말하며 3일분 약을 처방하여 주었다. 그런데 2006년 1월 25일 19:00경 환자는 시술 부위 턱 아래쪽에 극심한 통증이 나타났고, 27일 치과의사의 병원을 방문하였으나 방사선사진(파노라마가 아닌 소형 방사선사진 촬영기계) 촬영을 한 후 아무 이상이 없다며 환자에게 진통제와 소염제 처방 후 참으라고 하였다. 환자는 지속적인 치통으로 인하여 임파선이 붓고 어지럼증이 생겨 이비인후과에서 진찰을 받게 되었는데 이비인후과의사는 경부 임파선염과 전정 신경염이라는 병명을 추정하며, '우측 하악부의 압통으로 향후 약 2주간의 관찰 및 치료가 요할 것으로 사료됨'이라는 초진 소견을 밝혔다. 2006년 2월 10일 타 병원을 방문하여 임플란트를 제거하려 하였으나 위 병원에서 불가능하다는 대답을 받았다. 이에 환자는 같은 날 서울 소재 개인 치과의원을 방문하여 임플란트 제거와 임플란트 하부 육아종 제거 수술을 받았다.

●●● 재판부 판단

치과의사는 인간의 생명과 건강을 담당하는 의사로서 그 업무의 성질에 비추어 보아 위험방지를 위하여 필요한 최선의 주의의무가 요구되고, 따라서 의사로서 환자의 상태에 충분히 주의하고 진료 당시의 의학적 지식에 입각하여 그 치료방법의 효과와 부작용 등 모든 사정을 고려하여 최선의 주의를 기울여 그 치료를 실시하여야 할 주의의무가 있음에도 불구하고 환자의 신체 상태를 충분히 고려하지 아니한 채 만연히 치료를 행하여 환자에게 손해를 발생시키고, 환자를 기망하는 등으로 부당이득을 취하였다.

●●● 의료적 관점의 예방책

환자에 대한 치료를 시행하기 전 의사 스스로 본인의 진료 수준을 고려하여 치료를 진행하며 환자의 증상 등에 귀를 기울여서 필요 시 상급 병원으로 전원시켜 추가적인 진료를 받을 수 있도록 한다.

▶ 임플란트 식립 후 발생한 하치조신경손상

판례번호: 대구지방법원 2007가단78156 손해배상(의)

●●● 사건 개요

임플란트 식립 후 발생한 하치조신경손상으로 인하여 소송을 제기하였다.

●●● 사실 관계

환자는 2006년 12월 27일 치과의사들로부터 상담을 받은 후 왼쪽 아래 어금니 2개에 대하여 임플란트 시술을 받기로 하였다. 담당 치과의사 갑은 환자의 잇몸 표면을 마취하고, 치과의사 을은 드릴을 가지고 하악 좌측 제1, 2대구치 잇몸 뼈에 깊이 8mm의 구멍을 각 1개씩 냈으며, 치과의사 갑이 인공치근을 심는 기계를 사용하여 드릴로 구멍을 낸 부위에 인공치근을 식립하였다. 환자는 그 후 턱, 입술 부위 등에 감각이상 내지 통증을 호소하였고, 2007년 1월 10일 치과의사 을을 방문하여 진단을 받았다. 치과의사 을은 환자의 잇몸 표면만 마취한 후 육안으로 인공치근의 염증을 확인하고 핀셋으로 인공치근을 두드리며 식립 부위를 확인하였다. 그 후 환자는 여러 병원을 옮겨 다니면서 좌측 하순 및 이부 감각이상·하악 전치부 치아의 통증을 치료하고 있다.

5

●●● 재판부 판단

1. 계약위반책임에 대한 판단: 치과의사 을이 환자와 단독으로 직접 임플란트 시술을 시행하기로 하는 내용의 계약을 체결하였다고 볼 수 없고, 달리 환자의 주장을 인정할 증거가 없다. 환자의 주장은 이유 없다
2. 불법행위책임에 대한 판단: 치과의사 을은 환자의 치아를 촬영한 방사선사진 사진 중 임플란트를 시술할 부위에 하악관을 표시하고 10mm 깊이로 드릴링을 하려다 환자가 통증을 느끼자 깊이 8mm의 구멍을 뚫은 점, 치과의사들이 식립한 임플란트는 환자의 하치조신경과 3mm 정도 떨어져 있는 점, 임플란트 시술이 반드시 모든 사람에게 신경의 손상 없이 행해진다고 볼 수 없는 바, 환자의 특성에 따라 감각이상이나 통증에 대하여 예민하게 반응할 수도 있는 점, 환자의 감각이상이나 통증은 임플란트 시술 부위 치아 밑을 지나는 하치조신경에 원인 불상의 신경종이 발생하여 지속될 수도 있는 점 등이 인정되는 바, 위와 같은 사정에 의하면 치과의사들의 임플란트 시술 행위가 의료상 과실있는 행위

라고 단정하기 힘들다. 환자의 주장은 이유 없다.

3. 설명의무위반에 대한 판단: 담당 치과의사는 환자에게 임플란트가 경우에 따라 실패하여 제거해야 할 수 있고, 임상적으로 반드시 예측할 수 없는 상태도 생길 수 있으며 이에 대한 대체 치료가 가능하다는 점을 설명한 사실, 치과의사들은 또한 환자에게 수술, 약제, 마취에 동반하는 위험과 합병증에 대한 설명 및 부작용이 있을 수 있다는 점을 설명한 사실이 인정되는 바, 위 사실에 의하면 치과의사들이 환자에게 이 사건 임플란트 시술로 발생하는 모든 부작용 및 위험, 합병증을 설명하고 환자의 동의를 얻어 위 임플란트 시술을 행한 것을 인정할 수 있다. 따라서 환자의 주장은 이유 없다.
4. 약정에 의한 책임에 대한 판단: '환자에 대하여 지각이상 및 치과치료로 인한 치료비를 부담하고 보상도 협의한다'는 환자와 치과의사들 사이에 확인서에 의한 약정은 치과의사들의 의료과실을 전제로 한 약정으로 보이는 바, 환자가 치과의사들의 의료과실을 입증하지 못하는 이상 약정에 따른 책임을 치과의사들에게 구할 수 없다. 환자의 위 주장은 이유 없다. 환자의 치과의사들에 대한 청구는 기각하기로 한다.

●●● 의료적 관점의 예방책

임플란트 시술 전 충분한 검사가 필요하다. 수술동의서를 작성할 때는 예측 가능한 모든 합병증에 대해 설명하고, 환자와 보호자가 서명 날인하게 해야 한다.

▶ 하치조신경 전위술 후 발생한 신경손상

판례번호: 서울중앙지방법원 2007가단254470 손해배상(의)

●●● 사건 개요

하치조신경 전위술을 통한 임플란트 식립 후 하치조신경손상이 발생하여 소송을 제기하였다.

●●● 사실 관계

환자는 2004년 7월 28일 개인 치과의원에 내원하여 상담한 후 상악 및 하악에 임플란트 식립 수술을 받기로 하였다. 치과의사 갑은 2004년 7월 30일 환자의 상악골에 8개의 임플란트를 식립하는 수술(이하 '이 사건 제1차 수술'이라 한다)을 시행하였는데, 그 후 7개의 임플란트는 식립에 성공하였고, 나머지 1개는 실패하였다. 치과의사 갑은 2004년 8월 26일 신경 전위술의 전문가인 치과의사 을과 함께 환자의 하악골에 하치조신경 전위술로 10개의 임플란트를 식립하는 수술(이하 '이 사건 제2차 수술'이라 한다)을 시행하였는데, 그 후 재식립 수술과정 등을 거쳐 결국 9개의 임플란트는 식립에 성공하였고, 나머지 1개는 실패하였다(이하 이 사건 제1, 2차 수술을 합하여 '이 사건 각 수술'이라 한다). 환자는 이 사건 각 수술 직후부터 하순(下脣) 부위의 통증, 신경마비 및 감각이상 등의 증상을 지속적으로 호소하였다. 환자는 현재 하순 및 이부(頤部, 턱), 하악 전치부 순측 치은(齒齦, 잇몸) 부위에 감각이상 증상이 있다.

●●● 재판부 판단

1. 장골이식술에 관한 약정 위반 여부: 환자가 치과의사들과 장골이식술을 통한 임플란트 식립 수술을 받기로 약정하였다는 점을 인정할 만한 증거가 없으므로, 환자의 이 부분 주장은 이유 없다.
2. 이 사건 각 수술 상의 과실 여부: 환자에게 발생한 하순 부위 등의 감각이상은 이 사건 각 수술 직후부터 나타난 것으로 이 사건 각 수술 이외에는 다른 원인이 개제하였을 가능성이 없으며 그 발생 부분도 이 사건 각 수술 부위와 인접하여 있는 점, 환자에게 이 사건 각 수술 전후를 통하여 하순 부위 등의 감각이상을 초래할 만한 특별한 질환이나 증상이 없었던 점, 환자의 하악골 구조는 뼈의 구조가 얕아 신경을 그대로 둔 채 임플란트 시술을 할 경우 신경을 손상시킬 위험성이 있었던 점, 하치조신경 전위술은 영구적인 신경손상을 유발할 수 있는 위험한 술식으로서, 특히 이 사건과 같이 많은 수의 임플란트를 식립하는 경우에는 사전에 신경의 정확한 위치를 파악하고 신경에 지나치게 많은 장력을 주지 않도록 주의하여야 함에도 불구하고 시술 치과의사들은 방사선사진 촬영만으로 수술 전 검사를 완료한 후 신경의 정확한 위치를 파악하지 아니한 채 상악 8개, 하악 10개 등 합계 18개의 임플란트를 한꺼번에 식립하여 하치조신경을 손상시킨 것으로 보이는 점, 아래에서 보는 바와 같이 신경 전위술에 관한 설명의무 등을 제대로 이행하지 않은 점 등을 종합하여 보면, 환자에게 발생한 이 사건 하순 부위 등의 감각이상은 결국 환자에 대한 이 사건 각 수술을 시행하는 과정에서 정밀한 사전 검사 없이 만연히 많은 수의 임플란트 식립 수술을 한 과실로 인하여 하치조신경을 손상함으로써 발생한 것으로 추정된다고 할 것이므로, 특별한 사정이 없는 한, 치과의사들은 위와 같이 자신의 잘못으로 인하여 환자들이 입은 재산상 또는 정신적 손해를 배상할 책임이 있다고 할 것이다.
3. 경과 관찰 상의 주의 의무 및 전원 의무위반 여부: 치과의사들이 경과 관찰 상의 주의 의무나 전원 의무를 위반하였다는 점을 인정할 만한 증거가 없으므로 환자들의 이 부분 주장은 이유 없다.
4. 설명의무위반 여부: 치과의사들은 이 사건 각 수술 당시 신경 전위술에 관한 수술동의서를 작성한 사실이 없고, 사전에 신경 전위술에 따른 부작용이나 후유증에 관하여 환자들에게 설명한 사실을 인정할 증거가 없으므로 치과의사들에게는 수술 시 의사에게 요구되는 설명의무를 다하지 못한 잘못이 있다고 할 것이다. 다만, 이 사건에서 치과의사들의 설명의무위반이 구체적 치료과정에서 요구되는 주의의무위반과 동일시할 정도에 이르렀다고 볼 만한 증거가 없으므로 이를 위자료 산정에 있어 참작하기로 한다.

   이 사건 각 수술로 식립한 임플란트의 상당수가 그대로 유지되어 있는 점, 신경 전위술에 의한 임플란트 식립 수술의 경우 어느 정도 감각이 저하되는 것은 불가피하고 감각 저하에 대한 회복 시기나 정도는 개인의 특성에 따라 다른 점 등이 인정되는 바, 이러한 여러 사정은 손해의 공평·타당한 부담을 그 지도 원리로 하는 손해배상제도의 이념에 비추어 치과의사들이 배상하여야 할 손해액을 산정함에 있어 참작하기로 하되, 앞서 본 이 사건 의료사고의 경위 등 이 사건 변론에 나타난 제반 사정을 고려하여 이 사건 사고로 인한 치과의사들의 환자들에 대한 책임 비율을 60%로 제한하기로 한다.

의료적 관점의 예방책

하치조신경 전위술을 통한 임플란트 시술 시 수술 전 환자에게 합병증에 관한 설명을 철저히 시행하고 동의서를 받으며 환자와 보호자가 서명 날인하게 해야 한다. 또한 수술의 난이도를 고려하여 본인의 상황에서 시술할 수 있는 가도 냉철하게 분석하여야 하며 임플란트 이외의 방법으로 교합 복원의 가능성도 살펴볼 필요가 있다.

▶ 임플란트 식립 후 발생한 하치조신경손상

판례번호: 서울남부지방법원 2007가합17100(본소)

사건 개요

임플란트 식립을 위한 드릴링 후 하치조신경손상이 발생하여 소송을 제기하였다.

사실 관계

2001년 10월 24일 하악 좌측 제2대구치 부위 통증을 이유로 개인 치과의원에 내원하였다. 같은 날 치과의사로부터 하악 좌측 제2대구치를 발치한 후 임플란트 시술하는 것에 동의하여 마취 후 치아를 발치하였다. 환자는 2001년 11월 28일 임플란트 시술계획에 따라 환자에 대하여 파노라마 방사선사진촬영을 하였고, 두 달 후인 2002년 1월 10일 임플란트 식립 시술을 개시하였다. 치과의사는 환자의 제2대구치 부위에 임플란트(직경 5mm × 길이 8.5mm)를 식립하기 위하여 드릴로 하악골에 임플란트 와동형성을 시도하다가, 드릴링 도중 뼈가 무르다고 판단하여 2~3개월 후 시술을 다시 시도하자고 하면서 시술을 중단하고 봉합하였다. 치과의사는 시술 중단 후 환자에게 6일분의 약물 처방을 하면서 냉찜질을 지시하였다. 환자는 다음날 치과의원에 내원하여 하악 좌측 부위의 마취가 풀리지 않는 느낌이라고 호소하였다. 치과의사 갑은 이에 기다려보자고 하면서 환자에게 항생제, 진통제, 소염제 등을 처방하고, 온찜질을 지시하였으며, 2002년 1월 25일에는 파노라마 방사선사진 촬영을 다시 실시하기도 하였다. 이후 환자는 지속적으로 감각이상을 호소하자 치과의사는 2002년 5월 7일 환자에게 종합병원에서 정밀 검진을 받아 볼 것을 권유하였다. 이후 환자는 국내의 여러 병원들과 일본 동경대병원 등을 전전하며 치료를 받았고, 치과의사 갑은 2006년 8월까지 환자의 치료비 및 환자의 교통비 등을 부담하여 왔다. 환자는 하악 좌측 중절치부터 대구치까지 감각신경마비 증상을 겪고 있으며, 향후 수술, 약물, 물리치료 등으로 치료효과를 얻기는 어려울 것으로 판단되었다. 같은 대학교 신경정신과 신체감정 결과 자각 증상으로는 우울한 기분, 의욕 저하, 피로감, 두통 등이, 타각 증상으로는 불면, 불안, 초조감, 주의집중력 저하, 대인관계 위축, 우울감 등이 관찰되었다.

재판부 판단

1. 설명의무위반 여부: 신경에 예상하지 못한 손상이 생겨 수술 부위 근처에 감각이상 증상 등의 부작용이 발생할 수 있는 것이므로 환자에 대한 임플란트 시술을 계획하고 시행하였던 시술 담당 치과의사는 시술에 앞서 환자에게 시술 시 발생할 수 있는 감각이상 증상 등의 부작용을 미리 설명하고 수술동의를 받아야 할 의무가 있다 할 것인데, 치과의사가 시술 당시 환자에게 위 사항에 대하여 충분하게 설명하였다고 인정하기에 부족하고, 달리 의무를 이행하였다는 점을 인정할 증거가 없으므로, 치과의사 갑은 이 사건 시술을 함에 있어 설명의무를 위반하여 환자가 임플란트 시술을 받을 것인지 여부를 결정할 수 있는 권리를 침해하였다 할 것이다.
2. 시술 중 주의의무위반 여부: 이 사건 시술은 신경에 영향을 줄 수 있는 시술인데, 환자의 사건 증상은 이 사건 시술 이후에 발생하였던 점, 이 사건 시술 후 상당한 시간이 지났음에도 그 증상이 개선되지 않고 남아있고, 달리 이 사건 증상이 환자의 체질적 소인이나 기타 치과의사의 의료과오 이외의 다른 요인에 의하여 발생하였다는 점에 대한 증거가 없는 점 등을 종합하면 치과의사는 환자에게 이 사건 시술을 하는 과정에서 신경이 손상되는 것을 방지하여야 할 주의의무를 위반한 과실이 있는 것으로 인정된다. 이 사건 시술 직후 환자의 신경마비 증상이 발생하였고, 환자는 증상을 완화하기 위한 치료를 받은 것 외에 달리 신경에 영향을 줄만한 행위를 하지 아니하였으므로, 치과의사의 위와 같은 과실과 이 사건 증상의 발생과 악화 사이에는 인과관계가 추정된다. 치과의사는 환자에게 이 사건 시술로 인하여 발생한 손해를 배상할 책임이 있다.
3. 시술 후 경과 관찰 의무위반여부에 관한 판단: 치과의사가 시술 이후 환자에게 냉찜질 또는 온찜질을 권하고 항생제 등을 처방하여 온 점, 2002년 1월 25일 환자에 대하여 파노라마 방사선사진 촬영을 재차 실시한 점, 환자들이 희망하는 대로 2008년 6월까지 환자가 일본 동경대 의대를 포함하여 여러 병원에서 진단을 받기 위해 필요한 비용을 지원한 점, 일반적으로 드릴링 이후 신경이 완전히 손상되었는지 혹은 그렇지 않은지를 확인하기 위하여 12개월 동안은 기다리는 것을 권장하기도 한다는 점 등은 각 위에서 본 바와 같으므로, 이에 비추어 보면 치과의사가 환자에게 일단 경과를 지켜보자고 한 것만으로 경과 관찰 의무를 해태하였다고 인정하기에 부족하고, 환자의 상태를 방치하여 악화시켰다고 인정할 만한 증거가 없다. 치과의사는 경과 관찰 의무위반으로 인한 손해배상 책임은 지지 아니한다.

●●● 의료적 관점의 예방책

임플란트 시술 전 충분한 검사와 설명이 안 되어 있는 경우이며 신경손상의 경우 시행할 프로토콜을 항시 준비하고 있다가 착오 없이 시행하는 것이 중요하리라 사료된다.

▶ 임플란트 식립 후 발생한 하치조신경손상

판례번호: 수원지방법원 2007가합18266 손해배상(의)

●●● 사건 개요

임플란트 식립 후 하치조신경손상이 발생하여 소송을 제기하였다.

●●● 사실 관계

환자는 2006년 1월 2일 치과에서 하악 좌측 제2대구치에 대한 발치 및 임플란트 시술을 받았다. 위 임플란트 식립 후 좌측 하악 및 하순에 지각 이상이 발생하여 시술한 치과의사는 2006년 1월 6일 환자에게서 식립한 임플란트를 제거하였으나 증상의 개선이 없었고, 이 사건 시술 후 담당 치과의사가 시행한 파노라마 방사선사진촬영에 의하면 식립한 임플란트가 환자의 좌측 하악 삼차신경에 근접한 것으로 나타났다. 이에 환자는 2006 년3월 30일 다른 병원에 내원하여 구강안면 통증검사, CT 촬영검사, 간이 신경검사 등을 시행 받은 결과 '좌측 삼차신경 하악 분지 지각이상'임을 진단받고 2006년 11월까지 약물치료를 받았으나 증상의 호전 없이 지각마비가 계속되어 환자는 현재까지도 좌측 아래 입술 및 아래턱에 감각이 없다.

●●● 재판부 판단

시술 치과의사에게는 임플란트를 하악관에서 어느 정도 이상의 간격을 유지하여 식립하여야 할 주의의무가 있음에도 이를 위반하여 임플란트가 하치조신경을 압박할 정도로 과도하게 깊이 식립한 과실이 있다 할 것이고, 현재까지 환자는 달리 하치조신경에 영향을 줄 만한 행위를 하지 아니하였으므로 치과의사의 의료상 과실과 증상은 치과의사의 이 사건 시술로 인하여 야기된 것으로 추정되는데, 의료전문가인 치과의사가 환자의 위 증상이 치과의사의 의료상의 과실로 인한 것이 아니라 전혀 다른 원인에 의한 것이라는 점을 입증하지 못하고 있다. 결국 치과의사는 환자에게 이 사건 시술로 인하여 발생한 손해를 배상할 책임이 있다.

●●● 의료적 관점의 예방책

임플란트 시술 전 충분한 검사와 설명이 환자와 보호자가 동의하에 진행되어야 하며 치료에 임하는 시술자는 치료 술식에 주의하여 문제가 되지 않도록 집중하여야 한다. 신경손상이 발생될 경우 시행할 프로토콜을 항시 준비하고 있다가 착오 없이 시행하는 것이 중요하리라 사료된다.

▶ 임플란트 식립 후 발생한 하치조신경손상

판례번호: 대전고등법원 2007나4248 손해배상(의)

●●● 사건 개요

임플란트 식립 후 하치조신경손상이 발생하여 소송을 제기하였다.

●●● 사실 관계

환자는 시술 치과의사의 권유에 의해 2003년 2월 18일경 하악골의 좌우 제1대구치(36, 46번 치아)에 임플란트 1차 수술인 매식체 식립 시술을 받았다. 매식체 식립을 시행한지 하루도 지나지 않아 매식을 진행한 곳에 강한 조임 현상, 전기오는 듯한 찌릿찌릿한 증상, 입을 제대로 다물지 못하는 증상, 안면마비 증상 등이 나타났다. 환자는 그 후에도 위와 같은 증상이 계속되고, 심한 통증으로 인하여 수면장애까지 발생함에 따라 2003년 5월 17일 경 임플란트 시술의 권위자라고 알려져 있는 서울시 소재 ○치과에서 진단을 받은 결과 임플란트 시술한 곳에 문제가 있다는 이야기를 들었다. 그 후 환자는 2004년 6월 11일경 2차 시술을 시행하였는데, 우측 하악골 제1대구치만 2차 시술을 시행하고, 좌측 제1대구치는 너무나 통증이 심하여 2차 시술을 시행하지 않았다. 환자는 2차 시술 후 통증이 가라앉기를 기다렸으나 오히려 통증이 더 심해져 2003년 7월 8일경 서울 소재 대학병원에서 CT를 촬영한 결과 매식체 끝부분이 하악관의 상연을 침범한 것으로 판명되어 같은 해 7월 14일 좌측 매식체를 제거하였으며, 같은 해 8월 말경 우측 매식체를 제거하였다.

●●● 재판부 판단

시술 치과의사는 임플란트 매식체 시술을 하는 과정에서 신경이 손상되는 것을 방지하여야 할 주의의무를 위반한 과실이 있는 것으로 인정되며, 과도하게 깊이 식립한 과실이 있다 할 것이고, 의료상 과실의 증상은 의료상의 과실로 인한 것이 아니라 전혀 다른 원인에 의한 것이라는 점을 입증하지 못하고 있으므로 시술 치과의사는 환자에게 이 사건 시술로 인하여 발생한 손해를 배상할 책임이 있다.

●●● 의료적 관점의 예방책

임플란트 식립 시 시술 전 충분한 검사와 그에 따른 정확한 판단에 의한 치료가 필요하다.

▶ 임플란트 식립 후 발생한 하치조신경손상

판례번호: 서울북부지방법원 2007나5982 손해배상(의)

●●● 사건 개요

임플란트 식립 후 하치조신경손상이 발생하여 소송을 제기하였다.

●●● 사실 관계

2002년 3월 5일 개인 치과의원에서 임플란트 전문의인 치과의사와 손상된 하악 우측 제1, 2대구치(#46, 47)에 임플란트 시술을 받기로 하는 진료 계약을 체결하였고, 시술 치과의사는 그 치료비로 일정 비용을 지급받고 2개의 치아 부위에 임플란트 시술을 시행하여 임플란트를 식립하였다. 담당 치과의사는 임플란트 시술을 하기 전에 하악 우측 제1, 2대구치(#46, 47)가 결손된 상태였고, 하악관 상부에 임플란트를 식립할 수 있는 골량이 부족한 상태이었음을 확인하였으나, 파노라마 방사선사진을 통하여 환자의 구강 구조를 관찰함으로써 임플란트 시술이 가능하다고 판단하고, 하치조신경전위술을 통해 하치조신경을 옆으로 당긴 다음 임플란트를 식립하였다. 환자는 2002년 3월 26일 다시 치과의원에 내원하여 오른 턱의 감각이 없고 찌릿찌릿한 증상을 호소하는 등 계속적인 감각이상을 알렸으나, 치과의사는 파노라마 방사선사진을 촬영하는 등의 검사나 별다른 조치를 취하지 아니한 채 약 1년 정도 시간이 지나면 나아질 것이라고 설명하였다. 담당 치과의사는 2002년 6월 5일부터 6월 12일까지 식립한 환자의 임플란트에 보철물을 장착하였으나, 그 이후 환자의 감각이상은 회복되지 않았고, 식립 받은 임플란트가 하치조신경에 접촉되어 있음으로 인하여 환자는 현재 우측 하순, 잇몸 및 이부의 감각이상과 감각 저하 증상을 겪고 있다.

●●● 재판부 판단

1. 적합한 시술 방법을 확인하여 시행할 주의의무위반 여부: 임플란트 시술 가능 여부는 파노라마 방사선사진을 통하여 구강구조를 관찰함으로써 이를 판단하는 것이 일반적인데, 시술한 치과의사 역시 파노라마 방사선사진을 통하여 환자의 구강 구조를 확인한 후 임플란트 시술이 가능하다고 판단하여 시술한 사실이 인정되는 바, 그렇다면 치과의사는 환자에 대한 임플란트 시술을 함에 있어 그 시술이 환자에게 적합한 것임을 확인하기 위하여 일반적으로 요구되는 절차를 이행한 것이므로, 특별한 사정이 없는 한 치과의사가 환자에 대한 적합한 시술방법을 확인할 주의의무를 위반하였다고 인정할 수는 없다.
2. 시술 과정의 과실 또는 시술 후 신경기능의 회복조치의무위반 등의 과실: 이 사건 시술은 하치조신경에 영향을 줄 수 있는 시술인데, 환자의 이 사건 증상은 시술 이후에 발생하였던 점, 이 사건 시술 후 상당한 기간이 지났음에도 그 증상이 개선되지 않고 남아있고, 이는 식립받은 임플란트가 하치조신경에 접촉되어 있기 때문인 것으로 보이는 점, 환자는 왼쪽 치아에도 마찬가지로 임플란트 시술을 받은

사실이 있었는데, 이때는 아무런 후유장애 증상이 없었던 점 등을 종합하여 보면, 환자의 증상은 환자의 골량 부족 등의 체질적 소인이나 기타 치과의사의 의료과오 이외의 다른 원인에 의하여 발생하였을 개연성이 있다고 볼 수 없고, 달리 이 사건 증상이 다른 요인에 의하여 발생하였다는 점에 대한 증거가 없는 이상, 치과의사에게 이 사건 시술을 하는 과정에서 임플란트 식립 시 하치조신경으로부터 적절한 거리를 두어 신경이 손상되는 것을 방지하여야 할 주의의무에 위반하여 임플란트가 하치조신경에 접촉되어 식립되도록 한 과실이 있는 것으로 추정된다. 또한, 치과의사는 이 사건 시술 과정에서 환자의 상태에 충분히 주의하여 임플란트 식립으로 인한 신경의 손상을 최소화하여야 할 뿐 아니라, 시술 후에는 신경손상 여부를 주의 깊게 관찰하고, 만약 신경이 손상되었다면 그 회복에 최선의 노력을 해야 할 의무가 있음에도 불구하고, 이 사건 시술 후 환자가 계속적인 장애를 호소함에도 자연치유를 예상하고 파노라마 방사선사진을 촬영하는 등의 객관적인 검사를 시행하고 임플란트의 제거 및 재식립 등의 방법을 검토하거나 신경손상의 치료와 진단에 유능한 전문가의 상담을 받게 하는 등의 기타 필요한 조치를 취하지 아니한 채 시간이 지나면 나이질 것이라며 이를 방치한 과실이 인정된다.

3. 설명의무위반 여부: 하치조신경전위술을 이용한 임플란트 시술의 경우 정상적인 시술을 하더라도 하치조신경에 예상하지 못한 손상이 생겨 수술 부위 근처에 감각이상 증상 등의 부작용이 발생할 수 있는 것이므로, 환자에 대한 임플란트 시술을 계획하고 시행하였던 치과의사로서는 시술에 앞서 환자에게 시술 시 발생할 수 있는 감각이상 증상 등의 부작용을 환자에게 미리 설명하여 수술동의를 받아야 할 의무가 있다 할 것인데, 이 사건 시술 당시 환자에게 위 사항에 대하여 충분하게 설명하였다고 인정하기에 부족하고, 달리 위 의무를 이행하였다는 점을 인정할 증거가 없으므로, 치과의사는 이 사건 시술을 함에 있어 설명의무를 위반하여 환자가 하치조신경전위술을 이용한 임플란트 시술을 받을 것인지 여부를 결정할 수 있는 권리를 침해하였다 할 것이고, 따라서 치과의사는 이로 인하여 환자가 입은 손해를 배상할 의무가 있다.

●●● 의료적 관점의 예방책

수술동의서를 작성할 때는 예측 가능한 모든 합병증에 대해 설명하고, 환자와 보호자가 서명 날인하게 해야 한다. 또한 수술 후 환자의 증상에 대해 귀를 기울이고, 주의 깊은 관찰과 적절한 대처가 필요하다.

▶ 골신장술 및 임플란트 시술 후 안면마비

판례번호: 대구지방법원 2008가단54690 손해배상(의)

●●● 사건 개요

환자가 골신장술 후 임플란트를 식립하고 나서 신장기 제거가 늦어져 발생한 염증으로 인한 안면마비이다.

●●● 사실 관계

환자가 시술 치과의사 병원에서 2002년 10월 29일 악골 신장술을 받고 부종과 통증이 발생하였고, 2003년 11월 14일 1년 후 신장기를 제거한 후 2004년 2월부터 2007년 3월까지 하악 4개와 상악 2개의 치아에 대해 임플란트 시술을 받았는데, 보조 장치 제거 후 나타난 부종과 통증은 담당 치과의사 병원에서 보조 장치 제거 시 조직이나 신경을 손상시킨 과실 때문에 발생한 것이며, 염증이 확인되면 바로 신장기를 제거하여야 하는데 1년 만에 신장기를 제거하는 의료과실을 범하였고, 사전 수술비용에 대해 설명을 하고 그 시술 여부를 결정하도록 하여야 함에도 아무런 설명 없이 임플란트 수술을 한 다음 과다한 치료비를 청구하였다면서 좌측 안면마비가 발생하여 한국소비자보호원에 피해구제 신청을 하였다. 이에 한국소비자보호원은 환자가 장애에 대한 일실 수익, 기왕 치료비, 향후 치료비, 위자료 전액을 요구하나, 장애율 5%, 치과병원의 과실 비율 30%를 적용하여 비용을 지급할 것을 권고하여, 환자는 향후 이에 대한 어떠한 민형사상 소송을 제기치 않기로 합의(부제소합의)를 하였다.

●●● 재판부 판단

합의서의 문구는 단순한 예문에 불과할 뿐 치료비, 후유장애에 대한 손해, 향후 치료비 위자료 전체에 대한 손해배상 청구권을 포기한 것이 아니라는 환자의 주장은 환자가 기왕의 치료비가 과다하다는 점을 명시하여 피해구제 신청을 한국소비자보호원이 위자료를 포함 제시한 액수를 지급받을 것을 권유하여 그 액수에서 합의가 된 점을 고려하여 보면 합의서의 문구는 단순한 예문이 아니라 실제 환자가 치료비, 후유장애에 대한 손해, 향후 치료비 위자료 전체에 대한 손해배상청구권을 포기한 것으로 볼 수 있다. 환자는 5년 넘게 치과의사들의 의료과실로 인한 좌안면마비 등의 장애를 당하여 엄청난 육체적 정신적 고통을 받아 정확한 손해 파악과 추후 예상할 수 있는 치료비, 장래 치료기간 등을 잘못 알고 착오를 일으켜 부제소 합의를 하였으므로 위 부제소 합의를 취소한다는 취지로 재항변하나 환자가 주장하는 착오는 동기의 착오에 불과할 뿐 위 합의의 중요한 부분에 관한 착오로 보이지 아니하고, 착오로 인하여 부제소 합의를 하였다는 점을 인정할 만한 증거가 없으므로 이 소송을 각하한다.

●●● 의료적 관점의 예방책

환자가 치료 중 불편을 호소하면 의사는 그 상황에 대해 환자가 납득할 수 있는 치료적 이유를 설명하며 의무기록지에 기재하여야 한다. 환자와 치료적 동의가 이루어지기 전에 시술하는 것은 추후 설명의무에 대한 위반이 가능하므로 치료비와 시술 방법과 예상 후유, 장애에 대해 환자의 동의가 득해져야 한다. 또한 의료사고와 관련 발생한 문제시 합의는 반드시 전문가의 입회하에 합의문건으로 작성하여 추후 발생할 수 있는 새로운 다른 요구에 대해 대처한다.

▶ 임플란트 식립 후 발생한 둔감해진 감각신경

판례번호: 서울중앙지방법원 2008가단130458 손해배상(의)

●●● 사건 개요

임플란트 식립 후에 신경의 감각이 둔해지는 증상이 나타나서 소송을 제기하였다.

●●● 사실 관계

환자는 2003년 11월 20일경 치과의원에서 하악 오른쪽 제1대구치에 대한 발치 및 임플란트 시술을 시행받았다. 환자는 2005년 8월경 왼쪽, 오른쪽 어금니가 흔들리고 솟는 느낌이 들어 치과의사 의원에서 치료방법 상담 후, 같은 해 8월 8일 하악 우측 제2대구치, 좌측 제1, 2대구치를 발치하였고, 9월 7일 하악 좌측 제1, 2대구치의 임플란트 식립을 받게 되었다. 시술 치과의사가 환자의 하악 좌측 제1, 2대구치의 임플란트 본체의 식립을 위한 치조골의 드릴링을 하던 중에 마취 상태에 있던 환자가 통증을 호소하고, 다소 많은 양의 출혈이 발생하자, 치과의사는 드릴링을 중단하고 더 이상의 임플란트 식립은 보류하였다. 환자는 그 때부터 하악 좌측 신경의 감각이 둔해지는 증상이 나타났다. 다음 날인 9월 8일 담당 치과의사는 환자에게 CT 촬영을 받게 하고서 이미 식립한 하악 좌측 제1, 2대구치의 임플란트 매식체를 제거하였다. 담당 치과의사가 2006년 10월 10일 발행한 진료의뢰서에 의하면, '05년 9월에 임플란트 식립 시 하치조신경 침범하여 임플란트 발거함'이라고 기록되어 있다.

●●● 재판부 판단

1. 설명의무위반 여부: 치과의사가 환자의 체질적 소인 및 그로 인하여 예견되는 시술의 위험성, 부작용 등을 설명하였다는 점에 부합하는 듯한 증거가 진료기록부에 기재되어 있으나, 환자들이 치과의사로부터 열람, 복사하여 소지하고 있던 진료기록부에는 전혀 기록되어 있지 않은 바, 제소 이후에 치과의사에 의하여 가필되었다고 봄이 상당하다. 따라서 치과의사가 설명의무를 제대로 이행하지 않았다고 볼 수 있다.
2. 수술 전후 과정에서의 주의의무위반 여부: 환자에게 발생한 하악 좌측 부위의 감각이상은 이 사건 시술 직후부터 나타난 증상으로 시술 부위와 동일한 부위에서 발생한 점 및 환자에게 시술 전후를 통하여 감각이상을 초래할 만한 특별한 기왕력이나 증상이 있었거나 다른 원인이 개재하였을 가능성이 있다고 볼 만한 반대 사실에 관한 주장, 증거가 없는 점 등의 사정을 더하여 보면, 치과의사는 이 시술을 행함에 있어 치조골에의 드릴링 과정에서 술기상의 주의의무를 위반하여 하치조신경을 침범하여 이를 손상시켰고, 그로 인하여 감각이상의 증상이 유발되었다고 봄이 상당하다. 따라서 치과의사는 환자들에게 이 시술로 말미암아 발생한 손해를 배상할 책임이 있다.

5

3. 경과 관찰 및 전원의무위반 여부: 치과의사는 환자에게 신경마비 증상이 나타나자 다음날 CT 촬영을 의뢰하고 식립된 임플란트 본체를 제거하였고, 환자에게 신경재생을 도와주는 비타민B, 스테로이드 등을 처방해 준 사실, 치과의사 본인이 미국 펜실베니아에서 연수를 받는 동안은 치과의사 의원의 다른 의사로 하여금 환자에 대한 추적 진료를 행한 사실 등을 인정할 수 있고, 치과의사 의원이 진료행위를 감당할 수 없었다는 점에 관하여는 이를 인정할 주장, 증거가 없으므로, 결국 환자들의 주장은 이유 없다.
4. 손해배상 책임의 제한: 환자의 하악골 구조가 원래부터 취약하였던 점, 치과의사도 신경 침범 이후에 재빨리 임플란트를 제거함으로써 더 이상의 손해 확대로 나아가지 않도록 노력한 점 등이 인정되는 바, 치과의사의 환자들에 대한 책임 비율을 60%로 제한한다.

●●● 의료적 관점의 예방책

하악 임플란트로 인한 하치조신경관 침범 가능성에 대하여 환자에게 충분히 이해되는 주의 깊은 설명이 필요하며, 치료 시에는 합병증이나 후유증이 발생되지 않도록 주의하여 치료하여야 하며 신경손상이 나타나게 될 경우 즉각적인 대처를 통해 환자에게 발생하는 피해가 최소한이 되도록 해야 한다.

▶ 임플란트 식립 후 발생한 감각이상과 통증

판례번호: 대구지방법원 2009나7664 손해배상(의)

●●● 사건 개요

임플란트 식립 후의 감각이상 및 통증으로 인한 피해를 입어 소송을 제기하였다.

●●● 사실 관계

환자는 2006년 12월 27일부터 왼쪽 아래 어금니 2개에 대하여 임플란트 시술을 받기로 하였다. 시술한 치과의사는 환자의 잇몸 표면을 마취하고, 드릴로 하악 좌측 제1, 2대구치 부위 잇몸뼈에 구멍을 각 1개씩 냈으며, 인공치근을 심는 기계를 사용하여 드릴로 구멍을 낸 부위에 인공치근을 식립하였다. 환자는 임플란트 식립 이후에 턱, 입술 부위 등에 감각이상 내지 통증을 호소하였고, 2007년 1월 10일 다른 곳의 치과의원을 방문하여 진단을 받았으며, 그 후에도 여러 병원을 옮겨 다니면서 좌측 하순 및 이부 감각이상·하악 전치부 치아의 통증에 대한 치료를 하고 있다.

●●● 재판부 판단

시술 치과의사의 임플란트 식립에 대한 주의의무 등의 소홀로 강제 조정을 시행한다.

●●● 의료적 관점의 예방책

하악 임플란트로 인한 하치조신경관 침범 가능성에 대하여 환자에게 이해 가능하도록 충분한 후유증과 합병증 등에 대한 설명이 필요하고, 시술 중에는 문제가 되지 않도록 주의하여야 하며, 신경손상이 나타나게 될 경우 즉각적인 대처를 통해 환자에게 발생할 수 있는 피해가 최소한이 되도록 해야 한다.

2. 임플란트 보철 - 보철물 파절과 탈락, 저작 기능 회복

▶ 임플란트 완성 후 저작기능의 불완전 회복

판례번호: 광주지방법원 2007가단114968 손해배상(의)

5

●●● 사건 개요

임플란트 식립 후에도 저작기능이 완전히 회복되지 않고 식립 부위에 지속적인 통증이 발생하여 소송을 제기하였다.

●●● 사실 관계

환자는 2006년 7월 14일 시술 치과의사가 운영하는 치과의원에 최초로 방문하여 치과의사에게 임플란트 시술을 의뢰하였다. 당시 환자는 상악과 하악에 다수의 치아가 결손된 상태이었고, 상악에는 틀니를 하지 않은 채 하악에만 틀니를 착용하고 있었으며, 하악의 틀니를 유지하는 지지 치아가 결손 된 상태로, 남아 있는 지지 치아도 잇몸의 광범위한 염증과 심한 충치로 뿌리가 흔들리고 있었다. 그로 인해 환자는 저작 기능의 장애와 구강의 전체적인 통증을 호소하였다. 치과의사는 상태가 좋지 않은 치아를 몇 개 발치하고 그 부위 및 기존의 결손 부위에 11개의 임플란트를 심을 필요가 있다고 설명하였고, 환자가 이에 동의하고 11개의 임플란트 시술 및 부수적 치료에 대한 전체 치료비용으로 2,600만원을 지급하기로 약정하였다. 치과의사는 환자에게 2006년 7월 18일 7개의 임플란트를 심고, 2006년 7월 25일 4개의 임플란트를 심는 시술을 하였고, 그 밖에 2006년 7월 31일까지 수시로 여러 가지의 부수적인 치료를 하였으며, 이 후 2006년 7월 31일 해외로 출국하였다. 그 무렵 시술을 시행한 치과의사는 주로 미국 소재 치과병원에서 근무하다가, 약 2~3개월에 한 번씩 귀국하여 약 2주 동안 국내에 머물면서 자신이 운영하는 치과의원에서 임플란트와 같은 중요한 시술을 하고, 다시 출국하는 생활을 하고 있었으며, 시술한 치과의사가 국내에 없는 기간에는 치과의사가 고용한 치과의사로 하여금 치과의원에서 진료를 하도록 하였다. 환자는 그 후 치과의사가 국내에 있었던 기간에만 직접 치료를 받았고, 그 이외의 기간에는 고용의사로부터 치료를 받았다(환자는 치과의원에서 총 38회 치료를 받았는데, 그 중 10회는 시술한 치과의사로부터 직접 받았고, 나머지 28회는 고용의사로부터 받았다). 환자는 2006년 7월 14일부터 2007년 1월 16일 사이에 피고에게 치료비를 지급하였고, 치과의사가 2006년 12월 18일경 치료비 중 일정 부분을 감액해 주었다. 환자는 시술한 치과의사의 의료과오를 주장하며 아직까지 피고에게 치료비 잔금을 지급하지 않고 있다. △△대학교 치과대학병원에 대한 신체감정 촉탁 결과에 의하면, 상기 병원 치과의사가 2008년 3월 초경 환자의 치아 상태를 감정하였을 때에 임플란트를 심은 11개 부위의 인공치아는 흔들림이 관찰되지 않고 타진 시 동통 등의 임상적 증상 보이지 않아 양호한 상태였고, 해당 부위의 잇몸도 양호하였으며, 해당 부위의 방사선사진상 치조골 수준도 양호하였다. 다만, 환자는 여전히 저작기능의 장애가 있으며, 하악 좌측 제2대구치의 임플란트 부위가 흔들리고 아프다는 증상을 호소하였다. 또한(본 치과의사가 임플란트를 심은 부위가 아닌) 상악 좌측 제1대구치의 치조골 흡수가 진행되어 예후가 불량할 것으로 관찰되었다. 환자는 2008년 4월 15일 이후로 ○○대학교 치과대학병원에서 치료를 받아 오고 있는데, 위 병원 치과의사는 원고가 통증을 호소하는 주된 부위인 하악 좌측 제2대구치의 통증 원인이 (피고가 임플란트를 심은 부위가 아닌) 상악 좌측 제1대구치의 치주적 문제에 의한 연관 통증일 가능성이 있다고 진단하였다.

환자 진술에 의하면 시술한 치과의사가 환자의 구강 상태를 고려하여 적합한 임플란트 시술계획을 수립하고 그에 따라 임플란트 시술을 할 주의의무가 있음에도, 환자의 불량한 구강 상태를 고려하지 아니하고 치과의사의 출국 일정에 쫓겨 단기간 내에 무리하게 11개의 임플란트를 시술하였으며, 임플란트 시술 직후 해외로 출국하여 그 이후 적절한 후속 치료와 사후 관리를 하지 아니함으로써 환자가 임플란트 시술 직후부터 시술상의 과실과 시술 부작용으로 상당한 통증에 시달리고 있으며, 시술한 치과의사가 임플란트 시술에 앞서 환자에게 임플란트 시술의 부작용에 대하여 충분히 설명을 해주지 않았으므로, 시술을 담당한 치과의사는 환자에게 의료과실 및 설명의무위반으로 인한 손해 합계액(=임플란트 시술 후 그간 다른 치과에서 치료받은 데 지출한 기왕 치료비+장래에 소요될 향후 치료비+정신적 고통에 대한 위자료)을 배상할 의무가 있다고 주장한 사건이다.

●●● 재판부 판단

이 사건에서 시술한 치과의사가 환자에게 1주일 간격으로 합계 11개의 임플란트를 시술한 것이 환자의 구강 상태에 비추어 무리한 것이었음을 인정할 아무런 의학적 근거가 없다. 뿐만 아니라, △△대학교 치과대학병원에 대한 신체감정촉탁 결과에 의하면, 11개의 임플란트를 심은 부위의 치아, 잇몸, 치조골의 상태는 양호하며 흔들림이나 타진 시 동통 등의 임상적 증상이 관찰되지 않았다는 것이며, ○○대학교 치과대학병원의 진단서에 의하면 환자가 주로 통증을 호소하는 부위인 하악 좌측 제2대구치의 통증 원인은 (치과의사의 임플란트 시술상의 과실이 아니라, 시술한 치과의사가 임플란트를 심은 부위가 아닌) 상악 좌측 제1대구치의 치주적 문제에 의한 연관 통증일 가능성이 엿보인다는 것이다. 따라서 치과의사의 임플란트 시술에 어떤 과실이나 부작용이 있다고 볼 아무런 근거가 없다. 환자가 임플란트 시술을 받기 전에 환자의 구강 상태는 매우 좋지 아니하였고, 시술 당시 만 56세이었으므로, 임플란트 시술을 받는다고 하여 젊은 시절의 최상의 치아 상태가 회복되길 기대하는 것은 애당초 무리이며, 환자가 기대한 상태에 도달하지 못하였다고 하여 그것을 의료과오라고 평가할 수는 없다.

●●● 의료적 관점의 예방책

임플란트 치료가 보편화되고 경쟁이 심화되면서 임플란트가 자연치를 완전히 대신할 수 있다는 식의 과도하고도 과장된 임플란트 광고로 인해 일반 환자들의 임플란트에 대한 기대치는 상상 이상으로 높다. 실제로 부작용이나 관리상의 번거로움, 저작력의 감소 등의 단점을 설명, 고지하지 않고 일단 식립하는 식의 진료로 인해 술후 발생되는 분쟁도 점점 증가되고 있다. 임플란트 시술 전 임플란트가 자연치만큼의 저작기능을 회복시켜 줄 수 없음을 설명하고 시술상의 한계점을 충분히 고지한다면 분쟁을 줄일 수 있을 것이라 생각되며 주의사항 및 유지 및 관리 방법이 적힌 인쇄물과 동의서를 이용한 환자의 교육 또한 필요할 것이다. 또한 최근 세분화된 진료 전공별 진료체계를 가진 의원이 많아짐에 따라 진료 기간 중 진료 책임 소재에 의한 문제나 고용 치과의사에게 진료를 분담하면서 분쟁이 일어나는 것도 사실이다. 시술 전의 고지나 충분한 설명을 통해 납득을 시키고 진료 과정 중 특수한 상황이 예견되거나 발생 시 반드시 환자에게 설명하여 환자와의 신뢰도를 잘 유지하는 것이 바람직하다.

5

▶ 실패한 임플란트와 임플란트 보철물 탈락

판례번호: 수원지방법원 2008가단21319 손해배상(의)

●●● 사건 개요

임플란트 및 인공치아의 탈락으로 인해 소송을 제기하였다.

●●● 사실 관계

환자는 9개의 임플란트를 시술하기로 합의하고, 2005년 1월 25일부터 2005년 2월 25일까지 임플란트 1차 시술을 받고, 2005년 6월 4일부터 2005년 6월 29일까지 2차 시술을 받았다. 2차 시술 후에 홍콩 출국한 뒤, 2006년 3월 3일경 귀국하여 임플란트 시술 치과의원에 내원하였으나, 내원 당시에 우측 하악 어금니 부위 임플란트 인공치아(#46, 47), 좌측 상악 임플란트(#23, 24, 25)가 탈락되어 있었다. 치과의사는 100만원을 추가로 받고 7개의 인공치아를 다시 제작해 주었다. 이 때 3주간 7회에 걸친 진료를 받았으며, 홍콩으로 돌아가기 전에 치과의사는 환자에게 인공치아가 탈락될 경우 본인이 직접 접착할 수 있는 치과용 임시 접착제와 치과용 기구를 주었다. 환자는 2006년 11월 29일 피고로부터 마지막 진료 받은 후 2007년 4월 10일 이후에는 국내의 다른 치과병원에서 시술을 받았다. 이후 환자는 치과의사의 잘못된 시술로 인해 피해를 입었다고 주장하면서 소송을 제기하였다.

●●● 재판부 판단

1. 설명의무위반 여부: 시술한 치과의사가 보철물 연결 방식의 선택에 있어서 적절하지 아니한 방식을 선택하였고, 시술 전후 설명의무를 위반한 잘못을 범하였는지에 대한 여부와 관련하여 이를 인정할 증거가 없다. 오히려 치과의사는 환자에게 임플란트 시술에 관하여 일반적이고 보편적인 설명을 하였고, 그 안에는 임플란트 시술의 장점과 단점, 치료과정, 치료기간 등에 관한 설명도 포함되었던 것으로 보인다. 또한 환자는 2차 시술을 받은 이후 출국하였다가 약 9개월이 지난 2006년 3월 3일 경에서야 귀국하여 치료한 치과를 방문하였는데, 그 당시 이미 시술한 임플란트 9개 중 7개를 다시 제작하여야 할 정도로 많은 손상이 발생한 상태였음에도 환자는 2006년 3월 3일 이전에 홍콩에서 1회 정도 치과를 방문하였을 뿐이었다. 이상에 비추어 보면 환자에게 발생한 손해는 치과의사의 진료상 과실이 아닌 적절한 치료를 방치한 환자의 과오로 인한 것으로 보일 뿐이다.
2. 수술 전후 과정에서의 주의의무위반 여부: 치과의사가 임플란트를 역방향으로 식립하거나, 보철물 변연 부위 적합성이 결여되게 하였거나, 설명의무를 위반하여 환자에 대하여 손해를 배상할 책임이 있는지 여부에 관해서는 이를 인정할 증거가 없다. 오히려 환자에게 발생한 손해는 앞서 본 바와 같이 치과의사의 진료상의 과오로 인한 것이 아니라 환자의 과오로 인한 것으로 보일 뿐이다.

●●● 의료적 관점의 예방책

임플란트는 내원 횟수가 많고 비용이 비쌀 뿐더러 진료 과정도 까다로운 술식이다. 이에 따른 단점이나 주의사항이 많을 뿐 아니라 술후의 follow-up이 가장 강조되는 진료 중 하나이다. 인쇄물이나 반복된 교육을 통해 수술 후의 시기적절한 follow-up의 중요성에 대해 설명하여 환자가 치료를 방치하는 일이 없도록 해야 할 것이다.

아울러 진료기록부상 시술 이후 환자의 내원 당시의 상태 및 치료 후 의사의 지시사항에 대한 협조도에 대한 평가를 기재하여 환자의 유지 관리 의지에 대해 기술하여 예후를 예측한다.

▶ 임플란트 보철물의 불편감과 저작곤란

판례번호: 서울동부지방법원 2010가단42342 손해배상(의)

●●● 사건 개요

임플란트 시술 뒤에 치아 사이 공간으로 인한 식편 압입의 불편감으로 소송을 제기하였다.

●●● 사실 관계

2004년 7월 19일부터 2006년 4월 12일까지 환자는 다수의 치아를 뽑고 임플란트를 시술받았다. 임플란트 시술 후에 시술 치과의사의 시술 받은 치아와 옆의 다른 치아 사이가 벌어져 있어서 이로 인해 환자는 식편 압입으로 식사를 제대로 할 수 없었으며, 식사 시간이 오래 걸리는 등의 불편감이 생겼다. 환자는 2007년 7월 13일 다른 병원에서 진단한 결과 새로 임플란트 시술을 받아야 한다는 사실을 알게 되었고, 23,638,500원의 치료비가 소요된다는 것을 알게 되어 여러 번 시술한 치과의사에게 항의를 하였으나 치과의사는 전화를 받지 않는 등 책임을 회피하고 있다.

●●● 재판부 판단

수술 전후 과정에서의 주의의무위반 여부: 의사는 환자에게 치료 행위 당시에 일반적으로 인정되고 안전이 보장된 의학 수준에 따라서 진료와 처치를 하여야 하는 주의의무가 있고, 의사는 진료를 수행함에 있어서 의료인으로서 높은 주의의무를 부담하며, 이를 위반한 때에는 의료행위상의 과실이 인정된다. 주의의무를 위반한 피고는 원고에게 불법행위로 인한 손해배상 책임을 부담하여야 한다.

5

●●● 의료적 관점의 예방책

치료적 관점에서 예기치 못한 문제가 발생하거나 이미 시술 전 발생 가능할 후유증, 합병증 등에 대한 충분한 사전 설명과 동의는 필수적이다. 또한 설명과 동의가 이루어진 후유증과 합병증이라 할지라도 문제가 발생하면 최대한 이해 가능하도록 설명과 처치가 이뤄져야 한다.

3. 기타 - 임플란트 실패, 심미적 불만, 사망

▶ 임플란트 보철 전 대합치 정출에 대한 불만

판례번호: 대구지방법원 2001가단4897 손해배상(의)

●●● 사건 개요

임플란트 시술 전 대합치의 정출에 대하여 소송을 제기하였다.

●●● 사실 관계

1998년 1월 20경 하악 좌측 제1, 2소구치, 제1대구치가 이미 발치된 상태에서 임플란트 시술을 받기 위하여 치과의원에 내원하여 같은 해 2월 6일 제1단계 수술을, 같은 해 5월 22일 제2단계 수술을 받았는데, 7월 16경 상악 좌측의 4, 5, 6번 치아가 아래쪽으로 1~2mm정도 내려온 정출 현상이 발생한 것이 확인되었다.

●●● 재판부 판단

환자에게 발생한 치아 정출 현상이 시술한 치과의사의 임플란트 시술 과정에서 발생한 것으로 인정하기 어려우므로 위 정출 현상은 치과의사가 임플란트 시술을 하기에 앞서 환자에게 설명하여야 할 위험하거나 회복할 수 없는 중대한 부작용이나 후유증에 해당한다고 보기 어렵다 할 것이어서 환자들의 주장과 같이 비록 치과의사가 환자에 대한 임플란트 시술을 하기 전에 정출 현상에 관한 자세한 설명을 하지 아니하였다 하더라도, 그것만으로는 치과의사에게 설명의무위반이 있었다고 할 수 없다.

●●● 의료적 관점의 예방책

발치 후 임플란트 시술 전 충분한 검사가 필요하다. 수술동의서를 작성할 때는 예측 가능한 모든 합병증에 대해 설명하고, 환자와 보호자가 서명 날인하게 해야 한다. 또한 수술 후 환자의 증상에 대해 귀를 기울이고, 주의 깊은 관찰과 적절한 대처가 필요하다. 임플란트 시술 시 대합치의 정출 현상을 주의 깊게 관찰하고 예방한다.

▶ 임플란트 시술 중 발생한 폐혈증 사망

판례번호: 부산지방법원 2003가합4672 손해배상(의)

●●● 사건 개요

임플란트 시술 후 패혈증이 발생하여 환자가 사망하였다.

●●● 사실 관계

사망 환자는 1998년 7월 13일 치과의사병원을 내원하여 치아 상태를 검진 받았고, 담당 치과의사는 상악 우측 7, 6, 5, 4번, 하악 우측 2, 1번 및 하악 좌측 1, 2번 등 8개의 치아는 보철물을 착용하여야 할 상태이고, 상악 우측 2번, 상악 좌측 2, 6, 7번, 하악 우측 7, 6, 4번 및 하악 좌측 5, 6, 7번 등 10개의 치아는 임플란트가 필요한 상태로 진단하였다. 1998년 7월 16일부터 임플란트 식립을 시작하여 2000년 3월 7일 영구 보철물 장착까지 마무리하였다. 하악 우측 7번은 1998년 7월 21일 임플란트를 심고, 같은 해 12월 26일 임시 보철물을 장착한 후 1999년 8월 18일 영구 보철물을 장착하였다. 치료한 치과의사는 1999년 11월 23일 위 보철물이 흔들리는 것을 발견하고 즉시 심어두었던 임플란트를 제거한 후 그로 인하여 생긴 잇몸 뼈 구멍에 골유도재생술을 시행하였다. 2000년 4월 21일 다시 하악 우측 7번에 임플란트를 심었는데, 그 후 수술 부위가 붓고 우리한 증상이 있으며 통증이 심하여 환자는 치료를 받기 위해 거의 매일같이 시술한 치과의사 병원을 내원하였다. 이에 대하여 치과의사는 항생제와 소염진통제를 주사하거나 그와 같은 효능의 약을 처방하였다. 2000년 5월 3일까지도 여전히 통증을 호소하여 심었던 임플란트를 제거하였으며, 같은 달 4일 통증은 가라앉았다가 같은 달 6일 다시 통증을 호소하였다. 환자는 하악 우측 7번 수술 부위의 통증을 호소하던 2000년 5월 6일 우측 무릎 퇴행성 골관절증으로 부산 소재 의원에서 물리치료를 받았다. 2000년 5월 7일 22:00경 호흡곤란 증세가 나타났고 구급차로 22:50경 ○병원 응급실에 이송되었다. 그 당시 환자의 의식은 기면상태였고, 혈압은 90/60mmHg, 백혈구수는 13,000개/ul, 혈소판수는 7,000개/ul이었으며, 흉부 방사선사진 검사 결과 전 폐에 걸쳐 음영이 증가되어 있었다. 혈당 검사에서는 수치가 351mg/dL로 나왔고, 혈액배양 검사에서는 Klebsiella균이 발견되었으며, 구강 내에는 출혈이 있었다. 위 병원에서 응급치료를 받다가 2000년 5월 8일 08:50경 패혈성 쇼크로 사망하였다. 담당 치과의사는 2001년 3월경 사망 환자에 대한 진료기록지의 복사 요청을 받았으나 특별한 이유 없이 이를 거부하였고 이 사건 소송에서 비로소 위 진료기록부를 증거로 제출하였다.

●●● 재판부 판단

1. 진료기록지 변조: 치과의사가 진료기록지 복사 요청을 특별한 이유 없이 거부하다가 이 사건 소송에서 비로소 증거로 제출한 점 등을 종합해 보면, 치과의사가 이 사건 의료과실에 대한 책임을 회피하기 위하여 사후에 진료기록지를 변조하였다고 봄이 상당하다.
2. 당뇨병 여부를 확인하지 않은 과실: ○병원에서 실시한 사망한 환자에 대한 혈당검사에서 당수치가 정상 수치의 3배에 달하고, 치과수술에 적합한 수치의 1.5배 내지 2배에 달하는 351mg/dL로 측정되었던 바, 이에 의하면 환자는 치과의사로부터 임플란트 시술을 받기 이전부터 또는 약 1년 10개월에 달하는 임플란트 시술 과정의 어느 지점에서부터 당뇨병을 앓고 있었다고 봄이 상당하다. 시술 전 치과의사가 당뇨 여부를 확인하였는지에 관하여 보건대, 이에 대하여 치과의사 병원의 진료기록지를 제시하면서 시술 전이나 시술 과정에서 수시로 환자의 당뇨 수치를 확인하였다고 주장하나 앞서 살펴본 바와 같이 진료기록지는 치과의사가 환자에게 당뇨병 여부를 확인하지 않은 책임을 면하기 위해 사후에 허위로 기재해 넣은 것으로서 변조되었다고 봄이 상당하여 위 부분에 대한 기재는 믿을 수 없고, 그 밖에 당뇨병 여부를 확인하였다는 아무런 기록 등이 없으므로 치료한 치과의사가 환자에 대한 임플란트 시술 전이나 시술 과정에서 환자의 당뇨병에 대한 확인을 소홀히 하였다고 봄이 상당하다.
3. 전원의무위반: 환자는 2000년 4월 21일 하악 우측 7번 임플란트 시술을 받은 이후 사망 직전인 같은 해 5월 6일까지 지속적으로 수술 부위의 통증을 호소하면서 거의 매일같이 치료한 치과의사 병원을 내원하였고, 이에 치과의사는 매번 소염진통제와 항생제만을 주사하거나 처방하였고 그럼에도 증세가 호전되지 않았다. 환자는 하악 우측 7번 임플란트 시술을 받은 후 호소한 통증은 임플란트 시술 시 통상적으로 발현되는 통증의 정도를 상회하고 더욱이 치과의사가 소염진통제와 항생제를 주사 처방하였음에도 호전되지 않았을 정도로 비정형적인 것이어서 당시 위 통증은 이미 치과 차원의 문제를 넘어선 다른 원인이 개제되었음을 충분히 예상할 수 있었다고 보이는 바, 치과의사로서는 다른 질환을 의심하

고 그에 대한 진단 및 검사를 받을 수 있도록 해당 의료기관에 전원을 권고할 의무가 있었다 할 것이다. 진료기록지 역시 치과의사가 전원의무위반에 대한 책임을 회피하기 위하여 사후에 허위로 기재해 넣은 것으로서 변조되었다고 봄이 상당하여 위 부분에 대한 기재도 믿을 수 없다.

4. 인과관계의 추정: 환자의 사인이 패혈성 쇼크사였고 ○병원에서 실시한 혈액배양검사 결과 Klebeisella균이 발견된 점, Klebsiella균이 폐로 들어와서 염증을 일으키면 폐렴이 되고 혈관 내로 들어가 혈관 내에 있으면 패혈증이 발생하게 됨은 물론 폐렴도 패혈증의 원인 질환 중에 하나인 점, 임플란트 시술 후 구강 내 염증이 발생하고 구강 내 위생 상태가 청결하지 못한 상황에서 사래가 들린다면 흡인성 폐렴이 발생할 가능성이 있고, 당뇨병이 있는 고령의 환자에서는 그 위험성이 더욱 높은 점, 환자는 54세의 고령으로 당뇨병이 있는 상태에서 치과의사로부터 임플란트 시술을 받은 것 외에 달리 패혈증에 이를 만한 다른 원인 질환이 없는 점 등에 비추어 보면, 사망 환자의 패혈증 쇼크사는 치과의사가 환자에게 당뇨병이 있음을 간과한 채 하악 우측 7번에 대한 임플란트 시술을 하는 바람에 그 수술 부위에 난 상처가 당뇨병으로 인하여 치유가 지연됨으로써 염증 반응을 일으켰고, 환자의 염증 속에 있던 Klebsiella균을 흡입함으로써 흡인성 폐렴으로 발전하였으며 이윽고 그 폐렴이 원인 질환이 되어 패혈증 쇼크를 일으켜 사망에 이르게 되었다고 볼 수밖에 없다.

●●● 의료적 관점의 예방책

임플란트 시술 전 전신병력에 대한 충분한 문진 및 필요 시 검사와 의뢰가 필요하며, 임플란트 시술이 장기간에 걸쳐 진행될 경우 시술 기간 동안 지속적으로 환자의 전신 상태에 대한 평가가 필요하다. 임플란트 시술 후 지속적인 이상 증상 및 징후를 보이며 통상적인 치료에 호전 반응을 보이지 않는 경우 상급병원으로의 전원을 고려하는 것이 바람직하다. 아울러 진료기록지를 평소에 성실히 작성함으로써 추후 문제 발생 시 적절히 대처해야 하며, 특별하고 타당한 이유 없이 의무기록지 열람과 복사 등을 거부하는 것은 의료과실을 감추거나 허위기재하는 것으로 간주됨을 잊지 말아야 한다.

▶ 임플란트 후 발생한 턱관절 통증

판례번호: 수원지방법원 2003가합7268(본소) 채무부존재확인
2003가합 10332 손해배상(의)

●●● 사건 개요

임플란트 시술 후 발생한 턱관절 통증으로 인하여 소송을 제기하였다.

●●● 사실 관계

환자는 2001년 4월 18일 피고의 병원을 찾아와 '이가 아프고 먹을 수 없으니 치료를 해 달라', '턱이 무겁고 힘들다'라고 통증을 호소하여 치료를 담당한 치과의사가 치아 상태를 확인하니 잔존 치아는 상악 우측 3, 4, 5번, 상악 좌측 1, 2, 3, 4, 5번, 하악 우측 3, 4, 5번, 하악 우측 3, 4번뿐으로 치아결손이 심하고 장기간 저작 작용으로 인한 부정교합이 상당 부분 진행되어서 교정 및 보철이 필요한 상태였다. 시술한 치과의사는 환자의 치아에 대한 파노라마 촬영 후, 환자에게 먼저 틀니를 통한 교정으로 교합조절 치료가 필요하고 치료기간은 2년이 소요된다면서 보철치료(상악 좌측 5번 및 우측 5번 치아, 하악 좌측 4번 및 우측 5번 치아), 교정 및 임플란트 식립(상악 좌측 6번 및 우측 6번 치아, 하악 좌측 5, 6번 및 우측 6번 치아) 계획을 설명하였고, 환자는 이에 동의하였다. 2001년 8월 27일 임플란트를 위한 수술을 최초로 시행하였는데, 원래의 치료계획에는 비용 절감 차원에서 하악 좌측의 경우 5, 6번 치아 부분에만 임플란트를 시술하기로 되어 있었으나 치과의사가 환자에게 부분마취를 한 후 환자의 잇몸을 절개한 결과 환자의 경우 임플란트 3개를 연이어 식립하는 것이 더 큰 치료효과를 얻을 것이라는 판단 하에 환자의 동의를 받아(당시 환자는 부분마취 상태에 있었으므로 의식이 또렷하였다) 추가로 7번 치아 부분에 임플란트 식립을 하는 대신 환자의 경제 사정을 감안하여 그 비용은 받지 아니하기로 하고 7번 치아 부분에도 임플란트 시술을 시행하였다. 그 후 환자는 2001년 10월 9일 하악 우측 6, 7번 치아 부분에 임플란트 시술을, 2002년 4월 8일 하악 양쪽 5개 치아 부분에 임플란트 시술을 각 시행하였고, 2002년 9월 13일 교합조정을 끝으로 환자에 대한 임플란트 수술을 종료하였다. 임플란트 시술이 종료된 후인 2002년 10월 12일 환자가 턱관절에 통증을 호소하며 추가로 식립한 하악 좌측 7번 치아 부분의 임플란트를 제거하여 줄 것을 요구하여 7번 치아 부분의 임플란트를 제거하였다.

●●● 재판부 판단

시술한 치과의사가 환자의 동의를 얻지 않고 임플란트 시술을 시행하게 신체에 대한 자기결정권을 침해하였다는 환자의 주장에 관하여 보건대, 치과의사가 환자의 동의를 받아 이 사건 임플란트 시술을 하였음은 앞서 본 바와 같으므로 이에 반하는 환자의 주장은 이유 없다. 치과의사는 하악 좌측 5, 6, 7번의 치아가 모두 결손되어 있는 상태였으므로 위 치아 부분 전부에 임플란트 시술을 받을 의향이 있었으나 재정적 부담 때문에 5, 6번 치아 부분에만 임플란트 수술을 받기로 하였던 사실을 알 수 있는 바, 이러한 사정에 비추어 볼 때 만약 환자가 치과의사로부터, 3개 치아 부분에 동시에 임플란트 시술을 하는 것이 가장 이상적인 시술방법인데 환자의 사정을 고려하여 추가 비용을 받지 아니하고 임플란트 시술을 해 주겠다는 설명을 들었더라면, 경제적 사정 때문에 하악 좌측 7번 치아 부분에 임플란트 시술을 하지 않기로 하였던 환자로서는 이에 승낙하였을 것이 명백히 예상된다고 할 것이므로, 환자의 위 주장은 어느 모로 보나 이유 없다.

임플란트 시술상 환자의 잘못으로 치과의사에게 턱관절의 통증과 장애가 유발되었는지에 관하여 보건대, 이를 인정할 아무런 증거가 없으며, 치과의사는 이 사건 병원을 내원할 당시부터 '턱이 무겁고 힘들다'라고 말하는 등 턱관절에 장애가 있었다고 보이는 점, 임플란트 시술은 동일 부위에 동시에 시행하는 것이 통상적이고 가장 이상적인 임플란트 시술 방식은 3개의 임플란트를 삼각형 형태(엇갈린 일직선)로 배열하여 하중이 분산되도록 하는 것인 점, 환자는 최초 비용 절감 차원에서 하악 좌측의 경우 5, 6번 치아 부분에만 임플란트를 시술하기로 계획하였으나 환자의 잇몸을 절개한 결과 환자의 경우 임플란트 3개를 연이어 식립하는 것이 더 큰 치료효과를 얻을 것이라는 판단 하에 추가로 이 사건 임플란트 수술을 시행하는 대신 추가 비용을 받지 않기로 한 점, 환자의 하악 좌측 관절과 치아의 구조를 고려할 때 7번 치아 부분에 임플란트 시술을 할 적절한 공간이 있어 이 사건 임플란트 시술이 무리한 것으로 보이지 않고, 통상적으로 턱관절에 기왕증이 있는 경우가 아니라면 임플란트 시술이 턱관절에 미치는 영향은 일시적이고 가역적이라고 보이는 점, 환자의 증상은 정복성 관절원판 전방변위로 보이는데 이는 관절의 운동을 원활하게 해주는 역할을 하는 원판이 하악 폐구 시 전방으로 전위되어 있다가 입을 벌렸을 경우 다시 제자리로 위치하는 증상으로서 임플란트 시술로 나타나는 증상으로 보기 어려운 점을 알 수 있는 바, 이러한 사정에 비추어 볼 때 치과의사의 이 사건 임플란트 시술과 원고의 턱관절 통증 사이에 어떠한 인과관계가 있다고 볼 수 없다.

이 사건 임플란트 시술과 관련하여 환자의 치과의사에 대한 손해배상채무는 존재하지 아니한다.

●●● 의료적 관점의 예방책

임플란트 시술 전 환자의 턱관절에 대한 사전 검사 등 신체건강에 대한 문진을 반드시 시행하며, 비록 수술 중이라 하더라도 환자에게 기존 시술 계획이 변경될 경우 설명 후 동의서를 받은 후에 진행한다. 아울러 진료를 함에 있어서 evidence-based practice를 시행함으로써 추후 문제 발생 시 자신의 진료에 대한 타당한 이유를 설명할 수 있어야 한다.

▶ 임플란트 제거 시 발생한 뇌혈관 손상

판례번호: 대구지방법원 2007가단133244 손해배상(의)

●●● 사건 개요

임플란트 제거 시 나사못을 남겨 놓으면서 추가로 나사못 제거수술을 하면서 뇌혈관을 손상시켰다.

●●● 사실 관계

환자는 2005년 1월 5일경 임플란트를 시술한 치과의사로부터 상악 좌측 제1, 2대구치 부위에 2개의 임플란트 시술을 받았다. 환자는 2005년 3월 15일 치과의사에게 임플란트 제거를 요구하였고, 치과의사는 상악 좌측 제2대구치 임플란트를 제거하였다. 환자는 2005년 5월 13일 치과의사가 근무하는 치과에 가서 임플란트를 제거한 좌측 제2대구치 부분을 방사선사진을 촬영한 결과 나사못이 남아 있음을 확인하고, 같은 달 16일 치과의사로부터 나사못 제거 수술을 받았다.

●●● 재판부 판단

환자가 주로 호소하는 파킨슨 증후군의 증상은 뇌 사진상의 관찰되는 우측 후두부의 뇌출혈로 이 사건 임플란트 및 나사못 제거 시술과 관련 없어 보이는 점, 두통이나 손떨림 증상은 뇌의 기질적인 병변과 무관하게 발생할 수도 있고 임플란트 시술과 직접적인 인과관계가 인정되기 어려운 점, 환자의 뇌 뒷부분에 발생한 출혈은 그 위치가 이 사건 임플란트 시술 및 나사못 제거 시술과 무관한 것으로 보이는 점 등이 인정되는 바, 치과의사의 의료상 과실로 환자가 뇌출혈 등을 일으켰고 그로 인한 손해를 치과의사가 배상해야 한다는 환자의 주장은 이유 없다.

●●● 의료적 관점의 예방책

임플란트 제거 수술 시에는 제거 후 방사선사진 촬영을 통하여 남아있는 물질이 있는지 확인한다. 또한 시술과 무관한 불만에 대하여서는 의학적으로 합당한 설명이 요구되며 설명 내용을 기록으로 남겨 놓는 것이 좋다.

▶ 임플란트 시술 후 발생한 통증과 임플란트 제거

판례번호: 광주지방법원 2008가단80833(본소) 채무부존재확인
2011가단7210(반소) 손해배상(의)

●●● 사건 개요

임플란트 시술 후 통증으로 인해 임플란트 및 보철물 제거를 하였고, 이로 인해 소송을 제기하였다.

●●● 사실 관계

치과의사 갑은 2006년 11월 1일경 보건의료원에서 공중보건의사로 근무하던 치과의사 을을 환자로 하여 둘 사이에 치아 3개에 대하여 임플란트 시술을 하되 그 비용은 480만원으로 약정하였다. 당시 해당 보건의료원에는 임플란트 시술을 할 수 있는 기구가 갖춰져 있지 않아서 임플란트 시술을 할 수 없었던 상황이었다. 치과의사 갑은 2006년 11월 7일에 보건의료원에서 치과의사 을에게 임플란트 3개(#47, 36, 37)를 시술하면서 의료인이 아닌 성명 불상의 치과 재료상으로 하여금 시술을 하게 하였고, 2007년 3월 23

5

일 3개의 임플란트 보철물을 설치하여 시술을 마쳤다. 치과의사 을은 시술비용을 2006년 11월 및 2007년 3월 두 번에 걸쳐 계좌로 입금하였다. 치과의사 을은 통증이 심하여 2007년 5월경 치과의사 갑에게 #47 흔들림과 통증을 호소하였고, 2007년 7월 1일경 #47에 식립한 임플란트를 제거하였다. 제거 후에도 통증이 지속되어 ○대학 치과병원에 갔고, 교수의 권유에 의하여 한 개인 치과에서 시술한 #36, 37 상부 보철물을 모두 제거하였다.

●●● 재판부 판단

보건의료원에서는 임플란트 시술을 할 수 없음에도 환자인 치과의사 을에 대하여 임플란트 시술을 하였고, 나아가 의료인이 아닌 치과 재료상으로 하여금 임플란트 시술을 하게 한 잘못이 있으므로, 치과의사 갑은 환자인 치과의사 을에게 손해를 배상할 책임이 있다. 그러나 시술 당시 환자인 치과의사 을도 치과의사 갑이 아닌 다른 사람이 시술을 한다는 사실을 알고도 이에 대하여 아무런 이의를 제기하지 않았던 점, ○대학 치과병원에 대한 감정촉탁결과에 의해 이 사건 임플란트 시술 자체가 잘못되었음을 인정할 증거가 없는 점 등을 참작하여 환자인 치과의사 을의 책임 범위를 70%로 제한한다.

●●● 의료적 관점의 예방책

의료인으로서 이해하기 어려운 경우로서 어째든 진료는 해당 시술 관련 법적인 문제가 없는 전문 의료인에게 반드시 시술 받도록 하여야 하며, 시술에 있어서 주의 깊은 관찰과 대처가 필요하다. 치과의사가 치과치료를 받는 경우에도 모든 공적인 동의서, 설명서 등에 대해 일반 환자와 같은 문서에 동의 절차를 득하여야 한다.

▶ 임플란트 식립 후 치아 배열에 의한 심미적 문제

판례번호: 수원지방법원 성남지원 2010가단20555 손해배상(의)

●●● 사건 개요

임플란트 보철 식립의 잘못으로 치아배열이 틀어져 소송을 제기하였다.

●●● 사실 관계

환자는 2009년 1월 7일 치료한 치과의사 병원에 최초로 내원하였고, 2009년 5월 18일 방문한 병원의 담당 치과의사 갑은 치과의사 을에게 골이식을 동반한 임플란트 치료를 의뢰하였으며, 2009년 9월 9일 치과의사 을은 임플란트를 식립하였는 바, 환자는 치과의사 병원에 치료비를 지급하였다. 환자가 시술한 치과의사 병원에서 식립 받은 임플란트는 아래쪽 앞니 4개이다. 그러나 시간 경과 후에 윗니 3개 중 하나는 앞으로 돌출되었고, 나머지 2개는 뒤로 갈라져 밀려들어 갔는데 이는 아래 식립된 임플란트에 의해 치아 배열이 틀어지게 되어 심미적 또는 기능적으로 제 역할을 못하게 되었다.

●●● 재판부 판단

환자가 시술한 치과의사 병원에서 식립 받은 아래쪽 앞니 4개 부분의 임플란트와 관련하여 치과의사 갑과 치과의사가 고용한 치과의사 을들이 의료과실을 범하였다는 점이나, 식립하여 치료받은 임플란트가 환자의 윗니 3개를 손상시켰다는 점을 인정할 아무런 증거가 없다. 오히려 신체감정촉탁결과에 의하면, 하악 전치부에 식립된 임플란트로 인해 상악의 치아들이 이동되면서 치열이 변화되는 증상은 거의 있을 수 없고, 치아이동 등 부정교합은 기왕증인 만성 치주염이 영향을 미쳤을 가능성이 매우 크며, 하악에 식립된 임플란트 위치는 적절하면서 정상적으로 식립되었다. 그러므로 치과의사에게 배상의 책임을 물어야 한다는 환자의 주장은 이유 없다.

5

●●● 의료적 관점의 예방책

임플란트 식립과 관련하여, 임플란트 주위와 대합되는 부위의 치아 및 치주조직의 상태에 대해 미리 주의 깊게 관찰하여야 하며, 기왕증이 치주질환 등으로 인해 발생할 수 있는 합병증에 대한 설명이 필요하다.

▶ 설명 없이 식립된 임플란트와 잇몸 문제

판례번호: 대구지방법원 2010가단4520 손해배상(의)

●●● 사건 개요

환자의 구강 상황과 치료에 대한 충분한 설명 없이 임플란트를 식립하여 예상과 다른 결과로 잇몸에 문제가 발생한 경우이다.

●●● 사실 관계

환자는 2008년 9월 1일 이전에 치료 받은 상악 우측 중절치와 측절치의 치주염으로 인한 통증을 호소하며 치료를 시행한 치과의사 병원에 내원하였고, 사진 촬영 결과 통증을 유발한 치아의 뿌리 끝까지 뼈가 녹아 있어 발치가 필요한 상태였는데, 환자가 치아삭제를 싫어하여 이를 갈아 연결하는 치료 대신 발치 후 기다렸다 뼈가 어느 정도 채워지면 임플란트를 식립하기로 하였다. 같은 달 3일에 치아를 발치하였고, 어느 정도 시간이 지난 후 임플란트를 식립하기로 하였으며, 한 달 후 임시 의치가 아닌 레진으로 임시 치아를 옆 치아와 연결하기로 하였다. 같은 해 10월 14일 마취 후 발치한 치아 주의의 잇몸을 확인하여 본 결과 염증이 아직 남아 있었고, 발치된 치아 주위 사이 뼈가 죽어 있어 소파술로 제거하였으며, 같은 해

11월 18일 레진으로 임시 치아와 옆 치아를 고정하여 놓았는데, 6개월 여간 뼈가 차도록 기다렸음에도 불구하고 2009년 3월 30일 파노라마 사진 촬영 결과 발치된 치아 주변 부분 잇몸에 뼈가 차있지 않았고, 이에 골이식과 흡수성 막으로 잇몸을 높여 임플란트를 식립하였으며, 같은 해 4월 9일 실밥을 풀었는데 흡수성 막이 노출되었으며, 같은 달 10일 소독 후 임시 치아를 붙여 놓았다. 2009년 7월 17일 잇몸 안에 있는 임플란트를 노출시키기 위해 수술을 하였는데, 잇몸이 많이 내려가 있어 ○병원에 근무하던 구강외과 전문의에게 부탁하여 함께 잇몸 수술을 실시하였으며, 잇몸을 최대한 위로 올리기 위해 새로운 방식인 CGF(Concentrated Growth Factors, 혈액 속에 포함되어 있는 혈소판과 치료촉진에 관여하는 성장인자를 고농축하여 임플란트나 치조골이식 등 많은 치과치료에 활용하는 차세대 치과 술식)를 사용하였다. 2009년 8월 12일 치과의사는 임플란트 위에 상부 구조를 올렸는데, 환자가 잇몸이 내려간 것에 관해 불평을 하자 보철로 잇몸 모양을 만들어 사용하는 것도 괜찮다고 권유하였고, 같은 해 10월 26일 인상채득을 하였으며, 같은 달 29일 도자기를 올리기 전의 금속물을 확인하였고, 같은 해 11월 5일 임시 접착제로 만든 치아를 환자에게 부착하여 주었으며, 치은 부위에 잇몸색이 나는 도자기 치아를 사용하였다. 현재 환자의 결손된 치아에 임플란트가 식립된 상태이고, 임플란트 식립 치아(상악 우측 중절치와 측절치) 사이에 골소실과 치간유두의 소실, 임플란트 치아 순측면에 접착치은의 협소함을 보이고 있는 상태이며, 방사선사진 소견 상 환자의 상악 우측 중절치 임플란트 보철의 치은연 부위에 치조골이 흡수된 상태이다.

●●● 재판부 판단

1. 치과의사의 진료상 과실 여부: 이 사건 시술과 관련 시술한 치과의사는 환자의 골파괴 정도가 심하였으므로 충분한 골이식 후 임플란트를 식립하였어야 함에도 별다른 조치 없이 그대로 임플란트를 시술한 진료상 과실이 있다는 점에 관하여 보건대, 달리 이를 인정할 만한 증거가 없다. 오히려 건강한 치조골에도 임플란트 식립 후 치조골 소실 및 치은퇴축이 발생할 수 있는 점, 환자 스스로도 이 사건 시술 이전에 골파괴 증상이 있었다는 것은 시인하고 있으며, 그로 인해 치료한 치과의사가 임플란트 식립 이전에 골이식술을 시행하였던 점, 담당 치과의사는 이 사건 시술에 있어 일반적으로 현재 치과 분야에서 시행되고 있는 방법을 선택하였고, 그 외에 그 치료방법 및 임플란트 시술의 선택에 있어 특별히 치과의사에게 과실로 평가될 수 있는 사정이 있었다고 인정되지 않는 점, 환자의 치은 높이가 회복되지 않은 것은 환자의 골파괴 증상이 예상 외로 심하였던 것에 기인한 것으로 보이고, 치과의사의 치료방법의 선택 내지 시술 상의 과실에 기인한 것으로 볼 자료가 전혀 없는 점, 단순히 최초 실시한 치과의사의 이 사건 시술의 효과가 없었다고 하여 그러한 사정만으로 치료한 치과의사의 의료행위에 과실이 있었다고 단정할 수는 없는 점, 의료행위에 있어서 의사의 주의의무란 현대의학에서 통용되고 있는 기준 내지 의술에 따라 의사 개인이 할 수 있는 최선을 다할 의무를 의미하는 것이지 그것이 반드시 모든 질병을 완치시켜주거나 치료에 성공하여야만 한다는 의미는 아닌 점, 환자의 치주염 등 기존

질환에 기한 골파괴 증상이 지금 현재 환자의 치조골 소실에 있어 가장 큰 원인으로 작용하였던 것으로 보이는 점, 골이식술 및 임플란트 식립 등이 사건 시술에 따르는 효과나 예후를 어느 누구도 완벽히 예상할 수는 없는 점, 치과의사는 당초 잇몸 개봉 결과 뼈가 차기를 기다려 시술을 하기로 환자와 협의한 후 6개월 정도의 여유를 두고 충분히 기다렸으나 예상과 달리 뼈가 충분히 차지 않아 골이식과 흡수성 막을 사용하여 잇몸을 높이면서 임플란트를 식립하였고, 이후에도 2차 수술 시 최신 수술방식인 CGF를 이용하여 구강외과 전문의와 함께 잇몸을 최대한 높이기 위한 시술을 하는 등 주어진 조건 하에서 최선을 다하였던 것으로 보이는 점 등에 비추어 볼 때, 치과의사가 환자에 대한 이 사건 시술 과정에서 무리한 치료를 감행한 과실로 치조골 소실 및 치은퇴축 등을 발생하게 하였다고 보기는 어려우므로, 환자의 이 부분 주장은 이유 없다.

2. 치과의사의 설명의무위반 여부: 치과의사가 2008년 9월 1일 환자에 대한 초진 시 환자에 대한 현재 증상을 설명하며, 상담을 하였고, 치료계획을 세웠으며, 향후 뼈가 차는 시기를 기다려 임플란트 시술을 하기로 환자와 상의하였던 사실, 이후 계획에 따라 충분한 기간을 두고 치료가 진행되었으며, 예상과 달리 충분히 뼈가 차지 않자 골이식 및 임플란트 시술을 하였던 사실은 인정되나, 나아가 이 사건 시술의 실패 가능성 및 그로 인한 치조골 소실 및 치은퇴축 등의 부작용에 대하여 환자에게 구체적으로 설명하거나 환자로부터 수술동의서를 받았다는 점 등을 인정할 만한 증거가 없으므로 치과의사는 이 사건 시술과 관련된 의사에게 요구되는 설명의무를 다하지 못한 과실이 있다고 할 것이다. 다만, 이 사건에서 치과의사의 설명의무위반이 구체적 치료과정에서 요구되는 주의의무위반과 동일시할 정도에 이르렀다고 볼 만한 아무런 자료가 없으므로, 치과의사는 환자가 선택의 기회를 잃고 자기결정권을 행사할 수 없게 된 데에 대한 위자료만을 지급할 의무가 있다고 봄이 상당하다.

5

●●● 의료적 관점의 예방책

임플란트 수술 전에는 해당 부위에 대한 확실한 검사가 필요하다. 수술동의서를 작성할 때는 예측 가능한 모든 부작용에 대해 설명하여 환자가 시술에 대한 결정을 할 수 있도록 도와주어야 하고, 환자와 보호자가 서명 날인하게 해야 한다.

▶ 임플란트 시술 후 실명한 사례

판례번호: 서울중앙지방법원 2011가단428735 손해배상(의)

●●● 사건 개요

치과의사가 임플란트 시술을 하면서 환자에게 세균 감염 위험성을 제대로 설명해 주지 않아 환자가 실명하여 소송을 제기하였다.

●●● 사실 관계

환자는 만성 치주염으로 잇몸이 붓고 피가 나는데다 나이 탓으로 이가 흔들리자 치료받은 치과의사가 운영하는 치과병원에서 앞니 두 개를 임플란트로 치료하기로 하여 시술을 받았다. 수술 이후 환자는 치통과 두통을 느끼기 시작했지만 시술한 치과의사는 임플란트 수술 후 자연스럽게 느껴지는 통증이라며 환자를 안심시키고 진통제를 처방했다. 그러나 환자의 상태는 호전되지 않았고 열이 심하게 나고 오한까지 느끼다 오른쪽 눈을 실명했다.

●●● 재판부 판단

환자가 감염된 클럽시엘라균은 고령자에게 감염 가능성이 높아 건강 상태를 잘 살펴 감염 가능성이 없을 때만 시술해야 하며 외과 시술인 임플란트는 다양한 후유증과 합병증이 발생할 수 있기 때문에 치과의사에게 감염에 따른 합병증에 대해 충분한 설명을 하지 않은 책임이 있고 치과의사와 보험회사는 연대해서 배상하라는 환자 일부승소 판결을 내렸다.

●●● 의료적 관점의 예방책

치과진료에 있어서 감염 예방 차원의 기구 멸균 소독과 멸균 소독된 기구 이용 및 시술은 필수적인 행위이며 예상 가능한 감염에 대한 술 전 예방적 항생제와 술 후 약물처치는 환자의 안전을 위해서도 중요하다. 또한 시술 전 흔하지 않은 후유 합병증에 대해서도 충분한 설명을 하지 않은 경우에는 문제 발생 시 즉시 종합병원으로 전원하여 발생 가능한 문제점을 줄인다.

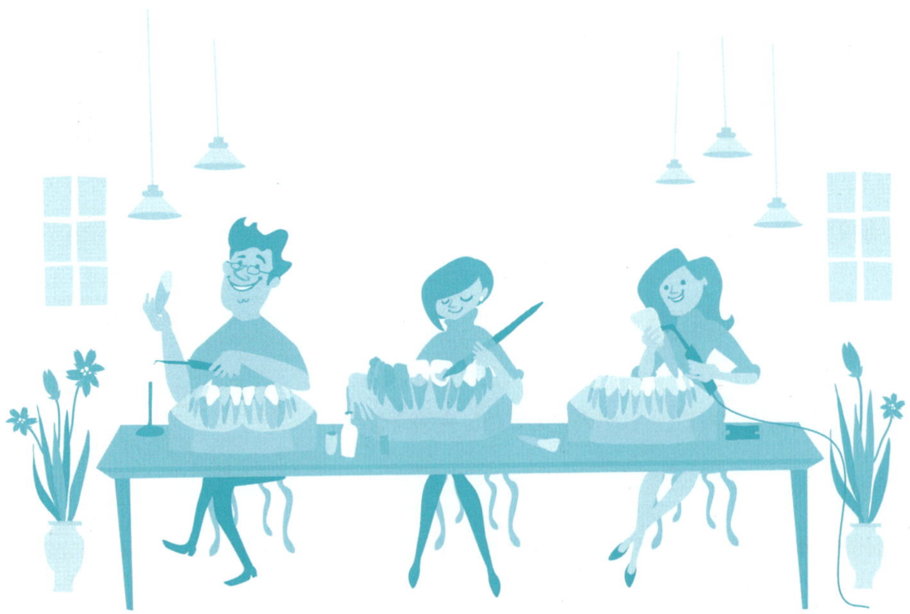

제 6 장

교정과

6

▶ 교정치료 후 안면비대칭 심화 발생

판례번호: 수원지방법원 2001가단9836 손해배상(의)

●●● 사건 개요

치열교정상의 과실로 안면비대칭이 발생 및 심화되었다는 주장으로 소송을 제기하였다.

●●● 사실 관계

환자는 교정치료한 치과의사의 진단을 받은 후 6년간 치열 교정치료를 받았다. 진단 당시 미약한 하악골의 우측 편위를 보이고 있었다. 치료 시작한지 3년 후 환자는 치과의사의 교정치료 잘못으로 안면비대칭이 발생되었다고 주장하면서 환자에게 전원동의서를 요구하였다. 치과의사의 치료 완료 후 ○대학교 병원으로부터 안면비대칭 소견과 악교정 수술을 요하는 상태라는 내용의 소견서를 받았다.

●●● 재판부 판단

치과의사의 교정치료 상의 과실로 환자의 안면비대칭이 발생 내지는 심화되었다는 점을 인정할 만한 증거가 없으며 따라서 설명의무 또한 위반하지 않았다.

●●● 의료적 관점의 예방책

환자나 보호자의 진료적 요구에 대해서는 정당하고 타당한 대응 방법을 문서화시켜 기술하여야 하며 환자와 보호자가 이해 가능한 충분한 설명을 하여야 한다.

▶ 부정확한 교정진단으로 상태 악화

판례번호: 대전지방법원 2001가합950 손해배상(의)

●●● 사건 개요

진단을 세밀히 하지 않고 교정치료를 진행하여 상태를 악화시켰다고 소송을 제기한 사례이다.

●●● 사실 관계

환자는 어릴 때 왼쪽 아래 어금니 중 하나를 발치한 후 보철치료를 하지 않고 방치하여 다른 치아들이 빠진 어금니 쪽으로 기울어 치아의 틈이 벌어지고 빠진 어금니에 음식물이 많이 끼어 생활에 지장이 있어왔는 바, 환자가 사랑니를 발치하고 벌어진 치아를 교정하고 빠진 어금니를 해 넣기 위해 담당 치과의사에게 의뢰되었다. 이후 교정치료를 시행하였으나 결과적으로 환자가 치료 전 원하였던 것과 다른 결과가 초래되어 소송을 제기하였다.

●●● 재판부 판단

환자는 장기간의 하악 우측 제1대구치 결손으로 결손 부위로 잔존치아들이 기울어져서 음식물 등이 끼는 등 많은 불편을 겪던 중 사랑니 발치를 위해 내원하여 결손치아에 대한 보철치료 및 교정치료를 진행하게 되었다. 진단 사전 검사 상 주위의무 소홀로 인한 파노라마 방사선사진 미촬영 등으로 인한 골격형 검사를 간과하였다. 협력 진료의무위반으로 인한 치과의 다른 분야 의사와 협력 진료를 무시하고 독단 진료를 함으로써 환자의 통증과 불편 등을 초래하였으며 진단의 오류를 범하였다. 적절한 치료 의무를 위반하여 치료시기를 놓치게 하였다. 또한 전원의무를 위반하여 악화를 방지할 기회를 소실하게 하였다.

●●● 의료적 관점의 예방책

치료계획을 수립할 때는 현재 상태에 대한 정확한 검사가 필요하며, 진료 범위 외 치료에 대해서는 적절한 협진을 하는 것이 필요하다.

▶ 무면허 교정진료를 통해 상해 발생

판례번호: 광주지방법원 2003가단74512 손해배상(의)

●●● 사건 개요

무면허 시술로 인해 발생한 부작용으로 인해 소송을 제기하였다.

●●● 사실 관계

상악 전치 4개가 약간 안쪽으로 들어가 있어 미관상 좋지 않자 이를 치료하기 위해 환자가 치료 받은 치과의사가 면허를 취득한 정상의 치과의사가 아님을 잘 알면서도 당시 애인 관계이던 무자격자에게 부탁하여 상악 전치 4개에 대한 교정장치를 부착하여 이를 착용하였다. 이 같은 교정치료의 부작용으로 인해 환자는 상악 및 하악 전치들이 맞닿아 이로 인한 저작장애, 발음장애, 두통, 전치부 절단 마모 등의 상해를 입었다.

●●● 재판부 판단

치료를 시행한 무면허자가 치과의사가 아님을 알면서도 애인 관계에 있던 환자가 적극적으로 치료를 요구한 점과 무면허 치과의사의 부적절한 교정치료가 부작용이 있을 수 있다는 예측 가능한 부분을 감안하여 치료를 요구한 환자의 과실을 20%로 정함이 상당하다.

●●● 의료적 관점의 예방책

의료인이 아닌 사람에게 의료행위를 하도록 지시하고 실행되는 경우 의료법 위반뿐만 아니라 의료법 위반 교사에도 저촉될 수 있다.

▶ 교정치료 후 교정치료의 불만과 치주질환 및 치경부 마모증 발생

판례번호: 서울남부지방법원 2005가단44804 손해배상(의)

●●● 사건 개요

교정이 제대로 되지 않았고 교정 후 치주질환, 치경부 마모 등의 부작용이 생겼다고 주장하였다.

●●● 사실 관계

환자는 돌출된 앞니에 대해 교정치료를 받기 전 건강한 치아를 유지하여 왔는데 교정치료를 시행한 치과의사의 과실로 환자의 치아교정이 제대로 되지 않았을 뿐만 아니라 환자의 #36, 35의 치경부가 마모되었고, #16, 17 사이에 치간공극이 생겨 그 사이로 음식물이 끼이게 되어 만성 치은염, 치주염이 초래되었다.

●●● 재판부 판단

1. 설명의무에 대해: 상태가 심하지 않을 경우 발치나 비발치 어느 것이 절대적으로 더 좋다고 판단하기 어려워 각 술식에 따른 치료기간, 치료비용, 치료결과의 예상되는 차이를 환자에게 설명하여 환자로 하여금 치료방법을 선택하도록 하여 교정치료를 하는 것이 일반적이다. 교정을 시행한 치과의사는 환자에게 이 차이에 대해 설명하고 환자의 의사를 반영하여 비발치 방식에 의한 교정치료를 한 것으로 보인다. 치경부 마모증은 30대 이후에 흔히 발생하는 치과질환으로 교정치료와 직접적인 관련이 없다. #16, 17 사이의 치간공극은 환자와 같이 치아에 밴드를 하고 교정치료를 시행한 후 교정장치를 모두 제거하면 밴드 두께만큼 치아 사이 공극이 남게 되고 시간이 지남에 따라 자연스럽게 소실되지만 구강위생관리가 잘못되어 치은염과 치주염이 발생하면 치간공극이 잔존할 가능성이 있어 환자의 철저한 구강위생관리가 요구되며, 치과의사는 환자에게 충치와 잇몸병의 발생 가능성과 구강 위생관리의 중요성에 관하여 설명한 바 있다.
2. 치료방법의 선택 등에 있어서의 과실 유무: 성인의 경우 비발치로 전방돌출을 개선하려할 경우 그 효과를 크게 기대할 수 없다는 사실을 환자에게 설명하였으나 환자는 비발치를 선택하였으므로 환자의 앞니 전방돌출 개선 효과가 미미하다고 하여 치료방법의 선택 등에 관련하여 잘못이 있다고 보기 어렵다.
3. 교정치료 주의의무위반 여부: 치아 교정장치의 장착 등을 할 때 치주조직에 해를 끼치지 않고 치은에 직접적인 자극을 가하거나 치태가 침착되는 것을 방지하여야 할 의무를 해태하였다는 점을 인정할 아무런 증거가 없다.
4. 요양지도 의무 해태 여부: 구강 위생관리의 중요성에 대해 충분히 설명했으므로 요양지도 의무를 해태하였다고 보기 어렵다.
5. 치과의사가 아닌 자의 진료행위 여부: 치과위생사가 치아 교정치료를 하였다는 점을 인정할 증거가 없으며 치과의사가 환자의 상태를 파악하고 적절한 치아 교정장치술을 선택 또는 조절하여 치과위생사에게 치아 교정술 장치의 탈·부착을 지시하였다면 이는 진료 보조 행위라 할 것이고 치과의사 아닌 자의 진료행위라고 보기 어렵다.

●●● 의료적 관점의 예방책

교정치료계획을 수립할 때는 현재 상태에 대한 정확한 검사가 필요하다 또한 교정치료의 특성상 치료가 장기간 지속됨에 따라 발생할 수 있는 불편감 등에 대해 환자에게 미리 알려줄 필요가 있다. 이러한 내용을 치료 동의서를 포함시켜 환자가 시술에 대한 결정을 할 수 있도록 도와주어야 하고, 환자와 보호자가 서명 날인하게 해야 한다.

▶ 교정치료 중 발생한 치근흡수와 증상 악화된 뻐드렁니

판례번호: 서울동부지방법원 2005가합14517 손해배상(의)

●●● 사건 개요

교정치료 도중 치근흡수가 심해지자 치료를 중단하였으나, 교정치료 이후 뻐드렁니 증상이 더 심해져서 발생한 사건이다.

●●● 사실 관계

환자가 교정치료 시술한 치과에 첫 내원했을 당시 #22가 정상 위치보다 안쪽에 위치하고 #23은 순측으로 돌출된 과밀성 부정교합 상태로, 상악 전치의 순측 돌출 및 잇몸 과다노출 상태였고, 하악 부분은 #32, 33이 함께 겹쳐진 crowding 상태였고, 하악 양측 소구치의 혼잡성 부정치열 상태였으며 잇몸에 치은연이 있었고 방사선사진 검사결과 상악 4전치의 치근이 매우 짧았고 하악 전치들도 평균적인 치아에 비해 치근이 짧은 편이었다.

치료를 담당한 치과의사는 환자에게 부정교합으로 인하여 음식물을 씹을 때 상·하악 전치부가 서로 부딪혀 전치 부위에 과도한 힘이 가하여 지기 때문에 상·하악 전치부의 치근이 현저히 짧아진 것이라고 설명하면서 과도한 힘을 분산시키기 위해 교정치료가 꼭 필요하다고 설명하였다. 이에 치조골 확장 장치를 장착하여 상악 치조골을 확장해 치아가 이동할 공간을 확보하고 하악 좌측 중절치를 발치한 후 상·하악에 교정장치 브래킷을 장착하여 치아를 가지런히 배열하기로 하였다. 교정치료 시작한지 1년 9개월 후 환자의 임신 사실을 치과의사에게 알리자 치과의사는 브래킷을 제거하고 미비한 부분은 출산 이후에 다시 검사 후 치료하기로 하고 유지 장치를 장착하도록 지시하였다. 출산 이후 재내원 시 치주염이 심하였고 #22, 23이 교정 전 상태로 약간 돌아가 있었다. 치과의사는 약해진 치조골이 강해질 때까지 기다려야 한다면서 스케일링을 시행했고 유지 장치를 다시 장착했다. 방사선사진 검사 결과, 환자의 상·하악 전치 7개의 치근이 교정치료 전보다 더 짧아져 있었다. 3개월 후 재내원시 상·하악 4개의 전치에 치은염이 발생하였고 #21의 심한 동요도가 발견되었다. 출산 후 6개월째 유지 장치만 장착한 상태에서 앞니의 뻐드러진 정도는 심해졌다. 4개월 후 치과를 방문한 환자에게 담당 치과의사는 교정을 계속 하게 되면 전치가 모두 빠질 수 있고 틀니를 해야 할 수도 있다고 하면서 더 이상의 교정치료를 사실상 거부하였다. 환자는 다른 병원에 내원하여 치아과밀 및 만성치주염, 상·하악 전치부의 심한 치근흡수를 동반한 II급 부정교합이라는 진단을 받았다. 상악 4전치 및 하악 3전치에 중등도의 치아동요, 상악 4전치와 하악 3전치의 치근이 정상에 비해 1/2 정도 흡수되어 있으며, 상악 좌·우 측절치 부위의 치아 조밀, II급 부정교합 및 과개교합 상태에 있고 상악 중절치의 순측 경사도는 정상의 경우 105°인데 환자의 경우 118°로 나타났다. 특히, 치아동요, 뻐드렁니 현상은 이 사건 교정치료 이전에는 없던 증상이다.

●●● 재판부 판단

교정치료에 있어서 치료 전 정확한 진단과 검사는 교정 치과의사의 기본일 수 있다. 진단 이후 환자의 교정 전·후의 치료적 장·단점과 치료기간 및 치료비용에 대한 설명은 환자의 진료 선택의 자유에 영향을 줄 수 있으므로 중요하다. 본 사안의 경우 환자에 대한 충분한 설명이 이루어졌다고 보이는 근거가 없으므로 환자의 진료에 대한 자율적 선택권을 침해하였다고 여겨지며 치료 전과 치료 후의 치근흡수도가 증가한 것은 교정치료에 의한 것으로 여겨지며, 이는 진료에 있어서 문제가 발생하지 않도록 주의해야 할 의무를 위반하였다고 사료되는 바 시술한 치과의사는 환자에게 배상하여야 한다.

●●● 의료적 관점의 예방책

교정치료는 다른 치료에 비해 치료 진료시간이 오래 걸리며 치료효과는 성장과 발육에 따라 예상하지 못한 결과를 초래할 수 있으므로 치료 전 정확한 진단과 치료과정 및 치료 후 발생 가능한 후유증과 합병증뿐 아니라 예상되지 못할 부분에 대해서도 충분한 설명과 동의를 득한 후 진료가 진행되어야 한다. 또한 발생한 환자의 불만에 대해서는 환자가 이해할 수 있는 상태까지 진료적 해결책을 제시하여야 한다.

▶ 교정치료 시 발생한 심내막염에 의한 심장수술

판례번호: 서울중앙지방법원 2006머11087 손해배상(의)

●●● 사건 개요

교정치료 시 항생제 처방을 하지 않아 심내막염을 유발하였고 환자로 하여금 대수술을 받게 하였다.

●●● 사실 관계

환자는 심장이 좋지 않아 복합기형 심장수술을 받았기 때문에 처음 교정을 시작할 때 심장수술을 받았던 것을 얘기하면서 교정치료 시 항생제 처방을 해야 하는 것 아니냐고 물었으나 치과의사는 굳이 항생제 처방을 하지 않아도 된다고 하였다. 교정치료 진행 중 환자는 캐나다로 유학을 가게 되었고 치과의사는 그동안의 치료기록을 캐나다로 보내주어 캐나다 치과의사가 치료를 진행하였다. 환자가 잠시 귀국한 동안 다시 치과의사를 찾아가 교정치료를 받았는데 치료가 끝나고 집으로 돌아가는 중 입에서 출혈되어 다시 병원으로 돌아가 치과의사에게 내일 캐나다에 가야하는데 괜찮겠냐고 문의하니 치과의사는 항생제 투여를 고려해보지 않고 괜찮다고 말하였다. 환자는 캐나다에 돌아간 지 6개월 후 캐나다 치과의사에게 교정치료를 받다가 심내막염이 발병하여 대수술을 받게 되었다. 심내막염 때문에 학업을 중단하고 귀국하여 이전에 치료하던 소아 심장전문의가 있는 곳에서 입원 치료를 받게 되었다.

●●● 재판부 판단

환자의 전신질환과 관련하여 전문가를 통해 환자가 앓고 있는 질환에 대해 확인 후 치료를 담당하여야 하는데, 교정치료를 담당한 치과의사는 해당 분야에 대한 전문적 회신이 없는 상태에서 치료를 언급하여 발생 가능한 환자의 전신질환에 대해 전문적 치료를 받을 기회를 놓치게 하였으므로 환자에게 치료적 과오가 발생하게 하여 손해를 배상하여야 한다.

●●● 의료적 관점의 예방책

교정치료라 할지라도 전신질환에 대해서는 해당 분야의 전문가를 통한 진료적 의뢰를 통해 발생 가능한 문제에 대해 문서로 확인한 후 진료에 임하여야 한다. 선천성 심장질환 환자의 치과치료 도중 출혈이 발생 시에는 예방적 항생제의 투여를 적극적으로 고려해야 한다.

▶ 교정치료 후 턱관절장애와 부정교합

판례번호: 서울동부지방법원 2006가단60343 손해배상(의)

●●● 사건 개요

교정치료 후 부정교합이 더 심해졌고 턱관절 통증, 개구장애 등의 부작용이 발생되었다고 주장하였다.

●●● 사실 관계

교정치료 후 전치부와 어금니 부정교합 및 턱이 오른쪽으로 밀리며 이가 어긋난 상태에서 턱관절 통증과 개구장애 등 극심한 부작용이 발생하게 되었다. 턱관절 원판이 흡수되어 턱이 돌아간 상태이고 이로 인해 안면비대칭이 심화되었으며 재교정을 할 수 없을 정도로 치근이 짧아졌는데 이 과정에서 환자에 대한 설명의무는 전혀 이행되지 않았다.

●●● 재판부 판단

치과의사의 교정치료 상의 과실로 환자의 안면비대칭과 턱관절장애가 발생 내지는 심화되었다는 점을 인정할 만한 증거가 없으며 따라서 설명의무 또한 위반하지 않았다.

●●● 의료적 관점의 예방책

교정치료에 있어서 치료 전 정확한 진단을 통해 치료 후 발생할 술 있는 후유증에 대해 충분한 설명과 동의가 이루어져야 한다. 특히 턱관절장애에 대한 치료 전 검사 및 적극적인 설명이 중요하다.

▶ 교정치료 이후 발생한 악화된 잇몸 상태

판례번호: 부산지방법원 2007가합6898 손해배상(의)

●●● 사건 개요

교정적으로 공간 확보 후 임플란트 식립 계획을 세웠는데 그 과정에서 환자의 잇몸 상태가 안 좋아졌고 이에 대해 관리를 소홀한 환자의 책임임을 증명하기 위해 치과의사 측에서 소송을 제기히였다.

●●● 사실 관계

환자는 #23 치아가 결손된 상태로 치과에 내원하였다. 치료를 담당한 치과의사는 계속가공의치 시술은 양 옆의 치아손상을 가져오므로 교정치료를 통하여 #23 부위의 공간을 확보한 후 임플란트 시술을 받을 것을 권유하였다. 치료 후 환자의 상악 중절치가 아래로 내려왔고 교정치료 이후 상악 유지장치가 탈락되었다. 이를 주소로 치과의사의 병원에 내원하자 치과의사는 방사선사진 촬영과 스케일링을 시행하였다. 환자는 위 증상으로 다른 병원에 내원하였고, 그곳의 의료진은 전악에 걸친 만성치주염으로 치주소파술이 필요하며 특히 #11, 12는 만성치주농양으로 인한 심한 치조골파괴로 발치가 요구되고 발치 후 보철적 방법으로 상실치아의 수복이 요구된다고 진단하여 환자는 이 병원에서 양측 상악 중절치를 발치하였다.

●●● 재판부 판단

치주염이 있는 경우에도 치주염의 정도에 따라 치아교정이 가능하고 적절한 치주염 치료로 염증을 조절 또는 완화시킨 후 교정치료를 할 수 있으므로 계속가공의치 시술을 하지 않고 교정치료를 전제로 하는 임플란트 시술을 선택한 것에 과실이 있다 할 수 없다. 교정치료 전에는 불가피하게 치주염 등이 발생할 가능성이 높으므로 이에 대한 주기적인 검진이 필요하고 일단 치주염이 확인될 경우에는 이에 대한 치료를 병행해야 한다. 환자들은 치과의사의 치주염에 대한 적절한 검사와 치료를 행했다고 보기 어려우므로 이 사건 의료사고의 발생과 인과관계를 확인하기 어렵다. 치과의사도 치아 관리를 소홀히 한 점, 건강하지 아니한 환자의 치주 및 치주 상태도 이 사건 의료사고의 한 원인이 된 점을 비추어 보아 치과의사의 배상책임 범위를 50%로 제한하기로 한다.

의료적 관점의 예방책

치주염이 있는 성인의 교정치료 시 치주 상태에 대한 사전 검사와 평가가 필요하며, 치주 상태가 향후 치료결과에 미칠 수 있는 영향에 대해 환자에게 설명하여야 한다. 또한 환자 상태에 따라서 고려할 수 있는 다양한 치료계획을 제시하여 환자가 선택할 수 있는 기회를 제공해야 한다.

▶ 부정확한 교정진단에 따른 악관절장애

판례번호: 대구지방법원 2008가합1808 손해배상(의)

사건 개요

친척이 하는 치과에서 무료로 스플린트 및 교정치료를 받았는데 진단과 치료가 잘못되어 처음부터 악관절 수술이 필요한 케이스였는데 불필요한 진료를 시행했다는 내용으로 소송을 제기하였다.

사실 관계

환자의 어머니는 환자를 데리고 자신의 사촌인 치과의사가 운영하는 치과에 내원하였다. 파노라마 진단결과 환자의 악관절이 흡수가 많이 되어 있었고, 관정 과두의 방사선사진 모양이 톱니처럼 날카로워 심한 통증을 유발하고 있으며, 하악골 후퇴증이 심하여 교합이 이루어지지 않음을 확인하고 악관절증, 하악과두 저성장, 저형성, 악관절 강직으로 진단하였다. 치과의사는 자신은 악관절증을 수술할 여건이나 능력이 되지 않으므로 증상을 완화하고 저작, 심미 기능을 향상시키기 위해 교합 안정장치를 무상으로 제작해 주었다. 16일 후 교합 안정창치를 전방 재위치 교합 안정장치로 교체하였고 전방 스플린트 후 통증이 많이 줄어 초기 진단 시의 50% 정도, 장치 교체 전의 70%로 줄었고, 좌측 목 부위의 근육 경직도는 30% 정도로 낮아지는 등 증상이 호전되었다. 약 1년 후 전방부 재위치 교합 안정장치를 제거하고 환자의 상·하악 양쪽 제1소구치를 발치한 후 상·하악 간 치아 사이에 교정용 고무밴드를 연결하는 방법으로 교정치료를 시작하였다. 환자는 치과의사로부터 지속적으로 교정치료를 받으면서 목이 돌아가고 두통이 있으며 입이 안벌어짐을 호소하기도 하였고, 목이 아파서 추나요법을 받기도 했다.

재판부 판단

1. 치과의사에게 진단, 경과 관찰 상의 잘못이 있다는 주장에 대해: 치과의사의 진료 환경에 의하면 CT, MRI를 통한 검사를 할 수 없고 환자도 그러한 사정을 알고 있었다고 보인다. 더구나 치과의사는 파노라마 사진의 판독을 통해 이미 환자의 악관절증을 정확하게 진단하고 있었으므로 추가적인 진단방법을 사용하지 않은 것에 잘못이 있다고 할 수 없다.
2. 치과의사에게 처치상의 잘못이 있다는 주장에 대해: 인공 턱관절 치환술 이후 하악 과두의 흡수로 짧

아진 환자의 아래턱이 길어지고, 뒤로 밀려들어간 하악이 앞으로 나오면서 안모가 개선되고, 개구량이 늘어나며 저작, 발음, 연하, 숨쉬기 등이 어느 정도 회복되었지만 그러한 사정만으로 치과의사의 교정치료가 잘못되었다고 단정할 수는 없다. 악관절장애 치료계획의 일반적 원칙은 처음에는 물리치료와 함께 교합장치와 같은 보존적 치료법으로 시행하여야 하고 이러한 치료에 의한 효과가 없을 경우 수술과 같은 비가역적인 치료법이 고려되어야 하는데 치과의사는 최대한 안정된 교합을 얻기 위해 교합 안정장치를 이용하여 악관절증에 대한 선행치료를 시행한 후 치열 교정을 실시하였는데 이는 악관절장애의 치료원칙에 대체로 부합한다. 다만 4년이 넘도록 교정치료 만을 계속한 것에 어떠한 잘못이 있지 않나 하는 의심은 든다. 그러나 치과의사의 교정치료는 악관절증을 근원적으로 치료하는 목적이 아니라 그 증상의 완화와 저작, 심미성을 향상시키기 위한 것이고 차후 수술적 치료가 이루어질 경우를 대비하여 치열을 재배열하여 최대한 양호한 교합상태를 회복하는 의미가 있을 뿐인데 치과의사의 교정치료의 목적과 내용은 환자도 잘 알고 있었던 것으로 보인다. 그리고 교정치료의 특성상 장기간의 치료기간을 요하고 특히 환자는 학업을 포기할 정도로 통증이 심한데다가 이미 골흡수가 진행되어 무작정 교정 강도를 높이는 것이 불가능한 점, 어느 정도 증상이 진행되었을 때 수술적 처치를 하는 것이 가장 바람직한지에 대하여 학술적 의견이 정립되어 있지 않고 수술적 치료의 예후에 대해서도 일치된 견해 없이 논란의 대상이 되고 있는 점, 인공 턱관절 치환술을 시행한 의료진 역시 인공 턱관절 치환술에 앞서 1년여의 정밀 교정치료를 한 점 등의 사정을 고려하면 치과의사의 교정치료가 그 당시의 의료행위 수준을 기준으로 보았을 때 최선의 조치에 해당하지 않는다고 단정할 수 없다. 설사 치과의사가 악관절증의 진행 정도를 무시하고 지나치게 장기간 교정치료만 계속한 데 어떠한 잘못이 있다 하더라도 치과의사의 그러한 잘못과 환자의 손해 사이에 인과관계가 있다고 인정하기 어렵다. 환자는 치과의사로서 교정치료를 받기 전에 이미 골흡수가 진행되어 종국적으로는 수술적 치료를 받을 수밖에 없는 상태인데, 환자의 수술 시기가 앞당겨졌더라면 수술 후의 예후가 지금보다 나았을 것이라는 점에 관하여 이를 인정할 증거가 없고 수술적 처치와 관련한 치료비는 어차피 지출되어야 할 것이므로 치과의사의 과실과 인과관계가 없다. 치과의사가 무의미한 교정치료를 시행함으로써 환자가 지출한 치료비는 손해로 평가할 수 있지만, 앞서 인정한 바와 같이 치과의사가 무료로 교정치료를 시행한 이상 환자에게 어떠한 손해가 있다고 할 수 없다.

●●● 의료적 관점의 예방책

치과치료나 진단에 있어서 치료 전 턱관절 상태에 대한 검사와 평가가 필요하며, 턱관절 질환의 진행 과정과 턱관절 질환이 향후 치료결과에 미칠 수 있는 영향에 대해 환자에게 설명하고, 치료 동의서에 기록하여야 한다.

▶ 교정치료 시 사용하는 고무밴드에 의해 발생한 치주농양

판례번호: 부산지방법원 2008고단1543 업무상과실치상

●●● 사건 개요

상악 전치 교정치료에서 고무밴드 제거 책임을 환자에게 맡기고 확인하지 않아 치주농양 등의 상해를 입게 하였다는 내용으로 소송을 제기하였다.

●●● 사실 관계

치과의사는 고무밴드를 이용하여 상악 치아 4개를 교정하는 시술을 하게 되었는데 이러한 경우 고무밴드를 제때 제거하여 부작용의 발생을 미연에 방지하여야 할 업무상 주의의무가 있음에도 피해자에게 '내일 고무밴드를 제거하라'는 말만 하고 이후 피해자가 고무밴드를 제거하였는지 확인하지 않은 과실로 위 고무밴드가 점차 피해자의 잇몸에 파고들어 치조골에 이르게 됨으로써 피해자에게 치료 일수를 알 수 없는 치주농양 등의 상해를 입게 하였다.

●●● 재판부 판단

의사로서의 업무상 주의의무를 다하지 않았다고 판단하여 벌금을 선고하였다.

●●● 의료적 관점의 예방책

환자에게 치료적 지시사항 등을 권고할 때는 가급적 지시 사항의 준수에 대한 확인과 확인에 대한 문서적 기재가 요망된다. 의료적 관점의 지시 사항의 경우 환자에게 준수 여부를 확인함으로써 예상되지 않는 지시사항 비 준수에 따른 문제점의 예방과 귀책사유에 대해 대비하여야 한다.

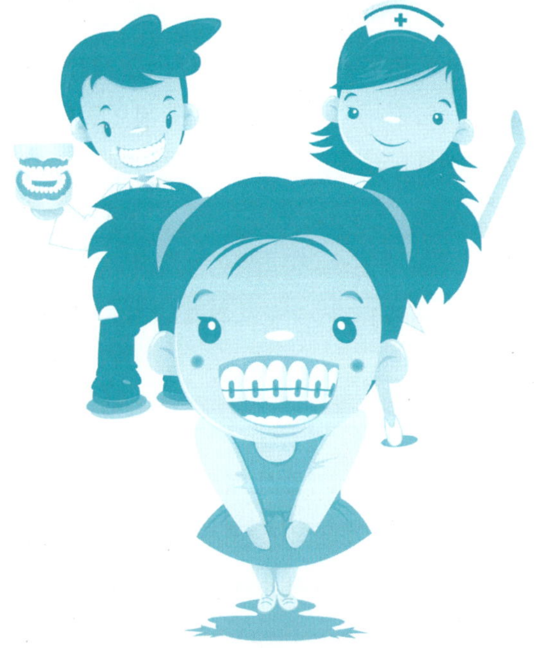

제 7 장

보철과

▶ 보철치료 시 다른 치아를 잘못 삭제

판례번호: 서울지방법원 북부지원 99가단55929 손해배상(의)

●●● 사건 개요

치과의원에 방문하여 보철물 제작하는 과정에서 삭제할 필요가 없는 치아를 잘못 삭제하여 이로 인한 손해를 입었다고 소송한 사건이다.

●●● 사실 관계

환자 갑과 을은 부부 간으로 1998년 9월 12일 개인 치과의원을 방문하여 진료를 받고 보철물을 장착하기로 약정하였다. 환자 갑은 하악 좌측 측절치와 견치(#32, 33)에 도재 치아를, 상·하악 우측 제1대구치(#16, 46)에 금관치아를 장착하기로 계획하였고, 환자 을은 상악 우측 중절치부터 상악 좌측 견치(#11, 21, 22, 23)까지 4개의 치아 및 하악 우측 제1, 2, 3대구치(#46, 47, 48)에 도재 치아를 장착하기로 약정하였다. 1998년 9월 19일 진료 시 치과의사는 상·하악 우측 제1대구치(#16, 46)를 삭제하여야 하나 착오로 상악 우측 제1, 2대구치(#16, 17)를 삭제하였다. 한편 환자 을은 상악 우측 중절치부터 상악 좌측 견치까지 보철물을 장착하였고, 하악 우측 제1, 2, 3대구치의 치아를 삭제하고 인상을 채득하였다. 환자들은 치과의사가 환자 갑의 상악 우측 제2대구치를 잘못 삭제하였다는 이유로 그 이후의 치료를 받지 아니하였다. 환자들은 치과의사로서의 주의의무를 다하지 아니한 과실로 인하여 환자의 치아를 치료하는 과정에서 멀쩡한 치아를 뽑는 등 환자들에게 상악 우측 제1, 2대구치 및 하악 좌측 제1대구치 상실과 하악 좌측 측절치 및 견치에 대한 상해를 입게 하였으므로 이에 대한 손해를 입었다고 주장하며 소송을 제기한 사건이다.

●●● 재판부 판단

치과의사가 환자 갑의 상악 우측 제2대구치를 삭제하여서는 아니 됨에도 불구하고 이를 삭제한 불법행위로 인하여 환자들이 입은 손해를 배상할 책임이 있다 할 것이나 그 외에는 치과의사가 의료상의 과실로 환자들에게 상해를 가한 사실을 인정할 아무런 증거가 없으므로 환자들의 주장은 인정 범위 내에 있고 나머지 부분은 이유가 없다. 치과의사는 환자 갑이 상악 우측 제2대구치에 보철치료를 받고 지출한 치료비와 기대여명을 고려하여 10년마다 재보철치료를 받을 시의 향후 치료비에 대한 합계와 위자료를 지불하여야 한다.

●●● 의료적 관점의 예방책

치과치료 시 여러 개의 치아에 병변이 있어 이를 수복하고 치료하거나 보철물을 제작하는 경우가 흔하다. 이때 주의를 기울이지 않으면 치식을 순간적으로 오해하거나 잘못 판단하는 경우가 있다. 상실된 치아가 있거나 다수의 결손치아 인접치아인 경우, 잔존치근만 잔존하거나 경사되어 있는 치아 등 광범위한 치료를 요하는 경우에는 더더욱 본 판례와 같이 치식의 착오를 일으킬 가능성이 크다. 다수의 치아가 치료계획에 포함되어 있을 경우 특별히 주의의 의무를 다해야 할 것이며 의무기록지 작성 시에도 유의하여야 한다. 의무기록지에 기록을 해두었다 하더라도 치식을 잘못 읽거나, 처음부터 치식을 잘못 기록한 경우에는 진료기록지만을 바탕으로 발치하거나 삭제하는 등 의료과오로 이어질 가능성이 높다. 이를 방지하기 위해서 치료를 시작하기 전 진료기록부와 방사선사진를 확인하여 주소 및 치료 부위를 확인하는 습관을 가져야 하며 진료 보조 인력에게도 당일 진료 부위를 확인을 하는 진료 시스템을 마련한다면 과오를 줄일 수 있을 것이다. 초진 기록지가 잘못된 경우에는 치식만 보고 진료하는 경우도 많으므로 치식의 기록에 특별히 주의가 필요하다. 주의와 확인만이 이러한 의료과오를 피할 수 있는 방법일 것이다.

▶ 틀니 제작 시 지대치에서 발생한 통증

판례번호: 수원지방법원 2000머18008 손해배상(의)

●●● 사건 개요

환자가 치과의원에서 틀니를 제작하는 과정에서 지대치에 보철물을 제작하였으나 계속적인 동통으로 인해 불편함을 주장하여 틀니 제작비 및 향후 치료비에 대해 소송을 제기한 경우이다.

●●● 사실 관계

환자는 78세로 치아가 빠진 상태로 지내다가 음식물 섭취가 곤란하여 틀니를 제작하기 위해 치과의사가 운영하는 치과에서 치료를 받기로 하였다. 상악 우측 측절치, 견치, 제1소구치, 좌측 측절치, 견치, 제1소구치(#12, 13, 14, 22, 23, 24)에 보철물을 제작하였는데 상악 좌·우측 2번째 치아(#12, 22)를 신경치료한 다음 금으로 씌웠으나 마찰 시 통증이 심하여 우측 2번째 치아(#12)는 통증으로 인해 발치하였다. 상악 좌측 3번째 치아는(#23) 약간의 파손 상태였던 것을 틀니를 고정시키기 위해 씌웠으며, 상악 우측 3, 4번째 치아는(#13, 14) 틀니를 고정시키기 위해 깎아서 씌웠으나 통증이 심한 상태이다. 상악 우측 4번째 치아는(#14) 씌운 후 통증이 심하여 다시 씌웠으나 맞물림이 불량하여 통증이 심한 상태이다. 이러한 불편감 및 통증이 보철치료를 시작하면서 계속되어 틀니 착용 및 음식물의 섭취가 힘든 상태이다. 치료과정 중 환자는 불편함을 호소하였음에도 치과의사가 적절한 대응책을 강구하지 않아 정신적, 육체적으로 힘들었으며, 환자의 보호자인 아들에게는 환자의 치아 상태에 대한 불편 등으로 불효를 했다는 정신적 충격을 주었다는 것을 이유로 소송을 제기하였다.

●●● 재판부 판단

합의 조정 사항으로 치과의사는 환자에게 위로금으로 금 2,500,000원을 지급하고 나머지 소송에 대해서는 포기한다.

●●● 의료적 관점의 예방책

임상가는 환자가 내원 시 주 호소(Chief Complaint)를 파악하고 정확한 진단 하에 이를 해결할 수 있는 지식과 기술의 임상적 실력을 갖추어야 할 것이다. 또 원칙에 입각한 적절한 치료를 통해 진료 중 혹은 진료 후 발생될 수 있는 통증이나 불편감을 최대한 줄일 수 있도록 노력해야 할 것이다. 그러나 치아를 삭제하여 제작하는 고정성 보철물은 치료의 특성상 시림 증상이나 술후 통증, 과민 반응 등을 동반할 수 있다. 또한 가철성 보철물은 보철적으로 잘 제작되었다 할지라도 심미성이나 이물감, 연조직 불편감 등이 예상되는 치료이다. 즉 원칙에 입각한 치료를 했음에도 불구하고 불편감이나 통증이 동반될 수 있는 치료의 경우에는 환자의 불편감을 줄일 수 있도록 통증 치료나 교합조절 등에 신경을 쓰고 보조 인력에 의한 환자의 진료적 조절보다는 치과의사가 직접 확인하는 습관이 필요할 것이다. 이러한 진료에도 불구하고 합병증이나 술후 불편감이 발생될 수 있으므로 가능한 상황에 대한 고지나 충분한 설명으로 환자의 만족도나 신뢰감을 높일 수 있다. 만일 예기치 못한 불편감이나 통증을 호소 시에는 증상을 가벼이 넘기거나 참으라고 무시하는 것보다는 불편감 해소를 위해 조절하는 등 적극적으로 대응하는 것이 중요하다.

▶ 잘못된 근관치료와 상악 불량 보철물에 의한 턱관절 질환

판례번호: 대구지방법원 2000가단95824 손해배상(의)
2003나8594 손해배상(의)

●●● 사건 개요

치통의 원인이 잘못된 상악 전치부 보철물로 인해 생긴 턱관절 질환이라는 설명을 듣고 소송을 제기하였다.

●●● 사실 관계

1997년 환자는 진료를 담당한 치과의사의 치과의원을 방문하여 앞니 두 개를 발치하고 상악 우측 중절치의 신경치료를 한 후 상악 좌측 앞니부터 우측 송곳니까지를 연결하는 브릿지 치료를 시행한 바 있다. 1997년 4월 12일 오른쪽 송곳니에 통증을 느껴 치료한 치과의사를 찾아가 신경치료를 받았으나 통증이 줄지 않았고 왼쪽 두 번째 앞니에 문제가 있는 것 같다며 이 치아 또한 신경치료 받았으나 나아지지 않았다. 대학병원 보존과 전원을 권하여 그 곳에서 신경치료를 완료한 후 통증이 사라졌다. 신경치료를 하기 위해 제거한 보철물을 치료한 치과의원에서 다시 만들었는데 상악 보철물을 너무 안쪽으로 당겨 끼우는 바람에 하악 전치부에 부딪쳐서 하악 치아가 아프고 잇몸이 벌겋게 부어올랐고 치통이 가라앉지 않아 재제작을 요구하였다. 이 시술 과정에서 보철을 잇몸으로 마구 잡아당겼고 그 이후로 통증이 심해져 잠을 이루지 못할 정도가 되었으며 윗니 보철물이 아랫니와 맞물리지 않아 음식물을 끊지 못하는 상태가 되었다. 두 번째로 다시 제작해 줄 것을 요구하였으나 원인을 모르겠다며 다른 병원에 가서 알아보라 하여 다른 치과의원과 대학병원 보철과, 치주과 등을 다녔으며, 결국에는 구강내과로 가서 잘못된 보철 시술로 인해 턱관절이 오른쪽으로 돌아가 있는 상태임을 알게 되었다.

●●● 재판부 판단

치료하는 의사는 치료 전 진단에 있어서 정확한 질환에 대한 평가가 우선되어 질환을 면밀히 진단할 의무가 있으며 또한 치료에 대한 구체적인 치료과정과 문제점 등에 관해 환자가 이해하도록 하여야 하나 본 사건의 경우 설명을 충실히 하지 않았고 치료에 있어서 주의하여 보철치료를 하여야 함에도 턱관절장애를 유발하였으므로 그동안의 치료비, 향후 치료비와 정신적 손해를 배상할 책임이 있다.

●●● 의료적 관점의 예방책

치료하는 의사는 정확한 진단과 치료계획을 환자에게 설명하고 동의를 구하여야 하며 환자가 자율적으로 치료를 선택할 수 있게 하여야 한다. 환자가 치료에 동의한 경우 시술하는 의사는 주의하여 진료를 시행함으로써 진료적 과실을 예방하고 만일 예상하지 못한 문제점이 발생하여 치료적 해결이 어려울 경우 상급병원으로 전원하여 적극적으로 치료적 해결을 시도하여야 한다.

▶ 지대치 통증과 음식물 섭취 곤란

판례번호: 수원지방법원 2000머18008 손해배상(의)

●●● 사건 개요

틀니를 제작하기 위해 치료한 지대치의 통증으로 인해 음식물 섭취가 힘들어진 것에 대해 조정을 신청하였다.

●●● 사실 관계

환자(당시 78세)는 치아가 빠진 상태로 지내다가 음식물 섭취가 곤란하여 틀니를 만들기 위해 2000년 2월 7일 치료를 담당한 치과의사가 운영하는 치과에 내원하였다. 상악 우측 제1대구치(#16)와 상악 좌측 제1대구치(#26)를 신경치료 한 다음 금으로 씌웠으나 마찰 시 통증이 심하여 상악 우측 제1대구치(#16)는 발치하였다. 상악 좌측 견치(#23)와 상악 우측 견치와 상악 우측 제1소구치(#13, 14)는 틀니를 고정시키기 위해 깎아서 씌웠으나 통증이 심한 상태이며, 새로 씌운 상악 우측 제1소구치(#14)가 하악 우측 제1소구치(#44)에 맞닿으며 통증이 생겨 이 치아도 깎아서 씌웠으나 여전히 맞물림이 불량하여 통증이 심한 상태이며, 이 현상이 치료를 시작하면서부터 계속되어 도저히 틀니를 착용할 수 없어 음식물 섭취가 힘든 상태이다. 진료적 의료과오에 대해 소송을 제기한 사건이다.

●●● 재판부 판단

치과의사는 틀니를 제작, 치료를 하면서 전문가로서 치료에 임하고 그 틀니를 착용함에 부작용이 없어야 하는데도 환자가 통증이 있음을 호소하였으나 마땅한 대응책을 강구하지 않고 있으므로 치료를 시행한 치과의사는 손해를 배상할 책임이 있다고 할 것이다. 신청인에게 위로금을 지급하고 신청인의 나머지 신청은 모두 포기한다.

●●● 의료적 관점의 예방책

가철성 틀니와 같은 치료는 보철적으로 잘 제작되었다 할지라도 지대치의 통증이나 불편감, 이물감 등이 예상되는 치료이다. 치료과정상 동반될 수 있는 예측 가능한 부작용이나 통증은 미리 환자에게 설명하는 것이 환자의 불평 및 나아가서는 송사를 예방하는 방법이다. 불편감이 발생되어 환자가 호소하는 경우에는 불편감 해소를 위해 적극적인 대응이 필요하며 환자와의 좋은 관계 형성도 불필요한 갈등을 줄이는 데 중요할 것이다. 물론 신경치료나 적절한 교합 조절, 통증 조절 및 무리하지 않는 보철계획 등 합리적이고 적절한 치료가 바탕이 되어야 함은 당연하다.

▶ 진료 중 발생한 보철물 흡인

판례번호: 부산지방법원 2001가합4766 손해배상(의)

●●● 사건 개요

치료를 받던 중 금관 보철물이 환자의 목으로 넘어가 우측 기관지에 박힌 채 장기간 방치됨으로써 환자와 남편 및 자녀들이 입은 정신적 고통에 대한 위자료를 청구하기 위해 소송을 제기하였다.

●●● 사실 관계

환자는 개인 치과에서 치과치료 도중 금관 보철물을 치료하던 치과의사에 의해 보철물을 입으로 떨어뜨렸고, 환자는 그것을 삼키게 되었다. 이후 내과 검사상 방사선사진 결과 기도를 통해 우측 기관지에 보철물이 남아 있는 것을 확인하고 이를 제거하는 치료를 시행하였다.

●●● 재판부 판단

당사자인 환자와 가족들에게 각각 위자료를 지급하도록 한다.

●●● 의료적 관점의 예방책

치과에서 사용 중인 여러 가지 작은 기구나 파일, 크라운, 인레이, 임플란트 드라이버나 인상재 등이 진료 중 환자 목으로 넘어갈 수 있다. 작은 치과용 기구들은 손에 잘 잡히지 않을 뿐더러 침이 묻으면 더 미끄러워져 목으로 넘어가기 쉽다. 늘 주의를 기울여야 하며 러버댐을 장착하는 습관을 들이는 것이 좋다. 러버댐을 사용하기 힘든 진료의 경우 환자 입에 거즈로 덮어두는 것도 좋다. 임플란트 드라이버의 경우는 회사에 따라 미끄러짐을 방지하기 위해 치실 등을 끼워서 쓰도록 되어 있기도 하다. 기구나 보철물이 목으로 넘어갔을 때는 지체하지 말고 방사선사진을 촬영하여 위치를 확인하고 필요 시 제거하도록 하여야 한다. 식도를 통해 위로 넘어가는 경우 시간이 지나면 배설되는 경우도 있으나 기도나 장기에 잔류하거나 기도로 넘어가 폐로 들어가면서 폐렴을 일으키는 등 더 큰 의료사고로 발전될 수 있다. 만약을 위해 자연적 배출을 기다리지 말고 보다 능동적인 대처가 필요하다.

▶ 고정성 보철물의 교합 불량 등으로 인한 사용 불가

판례번호: 서울지방법원 북부지원 2001가소79380 손해배상(의)

●●● 사건 개요

다수 치아에 대해 고정성 보철물을 제작 후 교합이 맞지 않아 치료비를 배상하게 된 사례이다.

●●● 사실 관계

환자는 2000년 11월 29일부터 2001년 2월 2일까지 보철치료를 시술한 치과의사에게 상악 우측 치아 5본과 하악 우측 치아 6본을 보철치료를 시행 받았으나 교합의 어려움과 불편함 등으로 보철물을 사용할 수 없게 되었다.

●●● 재판부 판단

법원 강제조정으로 치료비에 대해 치과의사가 환자에게 배상 지급한다.

●●● 의료적 관점의 예방책

보철을 치료하는 치과의사는 진료를 함에 있어서 보철치료는 이물감, 교합의 어려움 및 발음 등의 불편함이 존재할 수 있으므로 보철물을 제작하는 기공소에 의뢰 시 환자의 요구도를 충분히 반영하여 제작하도록 하여야 한다.

▶ 보철치료의 과잉 진료

판례번호: 서울남부지방법원 2002가단38129 손해배상(의)

●●● 사건 개요

과잉 치료로 다수 치아를 상실하게 되어 소송을 제기하였다.

●●● 사실 관계

환자는 상악 전치부 부분 의치와 하악에 보철치료한 치아가 한 개 있었는데, 의치를 한지 10여년이 되어 정밀 진찰을 받기 위해 ○치과를 찾았다. 치과의사 갑은 보철물이 오래되어 교체하는 것이 좋다고 하였다. 그리고 상악 6개 치아(#15, 16, 17, 25, 26, 27)에 보철물을 하여, 하악 2개 치아(#32, 33)는 발치를 하고, 8개 치아(#34~44)를 도재전장주조관 치아로 치료를 하기로 계획하고 시작하였다. 치료는 제대로 이루어지지 않았고, 과잉 진료가 인정되어 치과의사 갑은 업무상 과실치상죄로 유죄판결을 받았다. 그 후 치과를 옮겨서 치과의사 을의 병원에서 치료를 받았으나 상태가 악화되자 치과의사 을은 대학병원 치료를 권하였다.

●●● 재판부 판단

치과의사들은 진료 당시의 의료 수준에 맞는 적절한 진료 조치를 다하여 할 의무를 지고 있는 바 이를 게을리 하여 위와 같은 상해를 입게 하였으므로 채무불이행 책임과 불법행위 책임이 있다고 할 것이다. 즉, 치과의사 갑은 보철치료 중 치아를 너무 짧게 깎아 부러지게 하고, 치과의사 을은 치과의사 갑의 과실에 더하여 치아파절과 천공 등을 야기하여 환자를 중증 장애인으로 만들었다.

●●● 의료적 관점의 예방책

환자의 전체적인 상태를 확인한 후 치료계획을 수립해야 하며, 치료 중 치료계획의 변경이 필요한 경우 환자에게 설명 후 동의를 얻어야 한다.

▶ 고정성 보철물의 교합 불량 등으로 인한 사용 불가

판례번호: 대구지방법원 북부지원 2003가합2431 손해배상(의)

●●● 사건 개요

다수의 치아에 대해 고정성 보철물을 제작 후 교합이 맞지 않아 치료비를 배상하게 된 사례이다.

●●● 사실 관계

환자는 2000년 11월말 보철치료를 담당한 치과의사가 운영하는 치과에 어금니 치료를 위하여 내원하였다. 치과의사로부터 보철치료를 통한 치아의 교합 개선 권유를 3회에 걸쳐 받은 후 보철치료를 시행하였는데 치료 후 보철물 주위로 이물질이 끼고 턱관절에 이상이 발생하여 1년 8개월 이상 담당하였던 치과의사의 치과에서 치료를 받았다. 이후 보철물로 인한 상악 좌측 중절치 치근단 하방의 염증성 병소의 병명으로 치수 괴사로 인한 신경치료를 추가하여 받았다.

●●● 재판부 판단

보철치료를 함에 있어 그 치료로 인한 위험성, 부작용 등에 대하여 설명을 전혀 하지 않아 설명의무를 위반하였고, 수술 전에 방사선사진 등 검사를 전혀 하지 않고 생니를 뽑는 등 치과의사의 과실로 턱관절 등에 장애가 발생하였고 그 후에도 적절한 치료 없이 방치한 잘못으로 손해가 발생하였다.

●●● 의료적 관점의 예방책

모든 치료에 있어서 치료 전 진단을 위한 방사선사진 촬영 등은 필수 조건이며 진단 작업 이후 예정되는 치료에 대해서 환자에게 치료기간, 치료방법, 치료비용 등에 대해 상세하며 구체적인 설명을 한 뒤 환자의 자의에 의한 선택과 동의가 이루어진 뒤 진료가 시작되어야 한다.

▶ 보철물의 불량 등으로 인한 치주질환 유발로 발치

판례번호: 대구지방법원 2003가합8682 손해배상(의)

●●● 사건 개요

보철물의 형태가 안장형(saddle type) 보철물을 제작하여 치주질환을 유발했으며 치주질환이 있는 치아를 방치하여 별도의 치과치료로 이어지게 했다는 내용으로 소송을 제기하였다.

●●● 사실 관계

환자는 1990년 10월 9일 치과의사 갑이 운영하는 개인 치과에 내원하여 하악 좌·우측 제1대구치의 방사선사진 촬영 후 하악 좌측 제1대구치의 급성 치수염에 의한 신경치료 후 하악 좌측 제1, 3대구치를 지대치로 한 브릿지 형태의 보철물을 장착하고, 12월 26일 하악 제1대구치 발치 후 1991년 2월 4일부터 하악 우측 제2소구치와 제2대구치를 지대치로 하는 브릿지 형태의 보철물을 장착하여 보철치료를 완료하였다. 이후 치과의사 을과 병의 치과에서 각각 2000년 2월부터 하악 좌측 제1대구치를 포함한 치아에 대해 치주질환에 의한 치주치료 시행하였으며, 2002년 3월 11일부터 하악 좌측 제1대구치에 대한 근관치료 후 결손 부위인 하악 좌측 제2대구치의 임플란트 식립을 2002년 6월 12일 시행 후 2003년 3월 12일 하악 좌측 제1, 3대구치에 대한 보철물을 하악 좌측 제2대구치 결손부에 대해 임플란트 보철물 장착을 완료하였다. 환자는 1990년 보철치료 당시 보철물이 졸속으로 불량하게 만들어져 pontic 부위가 1999년 2월 20일 탈락되어 레진으로 수선하는 등의 문제가 발생하였다고 주장하며 pontic 부위는 자정작용이 부족하여 임상에서 잘 쓰지 않는 안장형(saddle type)으로 가공치를 만들어 치주질환이 발생하였다고 하였다.

(1) 치과의사 갑 병원

① 1990. 10. 9. 하악 좌·우측 제1대구치 방사선사진 촬영
② 위 날부터 같은 달 11.까지 하악 좌측 제1대구치 급성 치수염으로 신경치료
③ 같은 달 12. 하악 좌측 제1대구치와 제3대구치를 지대치로 한 브릿지 형태의 보철물(금 소재, 이하 '이 사건 보철물'이라고 한다) 장착
④ 같은 해 12. 26. 하악 우측 제1대구치 발치

⑤ 1991. 2. 4.부터 3일 동안 하악 우측 제2소구치와 제2대구치를 지대치로 한 브릿지 형태의 보철물(금소재) 장착
⑥ 같은 해 4. 27. 위 우측 보철물 치료 완료
⑦ 같은 해 9. 2. 하악 우측 제2소구치 및 제2대구치 치주소파수술
⑧ 1992. 4. 9. 위 우측 치아들 치주소파수술
⑨ 1999. 2. 20. 이 사건 보철물 중 중간부분의 가공치가 자연적으로 떨어져 나가자 같은 달 22. 위 떨어져 나간 부분을 레진(resin, 치과치료에서 가공치를 만드는 등에 쓰이는 플라스틱 소재)으로 수리

(2) 치과의사 을 의원 및 치과의사 병 병원

① 2000. 2. 24.부터 2일 동안 치과의사 을의 의원에서 하악 좌측 제1, 3대구치 풍치 치료
② 같은 해 3. 2.부터 4일 동안 치과의사 병의 병원에서 하악 좌측 제1, 2소구치, 제1대구치 풍치(만성 치주염) 치료 및 잇몸 수술
③ 같은 해 11. 14. 치과의사 을의 의원에서 위 제1대구치 풍치(급성 치은염) 치료
④ 2001. 5. 23.치과의사 을의 의원에서 위 제1대구치 풍치(급성 치주염) 치료
⑤ 같은 해 11. 12. 치과의사 병의 병원에서 위 제1대구치 풍치(상세불명의 치주질환) 치료
⑥ 2002. 2. 5. 치과의사 병의 병원에서 위 제1대구치 풍치(기타 치주질환) 치료
⑦ 같은 해 3. 11.부터 8일 동안 치과의사 병의 병원에서 위 제1대구치 치수염으로 신경치료
⑧ 2002. 3. 13. 치과의사 병의 병원에서 이 사건 보철물 제거
⑨ 같은 해 5. 23. 치과의사 병의 병원에서 위 제1대구치 풍치 치료
⑩ 같은 해 6. 12. 치과의사 병의 병원에서 하악 좌측 제2대구치 발치된 부분에 인공치(임플란트) 매식
⑪ 2003. 3. 12. 치과의사 병의 병원에서 하악 좌측 제2대구치에 대한 인공치 및 제1, 3대구치에 대한 보철물 시술 완료

●●● 재판부 판단

1. 불량 보철물 장착 및 수선 불량의 점: 환자가 1990년 10월 12일 치과의사 갑의 병원에서 보철치료 후 1999년 2월 20일 가공치가 탈락되어 레진으로 탈락 부위의 수선 받은 사실과 치과의사 을과 병의 치과에서 치주치료를 받은 것이 인정되나 좌측뿐 아니라 우측 부위에 대한 잇몸치료를 받은 사실 또한 인정되는 바 치주질환의 주요 원인은 구강 내 위생상태가 불량이고 그 병증은 서서히 진행된다고 할 것이므로 환자의 나이와 치주질환의 발병 빈도 등을 고려하면 환자가 치과의사 갑으로부터 보철물을 장착하는 시술을 받고 8년 여가 지난 뒤 가공치에 대한 수리가 발생하였고 이후 1년 여가 지나서 잇몸치료를 을과 병의 치과에서 시행한 점으로 보아 불량 보철물에 의해 치주질환이 발생하였다는 점을 인정

하기 부족하다. 이른바 안장형 가공치가 치아의 위생관리에 다소 불편하다고 하더라도 그 자체를 가지고 불량 보철물이라고 할 수 없는 이상 환자가 주장하는 치주질환을 보철물의 탓으로만 돌릴 수 없다.

2. 설명의무위반의 점: 의사의 환자에 대한 설명의무의 취지는 의사는 긴급한 경우나 다른 특별한 사정이 없는 한, 의료 시술을 하기 전에 환자에게 질병의 증상, 치료방법의 내용과 필요성, 예상되는 생명, 신체에 대한 위험성과 부작용 등 환자의 의사결정을 위하여 중요한 사항을 설명함으로써 환자로 하여금 그 시술에 응할 것인가의 여부를 스스로 결정할 기회를 가질 수 있도록 하여야 한다는 데 있는 것이고 방사선사진 촬영은 일반적으로 치과진료 시 의사의 정확한 판단을 위한 보조적 수단으로 고려되는 것이므로 치료 각 단계에서 방사선사진 촬영을 하여야만 하는 것은 아니라고 할 것이다. 그러므로 설명의무의 취지는 치료과정에 있어서 환자의 자기결정권을 보호하기 위한 것이므로 환자가 치과의사로부터의 진료가 끝난 시점인 2003년 3월 28일 병원을 찾아가 그간의 진료 내용에 대하여 설명을 요구하여 진료기록부만 복사해 주고 다시 상세한 설명을 반복하지 않았다고 하더라도 설명의무를 위반하였다고 볼 수 없다 할 것이다. 아울러 진료비 세부명세서를 발급하여 주지 않는 등 진료기록부 번역본을 제출하지 않았으며 진료기록부의 금액란에 암호를 사용하여 진료 내용을 변조하는 등 위반사항에 대해 주장하나 이를 인정하기 족한 증거가 없고 치과의사가 환자에게 이로 인해 어떠한 손해를 입혔다고 볼 수 없으므로 환자의 주장은 이유가 없다고 할 것이다.

●●● 의료적 관점의 예방책

환자가 요구하는 보철물에 대한 형태적, 심미적 문제점에 대해서는 기공실의 제작 시 충분히 요구가 반영되도록 준비하여야 하며 비정상적인 요구에 대해서는 진료기록부 문서를 통해 충분한 사유를 기재해야 한다. 보철물 장착 후 정기적인 점검과 유지 보수를 위한 주의사항에 대해서도 환자와 협의하여야 한다. 적절한 치료 및 대응으로 원고들의 손해배상 청구를 기각시킨 사례이다.

▶ 보철치료로 인한 불필요한 치아삭제에 대한 불만으로 진료 업무방해

판례번호: 광주지방법원 2004가합89(본소) 채무부존재확인
2004가합1174(반소) 손해배상(의)

●●● 사건 개요

치과의사가 삭제하지 아니하였어야 할 치아를 5개나 삭제하여 치아의 부정교합을 야기하였고 그 결과 두통과 함께 전신에 걸친 통증 및 마비 증세가 유발되었음에도 불구하고 이에 대한 적절한 설명을 하지 않았다고 손해배상을 요구한 사건이다.

●●● 사실 관계

치료를 시행한 치과의사는 1999년 12월 28일부터 2000년 3월 25일 사이 다른 치과에서 보철치료를 받아왔던 환자의 #47, 46, 45, 33, 35, 36, 37 치아에 대한 재보철치료와 #13, 14, 15에 대한 신규 보철치료를 시행하였다. 보철치료 후부터 치료받았던 치아에 음식물이 끼고 불편할 뿐 아니라 두통과 함께 전신에 걸친 통증 및 마비 증세가 나타난다고 호소해왔는데 2003년 7월 12일부터 같은 달 18일 사이에 다른 병원 치과에서 보철치료 부위에 대한 교합 조정치료 후 그와 같은 증상이 개선되었다고 한다.

●●● 재판부 판단

환자의 주장과 같이 치아 5개를 삭제한 사실에 대하여는 치과의사가 다투지 아니하나 환자가 보철치료비 중 일부를 환불받은 사정만으로는 보철치료 과정에서 치과의사의 의료상 과실로 인하여 환자가 주장하는 증상들이 발생하였음을 인정하기에 부족하므로 손해배상채무는 존재하지 아니한다. 환자는 삭제할 필요 없는 치아를 삭제했다는 이유로 치과에 찾아와 업무방해를 한 부분에 대해서는 치과의사가 채무부존재 확인 소송을 제기하여 채무부존재 판결을 받았고 환자의 손해배상을 요구하는 반소를 제기하였으나 손해배상할 이유 없음으로 판결되었다.

●●● 의료적 관점의 예방책

정당하지 않은 환자의 부당한 요구와 진료 방해에 대해서는 적절하고 정당한 방법으로 진료권에 대한 보호를 요청하여야 한다. 환자의 불만에 대해서는 진료적으로 최선을 다하여 개선을 하도록 노력하여야 하며 필요시 상급병원으로의 전원도 추천된다.

▶ 임시 치아 유지력 부재에 의한 탈락으로 삼킴과 내시경 통한 제거

판례번호: 부산지방법원 2005가소320597 손해배상(의)

☞사건 개요

물을 마시다 임시 치아가 탈락하여 삼킨 후 방사선사진상 대장에 존재하는 임시 치아를 수면내시경 방법을 이용하여 적출한 사건이다.

☞ 사실 관계

환자는 2005년 4월 27일 3개의 치아를 씌우라는 진단을 받고 치료를 시행한 치과에서 진료 계약을 체결하였다. 몇 차례의 치과 내원 과정을 거쳐 치아를 삭제하고 임시 치아로 깍은 치아를 덮어씌우기를 반복하였는데 집에 돌아와 물을 마시다가 임시로 덮어씌운 치아가 빠져서 목으로 넘어갔다. 이후 우측 복부에 심한 통증을 느껴 치과에 전화를 해보니 2~3일만 참아 보고 삼킨 임시 치아가 대변으로 나오지 않으면 치과로 오라고 하여 참고 기다렸으나 임시 치아가 나오지 않아 내과를 방문하여 방사선사진을 찍어본 결과 삼킨 임시 치아가 대장에 있어서 제거하기 위해 수면마취를 하고 항문으로 대장에 있던 탈락된 임시 치아를 적출 수술을 하여 제거하였다.

●●● 재판부 판단

재판부의 화해권고 결정으로 조정 완료되었다.

●●● 의료적 관점의 예방책

보철치료 시 임시 치아의 탈락은 언제나 가능하므로 임시 치아 장착 후 주의사항에 대해 충분히 주지시키며 임시 치아의 탈락 시 문서화된 주의사항을 제공하며 병원에는 보철물 탈락 시의 대응 매뉴얼을 만들어 놓아 대처하도록 한다.

▶ 보철치료 후 발생한 치통으로 근관치료 중 파절되어 발치

판례번호: 서울지방법원 2006가합111339(본소) 채무부존재확인
2007가합20926(반소) 손해배상(의)

●●● 사건 개요

전치부 전부도재관 수복 과정에서 설명의 의무를 다하지 않고 치아삭제 및 발치를 시행하였다고 주장하였다.

●●● 사실 관계

2005년 10월 4일 상악 전치부 치아의 돌출과 #13, 12, 11, 21, 22, 23 치아 사이의 틈새로 인한 심미적인 문제 개선을 위해 라미네이트 시술을 받기로 하였다가 이를 변경하여 인세람 시술을 받기로 하였다. 치료 받기 전 촬영한 방사선사진상 치통이 발생할 만한 병적 소견 등 특이 소견이 없었다. 그러나 치료 후 인세람 시술을 받은 치아에서 통증이 오자 2005년 12월 2일 다른 치과병원에 내원하여 치수염으로 진단받고 2006년 1월부터 동년 11월경까지 #12, 21, 22 치아에 대한 근관치료를 받아오던 중 #22 치아가 파절되어 발치하였다. 그 후 대학병원으로 전원하여 2007년 1월 18일 #11, 13 치아에 대한 근관치료를 받았는데 #13 치아는 치료 후 통증이 심하여 발치하였다. 결과적으로 #13, 12, 22 치아에 대하여 임플란트 시술을 받았고 #11, 21, 23 치아에 대하여는 경과 관찰 중으로 환자는 설명의 의무를 다하지 않고 치아삭제 및 발치를 하였다고 소송을 제기하였다.

●●● 재판부 판단

시술 전 촬영한 방사선사진 영상에서 치통이 발생할 만한 병적 소견이 없었으나 이후 치수염으로 진단받은 사실, 인세람 시술 과정에서 치아를 과도하게 삭제하는 경우 치아삭제 시 발생하는 열에 의해 치수에 손상을 입힐 수 있고 남아있는 상아질이 적어 여러 자극에 민감해져 치수과민증이 발생할 수 있는 사실을 인정할 수 있는 바 적당량의 치아만을 삭제하여야 할 주의의무가 있음에도 불구하고 이를 게을리 하여 약 한달 간 6차례에 걸쳐 수정하면서 치과의사가 치아를 과도하게 삭제한 과실이 있고 이로 인해 치수염이 발생했으며 치수염을 치료하는 과정에서 일부 치아가 파절되고 상실되는 손해가 발생하였다고 할 것이므로 이로 인해 치과의사가 환자가 입은 모든 손해를 배상할 책임이 있다. 다만 치수염 자체만으로 인하여는 치아가 부러질 수 없는 사실, 환자의 경우 치아가 작아서 치아가 과다 삭제될 위험이 있었던 사실, 치과의사가 최초로 인세람 시술 후 환자가 미관상의 문제로 불만을 제기하여 여러 차례 재삭제하게 되는 등 이 사건 손해의 발생과 확대에 환자가 영향을 미친 사실을 인정할 수 있는 바, 이러한 사정들은 이 사건 사고로 인하여 환자가 배상하여야 할 손해액을 산정함에 있어 참작하는 것이 손해의 공평한 분담이라는 손해배상제도의 이념에 부합하므로 치과의사의 책임 비율을 60% 정도로 한정하는 것이 상당하다.

●●● 의료적 관점의 예방책

보철 후 치수염이 발생되고 추후 치료과정에서 치아파절과 함께 치아의 발거까지 진행된 경우이다. 환자의 주소가 상악 전치부의 돌출 및 치아 사이의 틈새라는 점은 상악 전치부의 치축의 순측 경사가 있었음을 짐작케 한다. 순측 경사된 치아를 보철을 이용하여 개선하는 경우 신경의 노출 및 신경치료의 가능성, 나아가서는 치수염의 가능성이 있음을 진단, 예측하고 이러한 사실이 환자에게도 설명되었어야 할 것이다. 보철물 제작을 위한 삭제의 양은 치과의사의 고유의 판단의 영역이며 증례나 치아에 따라 달라지는 부분이지만 위의 판례와 같이 여러 번의 보철물 재제작을 위한 삭제를 시행하였다면 이 또한 진단 단계나 처음 보철물 제작 시의 삭제의 단계에서 주의를 다하지 않았다는 판단을 피하기 힘들 것으로 생각된다. 여섯 번의 재제작의 이유가 단순 모양이나 색상이 비심미적인 이유였다면 추가적인 삭제의 필요성이 없었을 것이다. 재판부의 판단에서 밝힌 것과 같이 추후 신경치료 과정 중 치아의 파절이나 발치를 치과의사만의 과오로 판결하지 않았지만 처음 환자 내원 시 보철물을 이용한 심미수복에 대한 적절한 진단이나 추후 부작용의 발생 가능성에 대한 주의가 없이 제작된 보철물로 인해 결국은 치아를 발치하게 된 것은 환자 입장에서도 치과의사의 입장에서도 상당히 안타까운 일이 아닐 수 없다. 진단이나 치료계획의 중요성이 강조되는 판례이다.

▶ 선천적 심장질환자의 보철치료를 위해 치아삭제와 인상채득 후 발생한 심내막염

판례번호: 의정부지방법원 2007가합729 손해배상(의)

●●● 사건 개요

환자의 심장질환을 간과한 채 항생제 투여를 하지 아니하고 보철치료를 통해 치아삭제와 인상채득 이후 환자가 심내막염이 발생하였다고 제기한 사건이다.

●●● 사실 관계

환자는 무비증(선천적으로 비장이 형성되지 않는 질환)에 동반된 기능적 외심실증, 비균형적인 심실중격 결손, 폐동맥 폐쇄증 등의 선천성 심장질환을 앓고 있는 환자로 2세 때에는 세브란스병원에서 심장병 진단 및 치료를, 5세 때에는 서울대학교병원에서 심장치료를 각 받았고, 7~8세에는 미국 알라바마 주립대 병원에서 bilateral BT shunt 심장수술을 받은 바 있으며, 다혈구증과 청색증 때문에 안면부를 비롯한 피부, 입술과 혀가 파랗게 보이고 손톱이 크고 뭉특하게 생겼다. 환자는 충치치료 및 보철을 위하여 치과의사의 치과에 내원하였는데 문진표의 "치과질환 이외 다른 질환이 있습니까?" 항목에 심장질환 체크를 하였고 치과치료를 받는 도중 또 다시 심장치료를 받기 위하여 아산병원에 입원하게 되자 잠시 치과치료를 중단하였다가 다시 치과치료를 시작하면서 아산병원에서 발급받은 소견서를 치과의사에게 보여주었다. 2004년 8월 27일 약 3시간에 걸쳐 앞쪽 윗니 충치치료를 받고 치아의 본을 뜬 뒤 간호사로부터 레이저를 이용한 잇몸치료 시술을 받았는데 치과의사는 항생제를 사용하지 아니하였고 환자는 그로부터 4일 후 발열, 오한, 심계항진을 호소하다가 좌반신 마비 증상이 나타났다. 서울아산병원 응급실로 후송되어 급성 및 아급성 심내막염 및 뇌경색의 진단을 받았다. 세균배양 검사를 한 결과 연쇄상 구균이 검출되었고 심장초음파 결과 대동맥판막 부위에 6mm 정도의 세균증식이 관찰되었다. 다른 병원으로 전원하여 한 달간 항생제를 투여 받아 심내막염은 치료되었으나 보행 장애, 일상생활 동작 장애 등을 이유로 포괄적인 재활치료를 받게 되었다.

●●● 재판부 판단

환자에게 행한 시술이 다소 출혈을 동반한 점, 정기적으로 심장진료를 받긴 하였으나 평소 별다른 증상 없이 생활하다가 치과의사로부터 치과치료를 받은 지 5일 만에 심내막염이 발병한 점, 심내막염의 원인균이 구강 내에 존재하는 연쇄상 구균이라는 점 등을 종합하여 보면 치과의사가 환자에게 예방적 항생제를 투여하지 않음으로써 심내막염이 발생하였음이 인정된다. 환자에게 예방적 항생제 투여는 선택의 문제가 아니라 필수적 조치로서 요구되는 것이므로 '설명의무위반'의 문제가 아니라 '시술상의 과실'의 문제로 봄이 상당하다.

7

●●● 의료적 관점의 예방책

심장질환은 치과진료 시 주의해야 할 대표적 전신질환 중 하나이다. 치과적 시술로 인해 전이성 감염(세균이 침투한 부위와는 별개의 부위에 발생하는 감염)이 일어날 수 있기 때문이다. 대표적인 질환이 세균성 심내막염으로 미국심장학회는 1960년부터 미국치과의사협회와 함께 치과진료와 관련된 세균성 심내막염 방지를 위한 예방적 항생제 투여를 공식적으로 제시하였다. 세균성 심내막염의 가능성이 있는 심장질환은 인공판막, 선천적 심장기형, 류마티스성 판막 질환, 심내막의 기왕증 등이 있는데 빈도는 낮지만 관상동맥 바이패스 이식의 경우에도 예방적 항생제를 투여하는 경우가 있다. 치과적 시술이 소수술이기는 하나 기본적으로 관혈적 시술인 경우 전신질환에 대한 고려가 없이 진료할 경우 본 사건과 마찬가지로 환자에게 치명적인 결과를 초래할 수 있다. 치은연상 치태 제거술, 교정장치의 장착이나 치아 수복의 경우에는 항생제 투여가 필요 없으나 치은연하 충치치료, 신경치료, 보철적 삭제 및 인상채득 과정에서 출혈이 야기되는 경우에는 이를 통한 감염의 가능성이 있으므로 문진을 가벼이 해서는 안 된다. 본 사건은 환자가 술전에 기저 질환을 밝혔고 문진상으로도 환자의 전신질환 상태를 평가할 수 있었을 것이라 생각된다. 본 치과의사는 환자의 심장질환이 보존치료나, 보철적 치료와는 별 관련성이 없을 것이라 판단하였을 수 있으나 타과 의뢰 및 보다 신중한 진료가 필요했을 것이라 판단된다. 또한 치료적 권고사항을 무시하지 않는 신중하고 원칙적인 진료 자세가 필요하며 기저 질환에 대한 조절에 대한 경험이 많지 않거나 힘들다면 전원을 권유하는 것도 하나의 방법이라 할 수 있다. 감염성 심내막염이 재발되는 경우 환자의 5년 생존율은 60%이다.

▶ 보철치료 시 치과기공사가 무면허 대리진료

판례번호: 창원지방법원 2008가단15202(본소) 손해배상(의)
2008가단25643(반소) 손해배상(기)

●●● 사건 개요

병원에 소속된 치과기공사가 환자의 보철치료인 틀니 등에 대한 무면허 의료행위를 함으로써 부적절한 처치에 따른 치아의 동요와 발치가 요망되는 상태가 된 사건이다.

●●● 사실 관계

2004년 5월 11일경 기존에 사용하던 하악 부분 틀니가 헐거워 치과의사가 운영하는 치과를 방문하여 약 10개월간 틀니에 대한 수차례 교정을 받았는데 그 기간 동안 치과의사가 진료를 하지 아니하였고 대신 병원에 소속된 치과기공사가 환자의 틀니 보완 및 잇몸 내지 치아에 대한 진료를 하는 등 무면허 의료행위를 함으로써 환자로 하여금 치과의사로부터 적정한 진료를 받을 수 없도록 방해하였고, 2005년 2

월 28일경 틀니 표본을 뜨기 위하여 도포한 레진에 대한 경화 시간을 준수하지 아니하여 굳어버린 레진을 무리하게 분리하다가 틀니의 고리를 파손하고 틀니를 빼내는 과정에서 무리한 힘을 가하여 아랫니 2개가 심하게 흔들리고 나머지 윗니 3개도 심각한 충격을 받아 이를 모두 발치하고 임플란트 시술해야 하는 손해가 발생되었다. 이에 환자는 치과의사를 상대로 길거리에서 공개적인 시위를 하여 명예를 훼손하였다고 고소한 사건이다.

●●● 재판부 판단

틀니의 리베이스 시술과 틀니 자체의 제작, 수리, 가공은 치과기공사의 업무 범위에 해당한다 할 것이나, 환자의 상태를 진단하여 틀니의 조정 등을 결정하고 조정된 틀니를 환자에게 탈부착하여 정상적인 기능 여부 및 교합 관계를 확인하여 재조정 여부를 판단하는 것은 환자에 대한 치료행위로서 치과의사의 환자에 대한 고유 업무에 해당한다 할 것이므로 환자가 불편한 틀니에 대한 수선과 치료 등을 주소로 내원하여 담당 치과의사의 구체적인 지시사항 없이 치과의사가 아님에도 불구하고 환자의 틀니를 여러 차례 재조정하는 등으로 무면허 의료행위를 함으로써 환자가 장기간에 걸쳐 치과의사에 의한 정상적인 진료를 받지 못하도록 한 과실은 공동불법행위에 해당하여 손해를 배상할 책임이 있다. 환자가 치과를 방문한 당시 하악 좌·우측 7개의 어금니를 발치하고 부분 틀니를 사용하고 있었던 점과 잇몸의 상태가 일부 취약하였던 점으로 보아 책임 범위를 70%로 제한함이 상당하다. 그러나 환자가 치과의사의 명예를 훼손하여 명예 훼손죄로 유죄판결을 받은 사실이 있으므로 치과의사의 정신적 손해에 대한 위자료를 지급할 의무가 있다.

7

●●● 의료적 관점의 예방책

치과기공사의 업무는 보철물의 제작과 수리에 한하며 기공실에서 이루어지는 행위로서 진료실에서는 지도 치과의사의 지휘, 감독 하에 환자에 대한 보조적인 업무가 이루어진다하여도 직접 환자를 진료하는 것은 무면허 의료행위에 해당되며 병원 내에서 치과의사의 묵인 하에 행하여진다면 공동불법행위임을 주지하여야 한다.

▶ 잘못된 진단의 발치로 인한 전악 틀니

판례번호: 수원지방법원 2008가합1344 손해배상(의)

●●● 사건 개요

피개의치인 부분 의치를 제작하지 않고 발치 후 전악 완전 틀니를 계획하여 잘못된 진단에 따른 불만으로 소송을 제기하였다.

●●● 사실 관계

2004년 12월 18일경 식사 시 불편으로 틀니를 제작한 치과의사 병원을 방문하였다. 진단 결과 상악 9개의 치아를 발치하고 전체 완전 틀니를 하여야 한다는 치료계획과 치료 권유를 받았다. 환자의 나이가 40대 초반이고 치아를 9개나 발치하는 것이 걱정이 되었지만 치과의사로부터 '전체 틀니를 하는 것이 최선의 치료다'는 말을 들었고 치과의사의 의견을 따르기로 하였다. 6일 동안 4번에 걸쳐 9개의 치아를 전체 발치하였다. 2005년 1월 5일경 치과의사가 제작한 임시 틀니를 착용하였으나 잇몸의 통증이 심해 계속 착용할 수 없었다. 치아 발치 후 식사를 할 수 없었고 체력이 갑자기 쇠약해지더니 디스크가 발병하여 정형외과를 전전하였고, 폐경과 우울증이 시작되었다. 2006년 4월 14일 상악 본 틀니를 장착하였지만 틀니가 수시로 빠짐에 따라 불편함이 증가되었다. 치과에 재내원하여 몇 차례 틀니를 수정하였으나 계속 탈락되었고 이후 치료를 담당한 치과의사와 다툰 후 다른 병원에서 진료를 받았고 '하악 치아가 결손되어 상악 틀니가 빠지므로 하악에 임플란트 시술 치료를 마친 다음에 상악 치아를 치료한다'는 소견을 듣게 되었다.

●●● 재판부 판단

환자가 주장하는 진단과 치료과정에서의 주의의무 해태로 전체 9개의 치아를 6일 만에 발치하고 완전 틀니로 인해 의치가 쉽게 탈락되는 과실이 있다는 부분은 진단과 치료계획은 치과의사의 주관적인 영역이며 사실조회서에서 유사한 결과를 제시하여 과실을 인정하기 부족하고 이를 인정할 증거가 없으므로 환자의 청구는 이유 없다.

●●● 의료적 관점의 예방책

치료에 앞서 제시하는 치료계획에는 객관적이며 보편적인 상태여야 한다. 치료계획을 통해 환자가 자율적으로 선택할 수 있어야 하며 치료기간과 치료비용 및 치료 후 예상되는 후유증도 기술되어야 한다.

▶ 보철물 제거 시 발생한 치아파절과 불량 포스트

판례번호: 서울북부지방법원 2009가단188 손해배상(의)

●●● 사건 개요

주의하지 않고 무리하게 시행한 보철물 제거로 인한 치아파절과 부실한 포스트에 의한 치아 보철물 탈락을 이유로 소송을 제기하였다.

●●● 사실 관계

2008년 6월 3일 내원 당시 75세 고령의 환자로 구강 상태가 전체적으로 만성치주염 증상으로 #15, 13, 21, 23, 33, 42, 43만 잔존한 상태였고, 그중 #15, 23, 42는 치아우식증이 있던 상태였다. 치료한 치과의사는 우식증이 있는 #15 치아를 발치하고, #23 치아에 근관치료 후 포스트를 세울 것을 계획하였다. 상악의 보철치료는 #23에서 #21을 거쳐 #13까지 연결하는 고정성 보철물을 제작하고 하악은 #33에서 #43까지 고정성 보철물 제작한 후 상·하악 모두 임시 틀니 장착한 이후 상·하악 구치부에 임플란트 식립할 것을 계획하였다. 담당 치과의사는 고정성 보철물과 임시 틀니 장착까지 시행하였다. 2008년 9월 6일 환자는 '보철물이 흔들린다'며 내원하였고 이에 환자는 보철물을 다시 제작하기로 하고 #13, 21에 근관치료를 한 후 #13에서 #13, 21, 23에 포스트를 세우고 고정성 보철물을 재제작하였다. 2008년 11월 14일 #13, 23에 세워 둔 각 포스트가 파절되어 내원하였고, 이에 #21을 발치하고, #13, 23의 기존 포스트를 제거하고 새로 포스트를 세워 11월 25일 보철물을 복원했으나 10일 후 #13 치아의 포스트가 또다시 탈락하여 내원하면서 분쟁이 발생하였다.

●●● 재판부 판단

#13 치아는 보철물 제거 전 파절된 것으로 보이고, #23 치아는 이미 이 사건 보철물을 최초 제거하기 전부터 사실상 치근만 남은 상태에서 그 위에 포스트를 세운 상태로 이 사건 보철물 제거 과정에서 파절된 것이 아닌 점 등을 비추어 보면 치과의사가 이 사건 보철물을 제거하는 것으로 인하여 환자의 #13, 23 치아가 파절되는 결과가 발생하였다고 볼 수 없으므로 위 의료행위가 설명의무위반이 대상이 된다고 할 수 없다.

●●● 의료적 관점의 예방책

잔존 치질이 부족한 치아에서 포스트를 제작하여 보철물을 제작하는 경우 일반적으로 치근만 남은 정도의 치질이 부족한 경우 제작된 포스트는 예후가 좋지 않으며 특히 긴 span의 지대치로는 적합하지 못한 것으로 알려져 있다. 본 사건 재판부의 판단에서 설명의무의 위반 대상이 아니라는 판결이 났으나 포스트 제작 후 짧은 기간 후 파절 및 탈락이 일어난 것으로 보아 판결에서와 마찬가지로 치아가 파절되어 있던 것으로 판단된다. 이미 파절된 부분을 주의 깊게 판단하지 못한 부분과 #23의 치근만 남은 치아를 포스트를 세워 브릿지로 연결하는 치료계획 등 적응증에 대한 고려나 치료계획상의 무리가 있었던 것으로 생각된다. 잔존 치질이 작은 치아의 포스트 및 크라운 치료에 있어서 포스트 제작에 필요한 최소 치질 잔존 여부, 치근 파절 여부, 치근 길이, 지대치 여부 등 적응증에 대한 충분한 고려가 필요하다. 또한 post 치료 특성상 예후가 불량함을 환자에게 주지시키는 것도 중요하다고 할 수 있다.

7

▶ 보철물 교합조절 시 발생한 보철물 천공

판례번호: 수원지방법원 2009가합3596 손해배상(의)

●●● 사건 개요

금니를 씌운 후 여러 치과를 전전하며 교합조정을 시행한 후 보철물에 구멍이 났다고 그동안 다닌 치과들을 상대로 소송을 제기하였다.

●●● 사실 관계

2001년 1월 15일 ○○의원에서 상악 우측 제1대구치에 보철물 제작 후 보철물이 높다는 이유로 재내원하였으나 교합지 검사 후 높지 않음을 환자에게 확인시켜주고 귀가시켰다. 환자는 불편함으로 인해 인근 △△치과와 ◇◇병원에서 결국 보철물 삭제를 받은 후 △△치과에 내원하여 #35, 36 치아의 금인레이 치료를 요구하였다. 기존 아말감 제거 결과 2차 우식과 만성 치수염으로 판단되어 신경치료를 시작하였다. □□의원에 내원하여 #35, 36 치아의 신경치료가 잘되었는지 확인해 달라고 요구하여 이를 확인 받았다. 이후 5군데 이상의 다른 치과에 내원하여 #16, 35, 36의 보철물을 갈아내거나 빼내는 등의 치료를 받았고 #35, 36의 치아를 환자가 직접 제작하여 붙이기도 하였다. 이후 환자는 □□의원 치과의사에게는 치아를 충분히 삭제하지 않고 보철치료를 시행한 잘못이 있고, △△치과 치과의사에게는 환자가 금인레이 치료를 요구하였음에도 의도적으로 신경치료를 하기 위해 방사선사진 검사도 없이 치아를 갈아내는 등 과잉진료를 한 잘못, 또한 □□의원 치과의사는 진료기록부에 환자가 진료를 방해하고 협박하였다는 등의 허위 사실을 기록하여 환자와 그 가족들에게 극심한 모멸감과 정신적 고통을 주었다는 이유로 그 동안 다닌 치과를 상대로 소송한 사건이다.

●●● 재판부 판단

○○의원 치과의사가 치아삭제를 충분히 하지 않았다거나 △△치과 치과의사가 기존의 아말감을 제거하면서 먼저 방사선사진 검사를 시행하지 않은 점에 어떠한 잘못이 있다는 점을 인정하기에 부족하다. 또한 진료기록부에 허위사실을 기록되었음을 인정할 아무런 증거가 없고 진료기록부는 의료인이 기록하여 보존하는 서류에 불과한 것이므로 그러한 사정만으로 환자가 정신적 고통을 입었다고 보기에 부족하고 치과의사들이 환자와 사이에 의료행위에 관한 분쟁이 발생한 상황에서 환자와 상반되는 주장을 하였다는 점만으로는 위법성이 있다고 볼 수 없고, 달리 치과의사들이 허용되는 정당한 변론 활동의 범위를 일탈하여 적극적으로 허위 사실을 주장하였다고 인정할 만한 증거가 없으므로 위 주장도 이유 없다.

●●● 의료적 관점의 예방책

상식 이상으로 여러 치과를 방문하고 타 치과에서 진료한 부분의 조절을 요구하거나 본인이 임의대로 보철물을 수정하는 등 치과적으로 상식적이지 않는 행동을 하는 환자의 경우는 치과의사가 원칙대로 진료를 했음에도 불구하고 소송에 휘말리는 경우가 있다. 환자의 문진 과정 중 필요 이상으로 많은 의원을 방문하였거나 필요 이상으로 여러 번 보철물을 제작하는 등의 경력이 있다면 주의하여야 하며, 이런 환자의 경우 타 병원에서 제작되거나 수복된 치아의 조절을 요구하는 경우 조절을 시행함에 있어서도 주의를 기울어야 한다.

▶ 과잉 진료에 의한 확대 보철치료

판례번호: 서울중앙지방법원 2010가단75349 손해배상 (의)

●●● 사건 개요

새터민인 환자는 새터민지원소에서 자원봉사 치과의사에게 치료를 받았는데 3본 브릿지로 충분한 치료를 과잉진료로 4본 브릿지로 제작하였고 진료에 주의를 기울이지 않아 보철물의 평균 수명에 미치지 못하고 망가졌으며 설명의 의무를 다하지 않았다는 이유로 국가 및 해당 치과의사를 상대로 소송을 제기하였다.

●●● 사실 관계

새터민인 환자는 북한 이탈주민 정착지원 사무소에서 자원봉사로 온 치과의사에게 보철치료를 받았다. #26이 결손된 상태였고 통상적으로는 #25, 27을 지대치로 한 3본 브릿지를 제작하나 환자의 구강위생 상태가 좋지 않았고, #24에 인접면 우식이 있었기에 #24, 25, 26, 27의 4본 브릿지로 제작하였다. 환자는 그로부터 3년 6개월 후 일반치과에서 #24, 27 치근단 농양이라는 소견을 받았는데 이때 제거된 보철물의 형태 및 외형에는 이상이 없었다. 이후 #25의 발치, #27의 신경치료를 시행하였다. 환자는 #26이 상실된 상태에서 일반적으로 양측 치아를 지대치로 한 3본 브릿지를 장착해야 함에도 불필요하게 과잉 진료하여 4본 브릿지로 시술한 과실, 보철물의 변연부에 이상이 없도록 보철물을 견고하게 부착할 주의의무를 위반한 과실, 치과치료 이후 환자에게 반드시 정기적으로 보철 부위를 점검하고 스케일링을 받는 등 보철을 위한 관리를 해야 한다는 점을 설명하지 아니하여 환자로 하여금 이를 이행하지 못하게 한 과실이 있다고 소송한 사건이다.

●●● 재판부 판단

일반적으로 인정되는 합병증의 범위를 벗어났다고 볼 수 있는 사정이 없는 한 그 후유장해가 발생되었다는 사실만으로 의료행위 과정에 과실이 있었다고 추정할 수 없다. 이번 사건에서도 진료방법에 선택에 있

7

어 합리적인 재량의 범위를 벗어났다고 보기 어렵고 치과의사가 시술한 보철물은 그 형태 및 외형에는 이상이 없었던 점을 합하여 볼 때 의료상의 과실이 있다고 인정하기에 부족하다.

새터민지원소는 건강교육 시간을 별도로 편성해 교육하고 있는데 입소 당일 구강 검진 교육을 실시하고 개인별 구강검진 후 일반 치료 대상자와 보철치료 대상자로 분류하여 보철치료 대상자에 대해서는 보철 후 예견되는 부작용에 대해 자세히 설명을 해주므로 설명의 의무를 위반하였다고 보기 힘들다.

●●● 의료적 관점의 예방책

치아 상실 시 고정성 보철물로 수복하는 과정에서 지대치의 선택과 치료방법은 전문 지식이 필요하고 복잡한 치과의사의 고유 진료 영역이다. 치아의 상태에 따라 고정성 보철물의 범위를 연장하는 것은 흔히 있는 일이나 가끔 치과적 지식이 부족한 일반인이나 협조도가 낮은 환자에게 납득을 시키는 것이 어려운 경우가 있다. 가능한 한 충분한 설명과 주의사항 주지만이 최선의 방법이며 이를 충분히 시행했다 할지라고 환자의 불평을 받는 경우도 있다. 본 사건에서는 재판부의 판단과 마찬가지로 주의사항 및 관리방법이 따로 교육되고 있고 충분히 주지되었음에도 불구하고 분쟁이 일어난 경우로서 이런 경우 임상가들을 보호하는 것은 의무기록지 기록이다. 설명 내용이나 치아의 상태를 꼼꼼히 기록해 둠으로서 어쩔 수 없이 일어나는 분쟁에서 본인을 보호할 수 있다. 또한 분쟁이 예상되는 복잡하거나 어려운 치료에서는 환자의 동의서를 받아 보관하는 방법도 추천될 수 있다.

▶ 보철물 제작 시 과도한 치아삭제에 의한 치아파절과 시린 증상

판례번호: 서울남부지방법원 2010가합21888 손해배상(의)

●●● 사건 개요

14~16번 치아의 보철물 제작 시 16번 치아의 신경치료를 시행하지 않아 시린 증상을 야기하였고 12~22번 보철물 제작 시 치아를 과도하게 삭제하는 등의 과실로 12~22번 치아를 부러지게 하였다.

●●● 사실 관계

환자는 2006년 4월 20일 이미 상실된 11, 15번의 보철치료를 위해 시술을 담당한 치과의사의 치과에 내원하였다. 14, 16번의 스케일링 및 잇몸치료를 실시 후 3본 브릿지 보철치료를 하였고 12, 22번 치아에 근관치료를 시행하였다. 21번 치아를 발치한 후 12~22번 4본 브릿지를 제작하였다. 그 과정에서 22번 치아의 치관이 일부 파절되었으며 환자가 불편함을 느끼는 16번 치아에 대해서는 일단 경과를 관찰하여 보기로 했다. 그로부터 8개월 후 12, 22번 치아가 파절되어 다시 내원하였고, 14~16번 보철물은 치과대학병원에서 제거 후 다시 제작하였다. 환자는 14~16번 보철물에 관하여 치과의사가 14번과 #16번을 연결하는 3본 브릿지의 보철치료과정에서 16번 근관치료를 실시하지 않아 시린 증상이 나타나 보철물을 제거한 후 다시 제작하게 하였고 14, 16번 치아를 과도하게 삭제하여 반대편 치아와의 균형이 맞지 않게 보철물 제작하여 장착함으로써 교합상의 문제를 발생시켰다고 주장하였다. 12~22번 보철물에 관해서는 12, 22번 치아를 과도하게 삭제하였고, 치석제거 시 21번 치아에 대한 근관치료를 하고 막아둔 부분을 실수로 제거한 후 이를 그대로 방치하는 바람에 충치가 발생하여 발치하였고, 환자의 치아보다 3mm 크게 보철물을 제작하였고, 22번 치아의 일부가 파절되었음에도 불구하고 별다른 조치 없이 보철물을 그대로 장착하여 12, 22번 치아가 파절되었다고 주장하면서 소송을 제기한 사건이다.

●●● 재판부 판단

1. 보철물 장착 초기에는 치아가 시리는 등 불편한 증상이 있을 수 있어 특별한 원인이 있지 않는 한 한두 달 지켜보면서 치료의 방향을 설정하는 것이 일반적이며 치과의사 또한 환자가 불편함을 호소하는 16번 치아에 대해 일단 경과를 지켜보기로 한 것인데 환자가 1년이 지나도록 증상을 호소한 바가 없다. 치과의사는 이와 같은 증상을 호소할 당시 심한 치주질환을 가지고 있었고, 16번 치아는 신경 근관이 모두 막혀 있어 더 이상의 근관치료를 필요로 하지 않았으므로 16번 치아의 불편함은 16번 치아에 대한 근관치료 여부와는 무관하며 상당히 진행된 치주질환 등 다른 원인에 기인한 것으로 보인다.
2. 치석제거 과정에서 근관치료 후 막아둔 부분을 제거하였음을 인정할 증거가 없으며 사실이라 하더라도 1개월도 안 되는 기간에 정상적인 치아가 발치를 요할 정도로 우식이 진행되었다고 보기 어렵다. 보철물이 크게 제작되었다면 치아가 파절되기보다는 보철물이 빠지는 경우가 대부분이다. △△대학교 △△병원장에 대한 진료기록 감정촉탁결과 12, 22번에 남아있는 치아의 절편이 비정상적으로 삭제되어 있지 않았다. 파절된 부분이 치아의 일부에 불과한 경우 금관포스트를 이용한 보강치료 없이도 보철물 장착이 가능하다. 추가적인 보강치료가 필요할 정도로 22번 치아가 파절되었다면 보철물 장착 후 얼마 지나지 않아 파절되었을 것임에도 불구하고 8개월 정도 지난 후에야 치아가 파절되었다.

●●● 의료적 관점의 예방책

진료 시 치아삭제나 신경치료에 관한 여부는 치과의사 판단에 의한 진료영역이다. 사실 관계와 재판부 판단에서와 같이 scaling이나 잇몸치료, 신경치료 등 통상적 진료 절차대로 수복한 경우로서 임상의의 기술적 이론적 잘못이라고 크게 보이는 바가 없는 상태에서 벌어진 분쟁이다. 통법대로 치료를 진행했음에도 불구하고 환자가 느끼기에 만족스러운 치료결과가 나오지 않고 불편감이 지속되는 경우에는 치료한 치과의사 입장에서도 당황스러운 일일 것이다. 이럴 때 환자와의 관계 설정이 환자의 불만 정도의 중요한 요소가 될 것이며, 문제 발생 시 경청하고 해결해 주려고 노력하는 자세도 중요할 것이다. 다만 모든 환자의 불평과 의사의 해결에 관한 노력은 의무기록지상 기재되어야 한다.

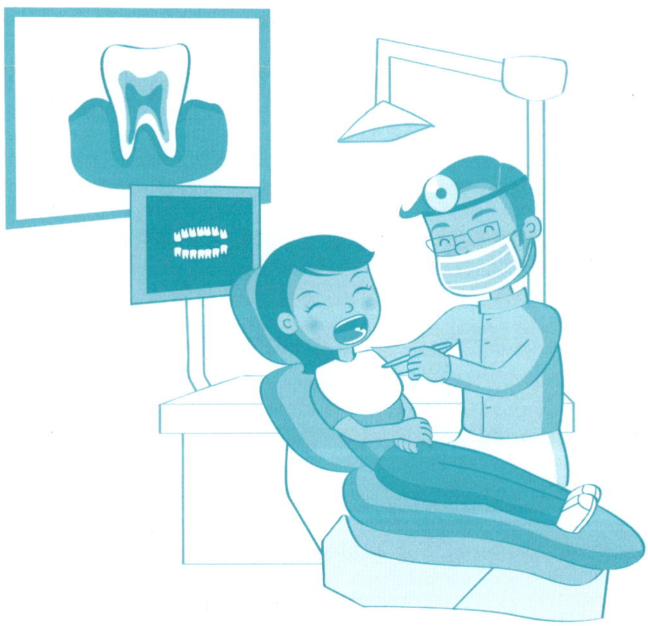

제 8 장

구강내과

▶ 치료 후 턱관절장애

판례번호: 부산지법 2000가합2128 손해배상(의)

●●● 사건 개요

치료 후 턱관절장애가 발생하여 소송을 제기하였다.

●●● 사실 관계

환자가 1차 진료 후 발생한 치근흡수 현상 등을 포함한 후유장애에 대해 치과의사로부터 일정 금액을 받고 일체의 민·형사상 청구를 포기하기로 약정하였다. 그 후 하악을 상악에 맞추는 2, 3차 진료를 시행하였다. 환자는 상악 6개 치아의 치근이 흡수되어 교정장치를 부착해서는 상악을 원위치로 회복시킬 수 없음에도 이 사실을 본인에게 알리지 않았으며, 교정 시술의 필요성, 후유증 등에 대해 설명하지 않고 치료를 하여 턱관절장애 등의 후유증을 유발하였다고 소송을 제기하였다.

●●● 재판부 판단

1. 설명의무위반에 대해: 의사의 설명은 모든 의료 과정 전반을 대상으로 하는 것이 아니라 수술 등 침습을 과하는 과정 및 그 후에 나쁜 결과 발생의 개연성이 있는 의료행위를 하는 경우 또는 사망 등의 중대한 결과 발생이 예측되는 의료행위를 하는 경우 등과 같이 환자의 자기 결정에 의한 선택이 요구되는 경우만을 대항으로 하여야 한다. 따라서 환자에게 발생한 중대한 결과가 의사의 침습 행위로 인한 것이

아니거나 환자의 자기결정권이 문제되지 아니하는 사항에 관한 것은 설명의무 위반에 해당하지 않는다.

2. 측두하악관절장애 발생에 대해: 측두하악관절장애는 다양한 원인이 복합적으로 작용되어 발생하는 것인데, 위 환자의 경우 이 사건 1차 진료 이전에 하악 우측 제1대구치가 조기상실 되었음에도 보철치료를 받지 않음으로써 우측 제2대구치와 제2소구치가 이동하여 두 치아의 치축이 불량하며, 하악 좌측 견치, 좌측 제2소구치가 튀어 나와 상악 치아와의 교합이 불량하고, 상악에 과잉치가 있어 상악 치아의 배열 불량, 좌측 상·하악 간 교합 간섭 등의 요인을 가지고 있어서 측두하악관절장애가 이 사건 1, 2, 3차 진료에 의한 것이라고 보기 어렵다. 또한 그 동안의 치료과정에 비추어 위 환자의 증상이 환상적 교합 증후군에 의한 것으로 정신과 치료를 권하였으나 정신과 치료를 받지 않았을 뿐만 아니라 전국 각지의 치과에서 진단서만 발부받고, 환자는 치료를 받지 않았다. 환자가 치과의사로부터 이미 일정 금액의 배상금을 받고 민형사상 이의를 제기하지 않기로 합의하였으므로 치근흡수를 제외한 모든 증상에 대해 치과의사에게 손해배상 책임을 구할 수는 없다.

●●● 의료적 관점의 예방책

치과치료 전 교합 상태와 턱관절 상태에 대해 자세하게 기록하고, 치과치료 전반에 관해 시술 전 동의서 작성 시 예측 가능한 모든 합병증에 대해 설명하고, 환자와 보호자가 서명 날인하게 해야 한다.

▶ 턱관절장애

판례번호: 서울동부지방법원 2004가단19815 손해배상(의)

●●● 사건 개요

치과치료 후 턱관절장애가 발생하여 소송을 제기하였다.

●●● 사실 관계

환자는 하악 좌측 제2대구치 치료를 위해 ○치과에 내원하여 개구기를 장착한 후 금인레이 치료를 받았다. 그 후 입을 벌리면 턱에 통증을 느꼈으나 치과의사는 경과를 지켜보기로 하였고, 일주일이 지났으나 별다른 차도가 없어서 다른 병원에서 턱관절에 대한 치료를 받았으나 호전되지 않았다. 환자는 치과의사가 개구기 사용으로 인한 부작용 등에 대해 설명을 하지 않았으며, 장시간 개구기를 장착시켰으며, 턱관절장애가 생긴 것을 알고도 적절한 치료 방안을 강구하지 않았고 환자에게 턱관절장애로 인한 손해배상을 약정한 바 있으므로 책임이 있다고 소송을 제기하였다.

●●● 재판부 판단

1. 개구기 사용으로 인한 부작용 등의 설명의무에 대해: 개구기는 치과에서 빈번하게 사용하는 보조기구이며, 환자에 대한 치료는 그다지 어려운 시술도 아니고, 장시간을 요하는 것으로 보이지 않는 치료를 하면서 환자에게 개구기 착용으로 인한 부작용까지 설명할 의무는 없고, 이와 같은 치료를 하면서 육안으로 턱 상태를 확인하는 이외 다른 방법으로 턱 상태를 확인하여야 할 주의의무까지는 없다고 보는 것이 타당하다.
2. 턱관절장애에 대해 적절한 조치를 하지 않았다는 주장에 대해: 치과의사가 환자로부터 턱관절에 이상이 생겼다는 이야기를 듣고 조금 기다려 보자고 한 것은 사실이나, 이것이 의료상의 잘못이라고 보이지는 않는다.
3. 치과의사가 환자에게 턱관절장애에 대해 손해배상을 약정했다는 주장에 대해: 사실을 인정할 증거가 없다.

●●● 의료적 관점의 예방책

치료 전 동의서 작성 시 예측 가능한 모든 합병증에 대해 설명하고, 환자와 보호자가 서명 날인하게 해야 한다.

▶ 치과치료 후 발생한 턱관절장애

판례번호: 서울동부지방법원 2004가단613 손해배상(의)

●●● 사건 개요

크라운 제거, 장착 및 신경치료 후 측두하악관절장애, 상세불명의 근긴장 이상, 안면의 기능적 이상 등의 증상이 발생하여 소송을 제기하였다.

●●● 사실 관계

환자는 하악 좌측 제1대구치 교두파절 증상을 치료하기 위해 ○치과에서 보철물 장착(하악 좌측 제1대구치의 크라운), 신경치료 후 보철물 장착(하악 우측 제1, 2소구치 및 제1대구치 부위의 금관가공계속의치)을 완료하고, 교합조정 시술을 받았다. 그 후 교합조정 시술을 받다가 보철물을 제거하였다.

●●● 재판부 판단

치과적 신경치료는 개개의 치아 뿌리 속으로 들어가는 신경조직을 치료하는 것이어서 그 신경치료가 잘못되었다고 해도 관절장애가 발생할 가능성은 희박하다. 또한 악운동계를 과기능시키는 인자로서 교합이상이 포함되나 환자가 치과의사 시술의 보철물을 장착한 기간은 1개월 남짓에 불과한 점을 고려하면 보철물의 부정교합이 있었다고 하더라고 그것만으로 악관절 상태가 야기되었다고 볼 수는 없다.

의료적 관점의 예방책

치료 전 턱관절 상태에 대해 평가하고 환자에게 설명한다. 설명한 내용은 서면으로 작성하여 보관한다.

▶ 턱관절장애

판례번호: 인천지방법원 부천지원 2005가단1997 손해배상(의)

사건 개요

턱관절장애 치료 후 증상이 악화되어 소송을 제기하였다.

사실 관계

환자는 좌측 턱에서 소리가 나서 ○○병원에서 진료를 받았으나 악관절에 퇴행성 관절염 증상이 있으나 특별히 치료할 것이 없다는 설명을 듣고 지내던 중 보약을 짓기 위해 ○한의원에 갔다가 한의사로부터 턱관절장애에 대해 추나요법을 받았다. 그러나 턱이 빼근하고, 우측 턱이 벌어진 것 같아 치료를 중단하였다. 한의사는 치과 갑을 소개해 주었고, 이곳에서 비기능교두가 조기 접촉되는 것이 발견되어 비기능교두의 일부를 삭제하는 방법으로 교합조정 치료를 받았다. 그런데 그 후 좌측 턱이 뒤로 밀리는 증상이 발생하자 한의사가 권하는 치과 을에 갔고, 턱교정, 치아교정, 척추교정치료를 권유받았다. 환자는 이곳에서 카이로프락틱 요법, 두개골 치료, 턱교정 치료를 받았으나 증상이 악화되어 치료를 중단하였다. 이후 ○대학병원에서 좌측 비복위성 관절원판 전방전위 및 골 관절증, 우측 복위성 관절원판전위로 노농 능력 30% 상실의 판정을 받았다.

재판부 판단

환자에게는 이미 악관절부에 퇴행성 관절염 증상과 추간판의 퇴행성 변화와 돌출이 있었다는 점, 치과의사들의 치료방법이 고도의 위험성이 있는 치료방법이 아니라는 점 등으로 비추어 보면 치과의사들의 각 치료행위로 인해 환자의 악관절과 척추의 건강상태가 악화되었다고 인정하기 어렵다.

의료적 관점의 예방책

턱관절장애는 여러 가지 원인에 의해 발생하거나 악화될 수 있으므로 치료 전 자세한 검사가 필요하다. 또한 치료 전 동의서 작성 시 예측 가능한 모든 합병증에 대해 설명하고, 환자와 보호자가 서명 날인하게 해야 한다.

▶ 턱관절장애

판례번호: 서울남부지방법원 2010가단17110 손해배상(의)

●●● 사건 개요

치과의사가 환자들을 치료함에 있어 자신의 주의의무를 다하지 아니하여 치아에 대해 부정교합을 발생시키고 상급 병원으로 전원하여 치료할 기회를 놓치게 하여 턱관절장애를 초래하였다는 등으로 손해배상 청구를 당한 사건

●●● 사실 관계

환자 갑은 이 사건 치과에 내원하기 전에 턱관절장애, 안면경련, 턱관절장애, 면통(面痛), 안면마비 등으로 치료받은 전력이 있다. 환자 갑은 2009. 6. 2. 이 사건 치과에 내원하여 피고로부터 예진(豫診) 및 치석제거(scaling) 시술을 받았는데, 당시 위 환자의 왼쪽 치아가 맞물려있지 않는 부정교합(malocclusion) 상태였고 예전에 턱관절 치료를 받은 바 있다고 말하였다. 치과의사는 2009. 6. 26. 위 환자의 상악 좌측 사랑니의 충치에 대한 발치 시술을 하였고, 2009. 7. 3. 임시 치아를 위한 본을 뜨는 작업을 하였으며, 2009. 7. 12. 왼쪽 위 금니 세 개를 연결한 브릿지를 제거하였고, 충치로 인하여 왼쪽 위 작은 두 번째 어금니 신경치료를 하였으며, 2009. 7. 19. 왼쪽 위 큰 두 번째 어금니에 대한 신경치료를 하였고, 2009. 7. 26. 위 두 치아에 대한 신경치료 마무리 및 치아를 덧씌우기 위하여 치아 일부를 깎아냈다. 담당 치과의사는 2009. 8. 8.부터 2009. 9. 23.까지 위 환자 갑의 작은 첫 번째 어금니에 대한 금속관(crown) 작업과 브릿지를 설치하는 임시 시술을 하였다. 그 후 위 환자는 2009. 11. 16. ○○병원에서 치열궁 관계 이상(상악 좌측 제1, 2소구치, 상악 좌측 제2대구치, 하악 좌측 제1대구치), 볼입술 물림(상·하악 우측 제2대구치), 좌측 턱관절장애 증상을 원인으로 내원하여 빰이 씹히는 부위 치아표면에 대한 활택(滑澤) 처치를 받았고, 2009. 12. 4. 치열궁 관계 이상 증상과 관련하여 치료한 치과의사가 설치한 상악 4본 브릿지와 하악 금속관(crown)을 제거하고 2009. 12. 11. ○○병원에서 시술한 임시수복물의 교합을 교정하는 시술을 받았으며, 2009. 12. 29. 도재전장주조관을 위한 인상채득 및 임시수복물 조정을 위한 시술을 받았다.

환자 을은 2009. 6. 2. 이 사건 치과에 타 병원에서 신경치료 및 금니 보철치료를 받았던 오른쪽 위 어금니의 통증을 원인으로 내원하였다. 치과의사는 위 환자 을에 대한 진단 결과 왼쪽 위 어금니도 통증도 느끼고 있어, 왼쪽 위 어금니에 대하여 2009. 6. 10.까지 신경치료를, 2009. 7. 6. 금니 보철치료를 하였고, 오른쪽 위 어금니에 대하여 2009. 7. 3. 신경관 치료를 시작하여 2009. 7. 11. 마친 후 위 환자 을

8

이 통증을 호소하여 2009 8. 11.까지 다시 신경치료를 한 후 2009. 8. 29. 금니 보철 시술을 하였다. 치과의사는 위 환자 을로부터 2010. 10. 19. 왼쪽 금니 보철이 탈락되고 오른쪽 금니에 음식물이 낀다는 말을 듣고 2011. 8. 왼쪽 금니 보철 재제작 및 금니 보철시술을 마쳤는데, 위 환자는 2009. 11. 9. 왼쪽 금니가 탈락되었다고 하면서 치료비 반환을 요구하였다. 위 환자 을은 ○○병원에 내원하여 이빨이 시린 증상을 호소하였고, 2009. 12. 17. 위 병원에서 치과의사가 시술한 보철물을 제거하고 상악 우측 제1대구치 천공 부위에 대한 치료결과 확인 및 신경치료 시 미 처치된 사항이 있는지에 대한 진료를 받았다.

환자 병은 2009. 6. 28. 이 사건 치과에 내원하여 치석제거 시술을 받았고, 같은 해 8. 8. 충치로 인하여 왼쪽 큰 두 번째 어금니를 금을 사용해 부분적으로 때우는 치료와 사랑니 발치 시술을 받았으며, 같은 해 8. 23. 왼쪽 위아래 큰 첫 번째 어금니에 대한 수복물(레진) 치료, 오른쪽 첫 번째 큰 어금니에 대한 수복물(레진) 치료를 받았다. 위 환자 병은 2009. 11. 16. ○○병원에 내원하여 수복물(레진) 제거 후 임시재료 충전 시술을 받았고, 2010. 1. 5. 저작 시 과민 증세를 호소하여 수복물 충전 후 교합 교정 시술을 받았다.

●●● 재판부 판단

1. 치료상 과실이 있었는지 여부: 의료행위는 고도의 전문적 지식을 필요로 하는 분야로서 전문가가 아닌 일반인으로서는 의사의 의료행위의 과정에 주의의무위반이 있는지의 여부나 그 주의의무위반과 손해 발생 사이에 인과관계가 있는지 여부를 밝혀내기가 극히 어려운 특수성이 있으므로, 치료 도중이나 직후에 악결과가 발생한 경우에 악결과의 발생에 관하여 의료상의 과실 이외의 다른 원인이 있다고 보기 어려운 간접 사실들을 증명함으로써 그와 같은 증상이 의료상의 과실에 기한 것이라고 추정하는 것도 가능하다고 하겠으나, 그 경우에도 의사의 과실로 인한 악결과 발생을 추정할 수 있을 정도의 개연성이 담보되지 않는 사정들을 가지고 막연하게 악결과에서 의사의 과실과 인과관계를 추정함으로써 결과적으로 의사에게 무과실의 증명 책임을 지우는 것까지 허용되는 것은 아니다(대법원 2007.5.31. 선고 2005다5867 판결 등 참조).
2. 환자 갑에 대하여: 환자 갑은 이 사건 치과에 내원하기 이전인 2007. 1. 6.경부터 2008. 7. 1.경까지 이미 턱관절장애, 안면마비 등으로 여러 병원들에서 치료를 받았던 사실, 치과의사가 환자 갑을 처음 진료할 당시 이미 왼쪽 치열이 부정교합 상태였던 사실, 환자 갑은 피고로부터 치과진료가 종결되지 아니하였는데도 더 이상 진료를 받지 아니하고 ○○병원에서 새로이 치료를 받은 사실 등에 비추어 보면 치료한 치과의사가 한 보철치료 행위로 인하여 환자의 우측 턱관절 통증과 악관절 과두의 비정상적 배열을 초래하였다고 보기 어렵고 나아가 환자 갑이 제출한 증거들이나 진료기록 감정결과, 신체감정 결과 회보 등만으로는 담당 치과의사가 한 보철치료에 어떠한 과실이 있다고 인정하기에 부족하다.

3. 환자 을에 대하여: 환자 을이 제출한 증거들이나 진료기록 감정결과만으로는 담당 치과의사가 한 신경치료 및 보철치료에 과실이 있다고 인정하기에 부족하다.
4. 환자 병에 대하여: 환자 병이 제출한 증거들이나 진료기록 감정결과만으로는 치료한 치과의사가 한 어금니 3개에 대한 충치치료와 치석제거에 과실이 있다거나 그로 인하여 치아에 손상을 가져왔다거나, 충전물 종류에 대한 설명을 다하지 아니하였다고 인정하기에 부족하다.

●●● 의료적 관점의 예방책

적절한 치료 및 대응으로 환자들의 손해배상 청구를 기각시킨 사례이다.

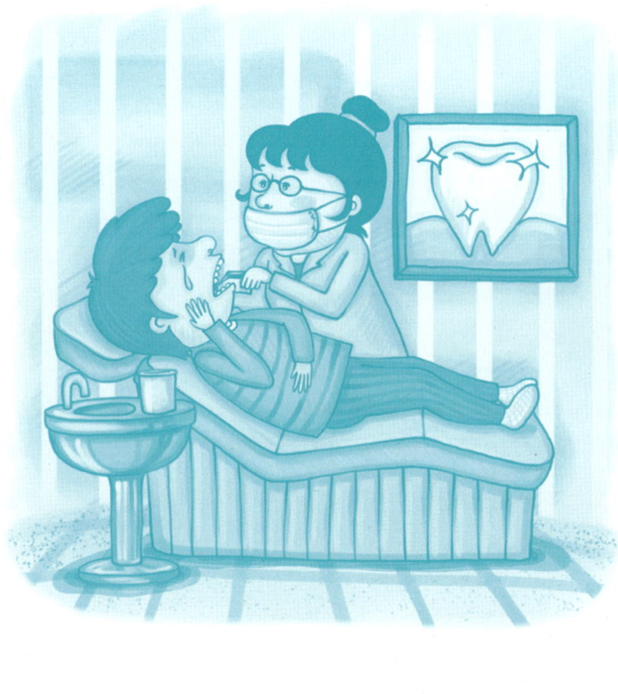

제 9 장

보존과

▶ 근관치료

판례번호: 서울지방법원 의정부지원 1998가단59910 손해배상(의)

●●● 사건 개요

충치치료 후 안면신경 장애가 발생하였다.

●●● 사실 관계

상악 어금니의 충치치료 후 환자의 안면신경 장애가 발생하였다. 환자는 치과의사가 시술에 따른 설명의무를 게을리하였을 뿐만 아니라 주의의무를 소홀히 하여 안면신경손상이 야기되었다고 소송을 제기하였다.

●●● 재판부 판단

치과의사가 시술 직전 설명할 의무가 있는 사항을 고지하지 않았다거나 시술상 과실로 안면신경손상이 발생했다는 점을 인정할 증거가 없다.

●●● 의료적 관점의 예방책

치료 전 일반적인 후유 합병증에 대한 설명과 치료에서의 주의하여야 할 진료적 주의사항을 준수하면서 진료하여야 한다.

▶ 근관치료

판례번호: 부산지방법원 2007가합4144(반소) 채무부존재확인 2007가합5673(반소) 손해배상(의)

●●● 사건 개요

근관치료 후 치근단농양으로 재근관치료, 발치를 하였으나 신경병변성 동통으로 치료받게 되어 소송을 제기하였다.

●●● 사실 관계

환자는 2004년 5월 치과에서 상악 좌측 제1대구치(이 사건 치아)를 만성 치수염 진단 하에 근관치료를 시작하여 같은 해 6월 보철물을 장착하였다. 그런데 같은 해 8월 이 사건 치료 부위에 대한 통증을 호소하여 항생제를 처방하였고, 염증이 거의 소실되었음을 확인하였다. 환자는 같은 해 9월 상악 좌측 제1, 2소구치, 제1대구치 부위와 좌측 안면 협골 부위의 통증으로 ○병원 치과 보존과에서 근관치료를 시행하였으나 증상의 호전이 없자 담당 의사는 치근 천공이나 파절을 의심하고 이 사건 치아의 발치를 권유하였다. 같은 해 10월 이 사건 치아를 발치한 후 발치 부위에 대한 통증은 사라졌으나 좌측 안면부 통증이 계속되었다. 2005년 10월 ○병원에서 혈관성 두통 의증으로 진단받았고, 2006년 9월 ○병원에서 신경병변성 동통(좌측 안와하신경)의증으로 진단받고 각 치료를 받았다.

- 2004. 5. 15. 이 사건 치아의 치수(齒髓) 발수(拔髓)
- 2004. 5. 17. 방사선사진 촬영 및 근관(根管)장 측정
- 2004. 5. 19. 및 2004. 5. 21. 근관확대
- 2004. 5. 25. 및 2004. 5. 28. 근관세척
- 2004. 5. 31. 근관세척 및 스케일링
- 2004. 6. 2. 근관세척
- 2004. 6. 4. 근관충전 및 엑스선 촬영
- 2004. 6. 7. 아말감 충전과 방사선사진 촬영(위 방사선사진 필름에 치근단 병소로 의심되는 방사선사진투과상이 관찰됨)
- 2004. 6. 9. 치아삭제 및 인상채득
- 2004. 6. 11. 보철물 장착
- 2004. 9. 6. 환자는 ○병원 치과보존과에 내원하여 상악 좌측 제1, 2소구치, 제1대구치 부위와 좌측안면 협골(頰骨, 광대뼈) 부위의 통증을 호소함. 타진 반응과 방사선사진 필름에 나타난 치근단 병소로 인하여 이 사건 치아의 만성치근단치주염이 진단됨, 좌측 치조골의 뼈돌출도 발견되었음

- 2004. 9. 13. 이 사건 치아의 보철물을 제거하고 재근관치료를 시작함. 근심측 치관벽에 균열선이 발견됨. 담당 의사는 냉자극에 대한 반응의 원인으로 상악 좌측 제2대구치를 지적함
- 2004. 9. 20. 재근관치료 중에도 타진반응이 계속됨
- 2004. 10. 4. 담당 의사는 치료로 인한 호전이 없자 치근 천공이나 파절을 의심하고 이 사건 치아의 발치를 권유함. 이때 담당 의사는 동통의 원인이 상악 좌측 제2소구치일 가능성을 지적함. 피고는 구강외과에서 이 사건 치아의 발치 및 좌측 치조골 성형술을 받음
- 2005. 1. 10. 이 사건 치아의 발치 이후 발치 부위에 대한 통증은 없어졌으나 좌측 안면부의 통증이 계속됨. 구강내과에서는 신경통으로 임시 진단함
- 2005. 1. 31. 구강내과에서는 피고에게 피고의 좌측 안면부 통증이 구강 내 요인에 의한 것이 아닌 것 같다고 설명함
- 2005. 2. 17. 구강외과에서 좌상악골 절개 조직검사를 시행
- 2005. 5. 25. 조직검사 결과 병적 소견이 없다는 평가를 받았으나 좌측 안면 통증이 지속됨

●●● 재판부 판단

1. 감염과 치주질환의 발생 등에 대하여: 의료행위는 고도의 전문적 지식을 필요로 하는 분야로서 전문가가 아닌 일반인으로서는 의사의 의료행위의 과정에 주의의무위반이 있는지의 여부나 그 주의의무위반과 손해 발생 사이에 인과관계가 있는지 여부를 밝혀내기가 극히 어려운 특수성이 있으므로, 중한 결과의 원인이 된 증상이 발생한 경우 그 증상 발생에 관하여 의료상의 과실 이외의 다른 원인이 있다고 보기 어려운 간접 사실들을 증명함으로써 그와 같은 증상이 의료상의 과실에 기한 것이라고 추정하는 것도 가능하다고 하겠으나, 그 경우에도 의사의 과실로 인한 결과 발생을 추정할 수 있을 정도의 개연성이 담보되지 않는 사정들을 가지고 막연하게 중한 결과에서 의사의 과실과 인과관계를 추정함으로써 결과적으로 의사에게 무과실의 증명 책임을 지우는 것까지 허용되는 것은 아니다(대법원 2007. 5. 31. 선고 2005다5867 판결 등 참조)

   살피건대, 이 사건 치료 중인 2004. 6. 7. 촬영한 방사선사진 필름에서 이 사건 치아의 치근단 병소로 의심되는 방사선사진 투과상을 관찰할 수 있고, 이 사건 치료가 종료된 지 2개월 만에 치주농양이 발생한 사실은 앞서 본 바와 같으나, 근관치료 중 치료상의 과실이 없어도 세균 등의 근관 내의 자극물이 근관을 통해서 치근단 조직에 도달하여 치근단 병소가 발생할 수도 있는 점, 근관치료 전·후에 감염의 일반적인 증상이 나타나는 경우인 치근단 발적의 원인은 명확하지 않고 근관치료를 하는 의사가 아무리 조심해서 근관치료를 해도 발생할 수 있으며 심지어 근관기구의 조작 없이 치수강만 개방해도 발생할 수 있는 점, 항생제는 열이나 병감 등의 전신증상이 나타날 때 병용해서 사용하는 것이 원칙인데 당시 피고에게 위와 같은 증상이 나타났다고 볼 증거가 없는 점, 또한 이 사건 치료 전부터 치수염

으로 인한 치근단 병소가 존재하였을 가능성을 배제할 수 없는 점 등을 종합하여 보면, 위와 같은 사정만으로 치과의사가 이 사건 치료를 하면서 감염관리를 제대로 하지 않고 적절히 항생제를 투여하지 않았다거나 근관기구가 근단공을 넘어가도록 하여 치수강 바닥을 천공시켜 근관 내의 자극물이 근관을 통해 치근단 조직에 도달하도록 하여 감염 내지 치주질환 등이 발생한 것이라고 인정하기 부족하고 달리 이를 인정할 만한 아무런 증거가 없으며, 또한 이 사건 치료 전부터 또는 이 사건 치료 중에 치근단 병소가 존재하였다고 하더라도 치수 농양과 치근단 병소는 통상적 치료를 받으면 개선되므로 치주조직의 이환이 없다면 치주치료는 불필요한 것인 점, 치과의사가 2004. 8. 10.부터 처방한 항생제로 인하여 염증이 거의 소실된 점 등에 비추어 보면 치료한 의사가 이 사건 치료 당시 항생제를 투여하지 않았다는 사정만으로 치과의사에게 과실이 있다고 단정할 수도 없으므로 환자의 위 주장은 이유 없다.

2. 치아파절 등에 대하여: ○병원에서 재근관치료를 하기 위하여 이 사건 치아의 보철물을 제거하자 근심측 치관벽에서 균열선이 발견된 사실은 앞서 본 바와 같으나, 치관파절은 근관치료 시 발생할 수 있으나 노화나 저작력에 의하여 자연발생적으로 발생할 수도 있고, 근관치료 후 발생되는 치아의 구조적인 약화에 따라 발생할 수도 있는 점, 피고는 이 사건 치아의 발치 후에도 계속하여 안면부 통증을 호소하고 있는 점 등에 비추어 보면, 위와 같은 사정만으로 근관확대, 근관충전, 보철물 장착 등 이 사건 치료과정에서 주의의무를 게을리 하여 이 사건 치아가 파절되었다거나 치아파절로 인하여 치주질환, 삼차신경통 등이 발생하였다고 인정하기 부족하고 달리 이를 인정할 증거가 없으므로 환자의 위 주장도 이유 없다.

3. 설명의무위반에 대하여: 설명의무위반에 대하여 의사에게 위자료 등의 지급의무를 부담시키는 것은 의사가 환자에게 제대로 설명하지 아니한 채 수술 등을 시행하여 환자에게 예기치 못한 중대한 결과가 발생하였을 경우에 의사가 그 행위에 앞서 환자에게 질병의 증상, 치료나 진단방법의 내용 및 필요성과 그로 인하여 발생이 예상되는 위험성 등을 설명하여 주었더라면 환자가 스스로 자기결정권을 행사하여 그 의료행위를 받을 것인지 여부를 선택함으로써 중대한 결과의 발생을 회피할 수 있었음에도 불구하고, 의사가 설명을 하지 아니하여 그 기회를 상실하게 된 데에 따른 정신적 고통을 위자하는 것이므로, 이러한 의미에서의 의사의 설명은 모든 의료과정 전반을 대상으로 하는 것이 아니라 수술 등 침습을 과하는 과정 및 그 후에 나쁜 결과 발생의 개연성이 있는 의료행위를 하는 경우 또는 사망 등의 중대한 결과 발생이 예측되는 의료행위를 하는 경우 등과 같이 환자에게 자기결정에 의한 선택이 요구되는 경우만을 대상으로 하여야 하고, 따라서 환자에게 발생한 중대한 결과가 의사의 침습행위로 인한 것이 아니거나 또는 환자의 자기결정권이 문제되지 아니하는 사항에 관한 것은 위자료 등의 지급대상으로서의 설명의무위반이 문제될 여지가 없다고 봄이 상당하다(대법원 2002. 6. 28. 선고 2001다81313 판결 등 참조).

이 사건 치료로 인하여 치주질환 등이 발생하였다거나 치아파절이 발생하여 이 사건 치아를 발치하게 되었다는 점을 인정할 수 없는 이 사건에서 원고가 치주질환의 발생 가능성과 치아파절 또는 발치의 가능성 등을 설명하지 않았다고 하더라도 그러한 사정만으로 설명의무의 위반이 있다고 할 수 없으므로, 결국 환자의 위 주장도 이유 없다.

4. 결론: 그렇다면 이 사건 치료와 관련하여 치과의사의 손해배상채무는 존재하지 아니하고 환자가 이를 다투고 있는 이상 그 확인을 구할 이익도 있다 할 것이므로 치과의사의 이 사건 본소청구는 이유 있어 이를 인용하고, 환자의 반소청구는 이유 없어 이를 기각하기로 하여 주문과 같이 판결한다.

●●● 의료적 관점의 예방책

치료의 필요성과 그에 따른 합병증 발생 등에 대해 동의서를 작성하고, 환자와 보호자가 서명 날인하게 해야 한다.

▶ 근관치료

판례번호: 서울중앙지방법원 2007가합83838 손해배상(의)

●●● 사건 개요

근관치료 후 발생한 구강작열감 증후군에 대해 소송을 제기하였다.

●●● 사실 관계

환자는 2006년 10월 하악 좌측 제2대구치의 우식증으로 치료를 담당한 치과의사의 병원에 내원하여 위 치아에 기존에 있던 아말감을 제거하고 신경치료 없이 와동을 형성하고 산화아연유지놀 시멘트로 가봉하였다. 그 다음날 환자의 왼쪽 어금니 교합면에 아말감을, 원심 치경부에 레진을 충전하는 치료를 하였다. 그 다음날 환자는 치과의사에게 치료받은 치아가 혀를 찌르는 듯한 통증이 심하다고 호소하여 같은 해 11월 아말감과 레진을 제거하고 산화아연유지놀 시멘트로 가봉하였다. 그러나 환자가 지속적으로 통증을 호소하여 원고는 상급기관에 진료를 의뢰하였다. ○치과병원 의료진은 구강작열감 증후군으로 진단한 후 항우울제를 처방하였으며, ○병원 신경과 의료진은 피고의 혀의 힘과 안면 감각이 정상소견을 보이자 부분적인 신경손상으로 추정하고, 항우울제를 처방하였고, ○병원 신경과 의료진은 구강 및 인두후두기도에 비정상 소견을 보이지 않아 상세불명의 신경통 및 신경염으로 진단하고 항우울제를 처방하였다.

●●● 재판부 판단

혀의 통증이 발생할 당시 피고의 구강 내에 외견상 이상소견이 없었고, 혀 부위의 작열감이나 좌측 팔의 통증을 호소하고 있으나 치료한 치아 부위의 치통은 호소하지 않는 사실, 여러 병원에서 검사를 했으나 비정상 소견이 보이지 않는 사실 등 구강작열감 증상을 보이고 있다. 그런데 구강작열감 증후군은 다양한 복합 원인에 의해 발생하고, 치아 부위 손상이 구강작열감 증후군의 원인이 될 수 있는지 불분명한 사실을 인정할 수 있는 바 원고가 피고의 치아에 직접적인 손상을 가하여 구강작열감 증후군을 유발시켰다고 추정하기 어렵다.

의료적 관점의 예방책

예상되지 않는 환자의 불편감은 치과적 문제 이외의 경우 상급 의료기관을 통해 치과 관련 여부를 확인할 필요가 있다.

▶ 근관치료

판례번호: 수원지방법원 2007가합2449(본소) 채무부존재확인 2008가합6479(반소) 손해배상(의)

사건 개요

환자가 신경치료에 대한 불만으로 보상을 요구하며 병원 앞에서 1인 시위를 하였고, 치과의사는 환자에게 접근금지가처분 신청을 하였다.

사실 관계

환자는 2000년 8월 상악 좌측 제2소구치에 대한 통증으로 치료를 담당한 치과의사의 병원에 내원하여 충치치료 후 아말감으로 충전하였다. 이후 환자가 2008년 같은 치아에 아말감 일부가 손상되어 내원하자 근관치료를 시작하였으나 크라운을 하지 못한 상황에서 근관치료가 종료되어 치과의사가 환자에게 치료비를 환불하였다. 환자가 한국소비자보호원에 치과의사의 근관치료가 부당하다는 이유로 보상을 문의하였다. 다른 부위에 통증으로 내원하였을 때 해당 치아에 치근단 병소가 관찰되어 치과의사가 환자에게 치근단 절제술을 권하였고, 환자가 3차 진료기관 치료를 위한 소견서 발급을 요청하였으나 치과의사가 거부하였다. 이후 환자는 ○대학병원에서 치근단 절제술을 받았고, 원고가 비용을 지급하였다. 환자가 해당 치아 치료와 관련하여 치과의사의 의료과실, 소견서 발급거부 등을 이유로 시장에게 치과의사를 진정하였고, 치과의사는 소견서 발급 거부 행위로 15일간 자격정지처분을 받았다. 2007년 환자가 이 사건 신경치료에 대한 보상을 요구하며 병원 앞에서 1인 시위를 하였고, 치과의사의 신청에 의해 법원은 피고에게 접근금지가처분결정을 내렸다.

재판부 판단

1. 설명의무에 대하여: 환자 스스로도 원고로부터 "신경치료가 필요하니 시행해야겠다"는 취지의 이야기를 들었다고 하는 점, 2000년 내원 당시 추후 신경치료가 필요하다는 것에 대해 설명을 들었던 것으로 보이는 점 등에 비추어 설명의무를 다하였다고 봄이 타당하다.
2. 신경치료가 불필요하였는지 여부: ○대학병원의 사실조회 등에 의하면 당시 신경치료를 시행하는 것이 적절한 치료방법이었던 것으로 보인다.
3. 신경치료 및 그 이후의 처치과정에서 과실이 있었는지 여부: 의료행위에 있어서 잘못을 원인으로 한 불법행위책임이 성립하기 위해서는 의료상의 주의의무위반과 손해의 발생이 있고, 그 사이에 인과관계가 있어야 하며, 의료행위의 특수성을 감안하다라도 먼저 환자 측에서 일련의 의료행위 과정 중 일반인의 상식에 바탕을 둔 의료상의 과실 행위를 입증하고, 다른 원인이 개재되지 않았다는 점을 입증해야 한다. 그런데 이 사건 신경치료 후 크라운 치료를 권했음에도 불구하고 치료하지 않은 상태로 2년을 방치한 것이 해당 치아의 파절 및 발치, 안면부 통증의 원인이 될 수 있다는 점, 삼차신경통으로 의심되는 피고의 안면부 통증은 위 치아가 원인일 가능성이 희박하다는 점, 2006년 다른 부위의 통증을 호소하며 원고의 병원에 내원한 피고에게 위 치아에서 치근단 병소가 발견되자 적극적인 치료를 권한 점 등에 비추어 볼 때 신경치료를 함에 있어서 필요한 주의의무를 위반하였다거나 위 신경치료 후 피고에 대한 적절한 처치의무를 소홀히 하였다고 보기 어렵다.

의료적 관점의 예방책

치료 전 동의서 작성 시 예측 가능한 모든 합병증에 대해 설명하고, 환자와 보호자가 서명 날인하게 해야 한다. 또한, 치료의 필요성에 대해 설명하였으나 환자가 이에 따르지 않은 경우 이에 대해 기록해야 한다.

9

▶ 근관치료

판례번호: 부산고등법원 2008나9648(본소) 채무부존재확인
2008너9655(반소) 손해배상(의)

사건 개요

치근단 병소를 진단하지 못하고 방치하여 치근단 치주염으로 확대되어 염증을 악화시켰다고 제기한 사건이다.

사실 관계

치료를 담당한 치과의사가 환자가 불편해하는 치아를 2004년 5월 15일 발수 후 6월 5일까지 근관 확대,

세척 및 근관 충전등 근관치료를 시행하였고 아말감으로 충전을 시행하였다. 6월 9일 근관치료한 치아를 삭제 및 인상채득한 다음 6월 11일 보철물을 장착하였다. 환자가 보철치료한 치아의 치근단 병소를 진단하지 못하여 이에 대한 적절한 치료를 하지 않고 방치함으로 인하여 만성 치근단 치주염이 발병하게 되었고, 외과적 배농술을 시행하지 않는 등 치성감염에 대한 치료원칙을 위반하여 피고의 염증을 악화시켰다.

●●● 재판부 판단

2004년 파노라마필름에서 이 사건 치아의 치근단에 치근단 병소로 의심되는 방사선사진 투과상이 관찰된다고 하나 치료를 담당한 치과의사의 문제 치아에 대해 근관치료가 진행 중인 이상 위 병소가 자연치유되는지 확인하지 않고 즉시 재근관치료를 해야 한다고 보기 어려운 점, ○대학병원에서 이 사건 치아에 치근단 병소가 관찰되어 치료를 시작하였으나 치아의 상태는 환자의 치료과정에서 발생한 것으로 추정할 수 없다는 점, 치과의사는 보철물을 장착하기까지 환자의 치료가 순조롭게 진행되었다는 점, 환자가 치과의사의 통증 호소에 대해 아무런 조치도 하지 않았다고 볼 별다른 증거가 없다는 점, 전형적인 치성감염의 경우 근관치료를 통해서 배농할 수 있다는 점 등에 비추어 볼 때 치과의사에게 치료상 과실이 있다고 단정하기 어렵고, 치성감염의 치료원칙을 위배하였다고 볼 증거도 없다.

●●● 의료적 관점의 예방책

근관치료의 경우 방사선사진 진단뿐 아니라 환자의 통증에 대한 주관적인 호소에 대해 적합한 대응이 이루어져야 하며 환자의 진술을 기재하고 충분하게 설명이 기술되어야 한다.

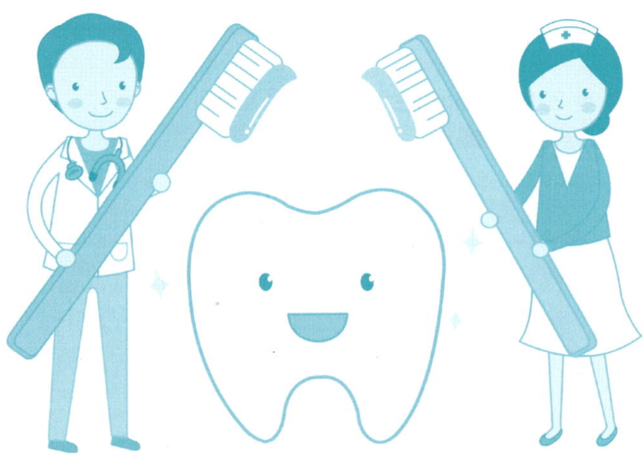

제 10 장

치주과

▶ 치은박리소파술 및 치조골이식술 후 부작용

판례번호: 부산지방법원 2005가단88448 손해배상(의)

●●● 사건 개요

치조골이식술 후 잇몸과 뼈가 내려가 미관상, 기능상 불편감을 겪어 소송을 제기하였다.

●●● 사실 관계

환자는 4차례에 걸친 치은박리 소파술 후 잇몸이 약간 내려가서 걱정을 하니 시술한 치과의사는 잇몸 뼈가 없어서 발생한 문제라고 하며 치조골이식술을 권유하였다. 치조골이식술을 시행하기에 앞서 부작용이 걱정되어 이야기해 보았지만 걱정하지 말라고 안심시켰다. 첫 수술 시 3시간에 걸쳐 위 앞니에 대해 시행하였고, 2주 후 오른쪽 어금니 쪽을 4시간에 걸쳐 시술하여 총 10개의 치아에 대해 치조골이식술을 시행하였다. 1, 2차 이식술을 받은 후 잇몸이 5~7mm 정도 내려앉았을 뿐 아니라 뼈이식 재료가 많이 떨어져 나가는 등 부작용이 발생하자 담당 치과의사는 이식이 잘못되었다며 재수술을 시행하였으나 마찬가지로 실패하였다. 이에 대해 치료한 치과의사는 자신의 잘못을 인정하고 3차 시술을 시행하면 좋아진다고 했으나 믿을 수 없어 다른 개인 치과병원과 대학병원에서 진찰해 본 결과 재수술해도 내려간 잇몸을 원래대로 되돌릴 수 없다고 하였다. 재내원 후 치료한 치과의사에게 찾아가 항의하니 실수를 만회할 기회를 달라고만 하며 보험을 통해 배상해주겠다고 하였다. 다른 치과병원에서 잇몸이 흉한 모습이라도 없애고자 보철수복과 잇몸 이식술을 하여 미관상은 좋아졌으나 잇몸 기반이 부실해져 앞니가 흔들리게 되어 앞니로 끊는 작용이 불가능하고 잇몸이 내려가 시린 증상으로 인해 칫솔질 및 식사의 어려움이 있다.

●●● 재판부 판단

시술한 치과의사의 치료 시 주의의무에 대한 위반과 설명의무위반으로 환자에게 배상하여야 한다.

●●● 의료적 관점의 예방책

치주치료 시 동반되는 후유증과 후유증을 개선하기 위해 시도하는 방법에 대해 충분히 환자의 동의를 구하여 치료에 임해야 하며 환자의 치료에 대한 자율적 선택권이 보장되어야 한다.

▶ 치주치료 후 발생한 염증으로 발치와 치은이식의 실패

판례번호: 광주지방법원 2006가단14569 손해배상(의)

●●● 사건 개요

환자의 원래 교합상태를 확인하지 않고 치아를 삭제하여 뒤늦게 치관확장술을 위한 치주판막술을 시행하게 되었고 이 시술 후 염증이 확대되어 결국 발치하게 되었고 이로 인해 치조제 함몰이 일어나고, 이를 회복하기 위해 시행한 구개조직을 이용한 유리치은이식술 또한 실패로 이어져 소송을 제기하였다.

●●● 사실 관계

환자는 하악 전치부의 통증을 주소로 내원한 후 치수염으로 진단받아 #41의 근관치료 및 보철치료를 받기로 하였다. 보철치료를 위해 치관 일부를 사제한 후 임시 치아를 씌웠으나 평소 절단교합 방식으로 교합하는 습관이 있는 구강 상태와 다르게 임시 치아를 제작하여 교합이 너무 높게 제작되었고 이후 임시 치아를 절단교합에 맞추어 다시 제작하면서 하악 전치 부위의 치관 확장을 위하여 치주판막술을 시행하였다. 이후 #41 부위에 염증이 발생하자 치과의사는 #41 부위에 치근단 절제술을 시행하였고 염증이 악화되자 #41, 42를 발치하고 치조골 성형술을 시행하였으며, 발치 부위의 함몰된 잇몸이 회복되지 아니하자 상악 우측 구개부의 잇몸을 발치 부위에 이식하는 유리치은이식술을 시행하였다. 이후 증상이 호전되지 않자 대학병원으로 전원했으며, 전원 당시 환자는 잇몸을 떼어낸 구개부의 작열감과 감각이상 증세, 스트레스로 인한 구내염, 흉통, 흉부 근육통 등을 호소하고 있었다.

●●● 재판부 판단

1. 최초 보철치료 상황에 대하여: 치과의사는 환자에 대한 신경치료 과정에서 이미 환자의 치아 마모 상태를 관찰하여 절단교합의 습관이 있음을 충분히 알 수 있었음에도 중심교합을 전제로 한 임시 치아

를 제작한 후 환자에게 악습관을 고칠 것을 지시하다가 결국 환자의 요구에 따라 절단교합에 맞는 임시 치아로 다시 제작하게 되었다는 것이므로, 이 점에 있어서 치과의사에게 과실이 있음은 분명하다.

2. 치관확장을 위한 치주판막술의 필요성에 대하여: 치과의사로서는 보철치료를 권유할 당시부터 치관확장을 위한 치주판막술이 필요한지 여부를 살펴 그것이 필요하다고 판단되었다면 예상되는 후유증과 위험성을 충분히 설명함으로써 환자가 그와 같은 방식으로 보철치료를 받을 것인지 여부를 결정할 수 있도록 배려할 주의의무가 있다고 할 것인데 만연히 중심교합을 전제로 한 보철치료를 계획하였다가 이미 치아 일부를 삭제한 후에야 이를 변경하면서 불가피하게 치관을 확장하게 되었다는 것이므로, 이 점에 있어서도 치과의사의 과실을 부인하기 어렵다.
3. 염증과 관련된 기타 시술에 대하여: 초진 방사선사진상 #41, 32에 염증이 존재하지 않았으므로 치관확장술을 위한 치주판막술을 시행한 후 염증이 발생하였다고 할 수 있다. 발치 후 함몰된 치조골을 회복하기 위한 유리치은이식술 시행 후에도 상태는 호전되지 않고 우측 구개부 잇몸만 손상되었으며 다른 치과에서 재차 좌측 구개부 잇몸을 이용한 유리치은이식술을 받은 후 상태가 호전되었으므로 이는 치과의사의 진료상 과실에 의해 발생한 것으로 추정함이 상당하다.
4. 전반적으로 치과의사는 이 모든 상황이 환자에게 이갈이 습관이 있기 때문이라고 항쟁하나 수면검사 결과 명확한 소음을 동반한 이갈이는 기록되지 아니하였으나 이악물기로 볼 수 있는 근긴장도의 증가 소견을 보인 사실이 인정되고 있으며, 이 같은 환자의 습관이 보철치료가 장기화되고 잇몸질환이 악화되는 등 증상의 발생 내지 확대에 기여한 것으로 봄이 상당하므로 치과의사의 책임을 70%로 제한함이 상당하다.

●●● 의료적 관점의 예방책

근관치료나 보철치료 전 환자의 구강 악습관에 대한 평가가 필요하며, 구강 악습관으로 인해 발생할 수 있는 합병증 등에 대해 환자에게 설명해야 한다.

▶ 스케일링 후 발생한 사망

판례번호: 대전지방법원 2007가합191 손해배상(의)

●●● 사건 개요

와파린 복용여부를 확인하지 않고 스케일링을 지시함으로써 사망에 이르게 하였다는 혐의로 치과의사에 대해 소송을 제기하였다.

●●● 사실 관계

환자는 만성심부전증으로 수차례 입원 치료를 받은 병력이 있는 자로 ○의료원에 입원하기로 마음먹고 치과에 찾아갔다. 환자는 심부전증 약을 복용하고 있다고 말하였으며 치과의사는 치과위생사에게 스케일링을 하도록 지시하였다. 스케일링을 받은 후 내과에 가서 심부전증으로 진단되어 입원하였고 다음 날에도 출혈이 멈추지 않아 내과의사에게 전화하여 와파린 투약을 일시적으로 중지하게 되었고 환자의 입안에 궤양이 생기고 왼쪽 귀 부분에 통증이 있다는 증상에 대해서는 가글 및 진통제 투여를 지시 받았다. 스케일링 받은 지 2일 후 출혈은 멈추었고 잇몸에 불편을 호소하여 치과에 협진을 의뢰해 대상포진 증상이 발견되어 항바이러스제 및 진통제를 처방하였고 이후 대상포진으로 인한 증상이 완화되기는 하였으나 잔존하여 ○대학교 부속병원으로 전원되었다. 마취통증의학과의 진통제 처방과 신경차단술을 시행함과 아울러 지병인 심부전에 대한 치료를 병행하였고 통증이 경감되자 환자는 퇴원하였다. 퇴원 후 14일이 경과한 후 환자는 자신의 집 거실에 쓰러져 사망하였는데 부검 결과 심장질환으로 사망한 것으로 밝혀졌다.

●●● 재판부 판단

환자가 제출한 증거만으로 의료행위상의 주의의무를 위반한 의료상의 과실 있는 행위를 하였다는 점을 인정하기에 부족하고 과실이 있었다고 하더라도 환자는 오랫동안 심부전증을 앓고 있다가 ○대학교 부속병원에서 퇴원한 후 정상적인 생활을 하다가 집에서 쓰러져 심장질환으로 사망하였다는 점, 대상포진은 스케일링으로 인한 출혈과는 직접적인 인과관계가 없는 것으로 보이는 점, 치과진료기록에 의하면 좌측 잇몸에 미란이 관찰되었고 뺨에 보이는 병소가 대상포진의 병변과 같다고 기록되어 있는 바 환자는 치과치료 이전부터 대상포진이 초기 증상이 나타난 것으로 보인다는 점 등을 보아 의료상의 과실과 치과의사의 사망 사이에 인과관계가 추정된다고 볼 수도 없으므로 환자들의 주장은 이유 없다.

●●● 의료적 관점의 예방책

치료 전 전신질환 여부에 대한 확인은 매우 중요하며, 치료에 영향을 미칠 수 있는 전신질환이 있는 경우 해당 주치의에게 환자 상태와 치료 가능성 여부에 대해 진료 의뢰해야 한다.

▶ 근단부위의 골이식 후 발생한 감각이상과 치수괴사 및 치아동요

판례번호: 서울남부지방법원 2008나42 손해배상(의)

●●● 사건 개요

외상성 낭종 제거 시 신경손상이 발생하여 소송을 제기하였다.

●●● 사실 관계

치과에 첫 내원 당시 #41은 상실된 상태였고 #42, 31, 32에 신경치료가 불완전하게 되어 욱신거리는 증상이 있었다. #41 부위는 치조골이 소실되어 있었고, #42, 31 부위에는 4~6mm의 치근노출이 있었다. 치료를 담당한 치과의사는 #42, 31, 32 치아에 재신경치료를 시행하고, #41 부위의 치조골을 증대하기 위해 아래턱 뼈 하방에서 뼈를 채취하여 치조골에 이식하는 골이식술을 시행하고 #42에서 #32에 이르는 4본 브릿지 제작을 계획하였다. 뼈이식 후 시술 부위에 잇몸이 자라지 아니하여 이식된 뼈가 노출되자 치과의사는 염증을 방지하기 위해 입천장에서 연조직을 채취하여 이식하였으나 다시 뼈가 노출되자 이를 제거하였다. 이 과정에서 #42, 31 치아가 약화되었음을 발견하고 그 부위에 임플란트를 식립하였다. 3개월 후 #42 치아 하방에 병변이 있는 것으로 의심하고 치근단 절제술을 하였는데 시술 중 #42 치아 아래쪽에서 어금니 아래쪽까지 볼펜정도 굵기의 동공이 있는 것을 발견하고 환자를 ○대학병원으로 후송하였다. ○대학병원에서 외상성 낭종으로 진단하였고 낭종 부위에 인공뼈이식수술을 하였는데 그 과정에서 불가피하게 잇몸 신경이 일부 손상되었다. 환자는 수술 이전에 외상성 낭종에 대하여 자각증상은 없었고 낭종 부위에 입술로 나오는 신경이 있어 수술 후 감각마비가 일어났다. 결과적으로 시술종료 후의 치아 상태는 #42, 31 치아가 발치되었고 #32 치아는 흔들리고 있는 상태이며 하악 우측 견치의 치수가 괴사되었다.

●●● 재판부 판단

1. 발치된 #41 치아의 잇몸부분 보철물이 잇몸색 레진으로 제작되어 있었는데 이는 해당 부위 치조골 퇴축이 일반적인 경우보다 컸다고 판단되고 환자 역시 심미적 이유로 치아 길이의 부조화를 개선하기를 바랐으므로 치과의사의 골이식술은 일반적인 치료방법이었다. 이후 수술이 실패함에 따라 시행한 잇몸 이식술과 그 과정에서 약화된 #42, 31 치아의 발치 및 임플란트 식립 또한 의사로서 충분히 선택할 수 있는 치료방법이었다고 판단된다.

   외상성 낭종에 관해서는 ○대학병원 병원장에 대한 사실조회 결과 낭종의 크기 및 위치로 보아 낭종은 치과의사의 치료과정보다 훨씬 이전에 발생되었을 것으로 추정되고 외상성 낭종으로 진단하기 위해 ○대학병원 의사가 잇몸을 길게 절제한 사실, 그 과정에서 신경을 절제하여 감각마비가 온 사실이 인정될 뿐이나 외상성 낭종의 진단을 위하여 신경의 절제가 불가피 하기도 하다.

2. 설명의무위반여부: 의사는 환자에게 침습을 가하는 과정 및 그 후에 나쁜 결과 발생의 개연성이 있는 의료행위를 하는 경우 또는 사망 등의 중대한 결과 발생이 예측되는 의료행위를 하는 경우에 있어서 응급환자의 경우나 그 밖에 특단의 사정이 없는 한 진료 계약상의 의무 내지 위 침습 등에 대한 승낙을 얻기 위한 전제로서 환자나 그 법정대리인에게 질병의 증상, 치료방법의 내용 및 필요성, 발생이 예상되는 위험 등에 관하여 당시의 의료수준에 비추어 상당하다고 생각되는 사항을 설명하여 당해 환자가 그 필요성이나 위험성을 충분히 비교해 보고 그 의료행위를 받을 것인가의 여부를 선택할 수 있도

록 할 의무가 있고 의사의 설명의무는 그 의료행위에 따르는 후유증이나 부작용 등의 위험 발생 가능성이 희소하다는 사정만으로 면제될 수 없다.

3. 환자에 대한 재근관치료: 보철물 재치료는 예후 불량 및 병발증 유발가능성이 있으며 골이식술의 경우 이식된 뼈가 노출되어 그냥 방치되는 경우 이식된 골이 오염되어 골이식이 실패할 가능성이 크고 입천장 등에서 잇몸을 얻어 이식된 뼈 주위에 이식할 수 있으나 이 또한 실패할 가능성이 있기 때문에 이 점에 대해 환자에게 미리 설명하여 동의를 받아야 할 의무가 있는데 설명의무를 다했다고 인정할 자료가 없다. 따라서 설명의무를 다하지 않음으로써 환자가 입은 손해를 배상할 의무가 있다.

●●● 의료적 관점의 예방책

치료 전 동의서 작성 시 예측 가능한 모든 합병증에 대해 설명하여 환자가 치료의 필요성이나 위험성을 충분히 비교해 보고 그 의료행위를 선택할 수 있게 한다. 치료 동의서에 환자와 보호자가 서명 날인하게 해야 한다.

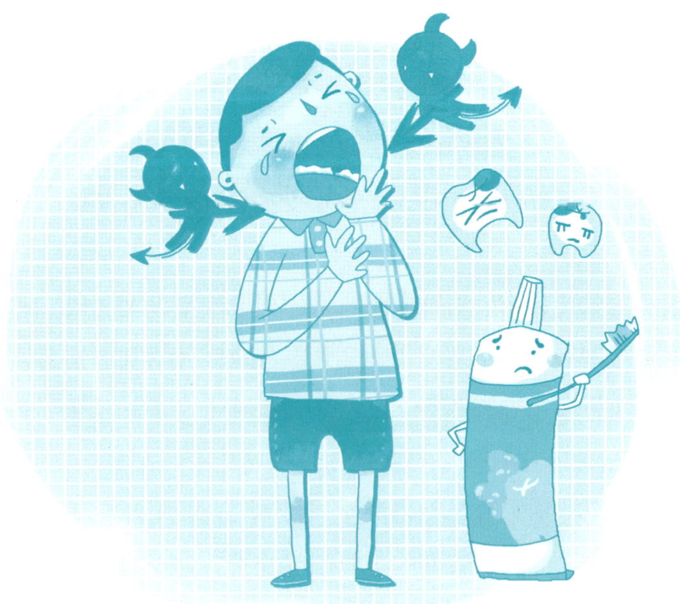

제 11 장

소아치과

▶ 영구치 결손 부위 유치의 동의 없는 발치

판례번호: 서울지방법원 2001가단44529

●●● 사건 개요

계승치(영구치)가 없는 유치에 대해 설명 없이 발치하여 소송을 제기하였다.

●●● 사실 관계

환자는 1989년 생으로 2001년 하악 좌측 제1대구치 금인레이가 탈락하여 치과의원에 내원하여 전반적인 검사를 한 결과 5개 치아의 치료가 필요하다고 하였다. 이 중 상악 좌측 제2유구치는 2차 충치가 발생한 상태였는데, 방사선사진 판독 과정에서 상악 좌측 제2유구치를 계승치(영구치)로 존재하는 것으로 잘못 보고 해당 유구치를 발치하였다.

●●● 재판부 판단

치과의사가 이 사건의 치아를 발치하지 않았더라도 이 사건 치아의 우식증 정도로 보아 최대 2~3년 후에는 발거가 필수적이다. 그러나 계승치가 없는 치아를 아무런 고려 없이 발거하게 된 상황을 야기함으로써 환자의 자기 신체에 대한 결정권을 침해하였다 할 것이므로 손해배상 책임이 있다. 그러나 교정치료를 받아야 한다는 주장은 이유 없다.

●●● 의료적 관점의 예방책

혼합치열기 또는 만기 잔존 유치가 관찰될 때는 방사선사진 판독에 주의를 기울여야 할 것이다. 만기 잔존 유치를 발치할 때는 발치의 필요성과 향후 치료방법에 대해 설명하고, 환자와 보호자가 서명 날인하게 해야 한다. 특히 소아치과 진료에 있어 환아의 협조도가 저하되는 경우 방사선사진 검사를 생략하고 발치한 경우 예기하지 못한 결과를 초래할 수 있으므로 발치에 타당한 검사와 치료에 대한 동의를 얻어야 한다.

▶ 부적절한 유치 발치로 발생한 부정교합

판례번호: 창원지방법원 2004가단15884 손해배상(의)

●●● 사건 개요

불필요한 유치 발치로 인하여 부정교합을 야기하였다고 소송을 제기하였다.

●●● 사실 관계

환자는 치과치료를 위해 담당 치과의사의 치과에 내원하였고, 치과의사는 방사선사진 촬영 등의 방법으로 환자의 치아를 검진한 결과 환자의 상악 좌측 유중절치가 흔들리고 있음을 확인하고 발치하였다. 한 달 후 재방문 시 치과의사는 상악 우측 유중절치와 하악 좌·우측 유측절치가 각 흔들리고 있음을 확인하고 이를 발치하였다. 다시 한 달 후 환자의 내원 시 치과의사는 방사선사진 촬영을 통하여 환자의 하악 좌측 제1유구치가 충치로 썩어있고, 상악 좌·우측 유측절치는 흔들리고 있음을 확인하고 이를 각 발치하였다. 환자의 상악 우측 영구 중절치는 반대교합을 보였으나 교정장치로 교합관계가 정상으로 회복된 상태이고 환자의 상악 좌측 영구 측절치는 현재 반대교합 상태에 있다.

●●● 재판부 판단

환자의 유치들을 발치한 의료행위에 과실이 있었다거나 환자의 치아 부정교합이 잘못된 유치 발치로 인하여 발생하였음을 인정할 만한 증거가 없고 ○대학병원 병원장에 대한 신체감정촉탁결과에 인정할 수 있는 사정들, 즉 치과의사가 발치한 유치들이 영구치로 교체되는 시기는 통상 만 6~7세인데 치과의사가 환자의 유치들을 발치할 당시 환자의 나이는 만 7세 10개월에서 만 8세가 되는 날까지로 유치-영구치 교체시기의 범위 내에 있었으므로 치과의사가 환자의 유치를 발치한 시기에는 아무런 문제가 없었던 점, 설령 유치-영구치의 정상적인 교체 시기 내에서 약간 빨리 또는 늦게 유치를 발치한다고 하더라도 이로 인하여 치아 부정교합이 발생하는 것은 아닌 점 등에 비추어 보면 환자의 주장은 이유 없다.

●●● 의료적 관점의 예방책

혼합 치열기 또는 성장기 환자에서 골격적 부조화가 관찰될 경우 치료 전에 이에 대해 보호자에게 설명해야 한다.

▶ 유치 발치 대신 영구치 발치

판례번호: 울산지방법원 2006가단36799 손해배상(의)

●●● 사건 개요

착오로 유치 대신 영구치를 발치하여 소송을 제기하였다.

●●● 사실 관계

환자의 우측 유중절치가 흔들려 치과의사의 치과에 내원하였고 발치를 위한 부분마취도 이 부위에 시술하였는데 치과의사는 우측 유치가 아닌 멀쩡한 영구치인 좌측 중절치를 발치했다. 이 부위는 마취가 되지 않아 어린 환자가 아파서 우는데도 치과의사는 주의의무를 게을리 하여 발치 대상 치아를 착오하여 멀쩡한 생니를 뽑았다.

●●● 재판부 판단

유치의 치료를 함에 있어 해당 치아를 발치함에 주의를 기울여 정확한 발치를 하여야 할 것이나 치과의사가 영구치아를 발치한 것은 주의의무를 위반하여 영구적 손상을 가한 것으로 과실이 인정되어 배상을 하여야 한다.

●●● 의료적 관점의 예방책

유치 발치 시 소아의 협조도 결여로 정확한 치아를 확인하기 어려울 수 있으므로 발치를 시행할 경우 주의를 집중하여 치료에 임해야 한다.

11

▶ 영구치 결손 유치의 발거

판례번호: 광주지방법원 2007가소164752 손해배상(의)

●●● 사건 개요

선천적 영구치 결손증이 있는 원고의 하악 좌측 75번 치아를 발치함에 있어 원고의 법정 대리인에게 설명의무를 다하지 않았음을 이유로 제기된 소송이다.

●●● 사실 관계

담당 치과의사가 2006. 7. 6. 선천적 영구치 결손증이 있는 환아의 하악 좌측 75번 치아(하악 좌측 제2유구치, 이하 이 사건 치아라고 한다)를 발치함에 있어 환아의 법정 대리인들에게 이 사건 치아의 상태, 치료방법의 내용 및 발치의 필요성 등에 관하여 충분히 설명하지 않고 발치하였다.

●●● 재판부 판단

1. 설명의무위반 여부: 일반적으로 의사는 환자에게 수술 등 침습을 과하는 과정 및 그 후에 나쁜 결과 발생할 개연성이 있는 의료행위를 하는 경우 또는 사망 등의 중대한 결과 발생이 예측되는 의료행위를 하는 경우에 있어서 응급환자의 경우나 그 밖에 특단의 사정이 없는 한 진료 계약상의 의무 내지 위 침습 등에 대한 승낙을 얻기 위한 전제로서 당해 환자나 그 법정대리인에게 질병의 증상, 치료방법의 내용 및 필요성, 발생이 예상되는 위험 등에 관하여 당시의 의료수준에 비추어 상당하다고 생각되는 사항을 설명하여 당해 환자가 그 필요성이나 위험성을 충분히 비교해 보고 그 의료행위를 받을 것인가의 여부를 선택할 수 있도록 할 의무가 있고(대법원 2002. 10. 25. 선고 2002다48443 판결 참조), 의사의 설명의무위반을 원인으로 한 손해배상 사건에서 설명의무를 충분히 이행하였다는 점에 관하여 의사 측에 그 입증책임이 있다(대법원 2007. 5. 31. 선고 2005다5867 판결 참조).
2. 이 사건에 관하여 보건대, 담당 치과의사가 2006. 7. 6. 선천적 영구치 결손증이 있는 환아의 하악 좌측 75번 치아(하악 좌측 제2유구치, 이하 이 사건 치아라고 한다)를 발치함에 있어 환아의 법정 대리인들에게 이 사건 치아의 상태, 치료방법의 내용 및 발치의 필요성 등에 관하여 충분히 설명하였다는 점을 인정할 증거가 없고 오히려 치과의사는 2006. 7. 7. 이 사건 치아를 발치함에 있어 환아의 법정 대리인에게 사전에 충분히 설명하지 아니하였다는 것을 자인한 사실이 인정된다. 그렇다면 담당치과의사는 이 사건 치아를 발치함에 있어서 설명의무를 위반하여 환아가 발치 여부 등을 결정할 수 있는 자기결정권을 침해하였다 할 것이므로 이로 인하여 환아가 입은 손해를 배상할 의무가 있다.

●●● 의료적 관점의 예방책

유치 발치에 있어서 계승 영구치 존재에 대해 미리 정확한 진단을 하여야 하며 발치를 할 경우 환아의 법정 대리인을 통해 정확한 사실을 설명하고 진행하여야 한다.

▶ 소아치과 환자의 전신마취 후 사망

판례번호: 서울고등법원 2007나65643 손해배상(의)

●●● 사건 개요

다발성 우식의 치료를 위해 시행한 전신마취 도중 악성 고열증으로 환아가 사망하여 소송을 제기하였다.

●●● 사실 관계

환아에게 썩시닐콜린 20mg을 혈관주사하고, 1.5% 엔후란, 50% 산소 및 50% 아산화질소를 기관 내 삽관하는 방식으로 전신마취를 한 뒤 충치치료를 시작하였다. 치료 시작 1시간 15분 후 환아에 대한 치료를 중지하고 100% 산소공급을 하고 아산화질소 및 마취제를 중단한 뒤 아트로핀 0.5mg 혈관주사, 에피네프린 0.1 앰플 2회 혈관주사를 실시하였으며 심장마사지를 실시하였다. 환아 상태가 호전되지 아니 하자 같은 병원의 의사들이 수술실에 도착하였고 환아를 일반대학병원의 응급처치 수술실로 이송하여 심폐소생술 등 응급조치를 취하였으나 환아는 사망하였다. 환아의 사망 원인은 (1) 선행사인: 악성고열증에 의한 근육세포 파괴증, (2) 중간선행사인: 고칼륨혈증, 대사성산증, (3) 직접사인: 심부정맥이었다.

●●● 재판부 판단

1. 전신마취 전에 실시하는 사전검사를 철저히 하지 않은 과실: 심전도, 흉곽 방사선사진, 혈구검사, 소변검사, 간기능 검사, 전해질 검사 등 여러 가지 검사를 시행해야 하나 사전 검사 당시 혈구검사, 간기능 검사, 흉부 방사선사진 등의 사전검사만 하고 치료 당일에도 심전도 검사조차 하지 않았다.
2. 마취약제 선택상의 과실: 마취약제로 흡입마취제와 썩시닐콜린을 동시 투여하는 경우, 악성고열증이 발생할 확률이 매우 높아지며 어떤 보고서는 그 위험성을 1:4,200으로 보고 있다. 특히 썩시닐콜린은 어린아이들에게 악성고열증 등의 부작용을 발생시키므로 그 사용을 피하는 것이 좋고 약품의 설명서에도 '응급기도확보', '기도내이물질흡인위험성' 등 특별한 경우를 제외하고는 썩시닐콜린을 사용하지 말라는 문구를 삽입해야 할 정도로 그 부작용이 심각하다.
3. 마취 환자의 감시 감독을 소홀히 한 과실: 소아 마취의 경우 체온 측정은 필수적인데 그 이유는 소아 마취 환자의 경우 주위환경, 수액주입, 소독액, 세척액과 마취제로 인한 혈관 확장 등에 의한 온도 변화에 민감하며 악성고열증 발생 가능성 등이 높기 때문에 그러하다. 악성고열증이 의심되면 수술과 마취를 중단하고 '단트롤렌'을 체중 1kg당 2mg 정주하며 찬 수액공급, 표면냉각, 찬물로 위세척 그리고 가능하면 인공심폐장치에 의한 역교환을 시행하며 이뇨제를 투여해야 한다. 치과의사들은 5세 된 소아의 전신마취를 하면서 체온 감시를 전혀 하지 않아 문제 상황이 발생할 때까지 무려 2시간 동안 전혀 체온 측정을 하지 않았다.

4. 단순한 충치치료를 위해 전신마취라는 적절하지 않은 치료방법을 선택한 과실: 환아의 치료 대상 치아는 유치 8개와 영구치 4개로 도합 12개로 되어 있으나 진료 당시 통증이 없는 상태였고 유치의 경우 4개 정도가 시술을 요하고 나머지는 간단한 치료만 요하는 상태로 새로운 치아가 나오기를 기다릴 수도 있었고, 영구치는 실란트 요법만 하게 되어 있었다는 점에서 굳이 위험을 무릅쓰고 전신마취를 하여 치아를 한꺼번에 치료해야만 할 응급 상황도 아니었다.

●●● 의료적 관점의 예방책

전신마취 또는 진정요법 시 사전 검사는 반드시 시행해야 하며, 치료동안 환자 상태에 대한 적극적인 감시가 필요하다. 특히 소아환자의 전신마취 시에는 각별한 주의가 필요하며, 응급상황에 대비한 철저한 준비가 필요하다.

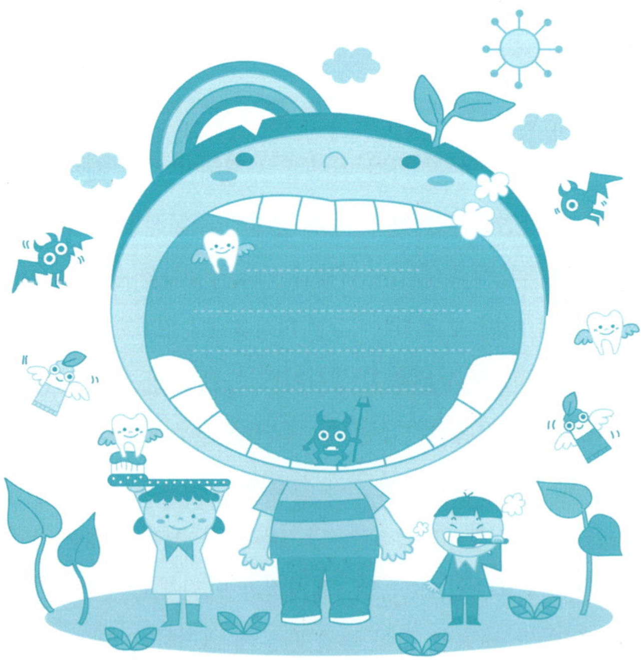

제 12 장

기타: 치과의사 가동연한, 치과의원 임대계약 등

▶ 무면허진료에 대한 영업정지 처분

판례번호: 대법원 85누1002 영업정지처분취소

●●● 사건 개요

치과의원에서 고용한 치과기공사에게 진료행위를 하도록 한 사실에 대해 형사판결 확정 전 의료업무정지 처분 등의 행정처분.

●●● 사실 관계

갑 치과의사는 치과의원을 경영하면서 고용한 치과기공사로 하여금 1984년 10월 1일부터 같은 해 11월 28일까지 사이에 환자 80명에 대하여 보철물 제거, 유치 발치, 보철 보강 등 진료행위를 하도록 하였다. 이 사실로 의료법 위반에 따른 공판 계류 중 행정처분을 받게 되었다.

●●● 재판부 판단

법규위반 사실이 행정처분의 전제 사실이 되는 한편, 형사법규의 위반 사실이 되는 경우 행정처분과 형벌은 각기 그 권력적 기초, 대상, 목적을 달리하고 있으므로 동일한 행위에 관하여 독립적으로 과하거나 병과할 수 있고, 법규가 예외적으로 형사소추선행의 원칙을 규정하고 있지 아니한 형사판결 확정에 앞서 행정처분을 하였다고 하여 절차적 위반이 있다고 할 수 없다. 의료기관 개설자인 치과의사가 무자격자로 하여금 의료행위를 하게 한 사실이 명백한 이상, 환자의 의료법위반의 기간, 회수, 규모 등에 비추어 보면

비록 치과의사가 무의촌 봉사활동으로 공헌한 바가 크고 다수의 표창장을 받았으나 의료법 제53조에 따라 이 사건 의료업정지처분 이외에 의료인으로서의 자격정지가 예정되어 있다고 할지라도 행정처분의 재량권에 일탈 또는 남용이 없다고 할 것이다. 그러므로 상고를 기각한다.

●●● 의료적 관점의 예방책

무면허 의료인에게 의료행위를 하도록 방조한 경우 동일 행위에 대해 형사법규 위반에 따른 형벌과 행정처분을 이중으로 받게 될 수 있다.

▶ 간호보조원과 치과기공사의 무면허 의료행위 교사

판례번호: 대법원 86도749 의료법 위반 교사, 의료법 위반

●●● 사건 개요

간호보조원의 진료행위에 대해 의료법 위반 및 치과기공사들에게 진료행위를 하도록 지시·시행된 부분은 무면허의료행위의 교사범에 해당한다는 원심의 판결이 있었다.

●●● 사실 관계

간호보조인은 국민학교 4년을 중퇴한 학력밖에 없으나 치과의사의 병원에서 지시를 받아 1983년 9월 3일경부터 1985년 9월 4일까지 매일 평균 20명, 연인원 1,300명의 환자에게 방사선사진를 촬영하고 이를 판독하는 등 초진을 시행하였으며, 발치, 주사, 투약 등 독자적으로 진료행위를 하였다. 또 치과의사는 당시 같은 치과병원에 치과기공사로 근무하였던 자들에게도 진료행위를 하도록 지시하였고, 이에 따라 그들이 단독으로 진료행위를 하였음을 인정한 원심은 각각 의료법 위반 및 의료법 위반 교사를 선고하였다.

●●● 재판부 판단

1. 의료행위라고 함은 질병의 예방이나 치료행위를 말하는 것으로서 의학의 전문적 지식을 기초로 하는 경험과 기능으로서 진찰, 검안, 처방, 투약 또는 외과수술 등의 행위를 말하는 것으로서 이와 같은 행위는 사람의 생명이나 공중위생에 위해를 발생케 할 수 있는 것이므로 의료법은 이러한 위해를 방지하기 위하여 의사가 아닌 자의 의료행위를 규제하고 있다. 간호보조인은 단지 치과병원에 조수로서 종사해 온 사실로 간호보조원의 자격을 갖고 있는데 불과한 바 의사의 면허나 자격이 없음에도 치과의사의 병원에서 그의 지시를 받아 진료행위를 하였음이 분명하며 이는 의료법 제25조 제1항이 규정한 의료행위에 해당한다 할 것이므로 원심의 조치는 정당하다.
2. 교사범이라 함은 타인으로 하여금 범죄를 결의케 하여 실행케 함을 말하는 것이므로 치과의사는 환

자의 대량유치를 위해 당시 치과기공사로 근무하였던 자들에게도 환자들에게 진료행위를 하도록 지시하였고, 이에 따라 그들이 단독으로 진료행위를 하였음을 인정한 원심의 조치는 정당하다. 그러므로 상고는 모두 기각한다.

●●● 의료적 관점의 예방책

간호 보조인 및 치과기공사 등 의료인이 아닌 사람에게 의료행위를 하도록 지시하고 실행되는 경우 의료법 위반일 뿐 아니라 의료법 위반 교사에도 저촉될 수 있다.

▶ 자동차 손해배상보장법과 치과의사

판례번호: 대구고법 1988선고88나1 손해배상(자)

●●● 사건 개요

사고를 발생한 차량은 급정차하는 버스와의 충돌을 피하고자 운전대를 급히 왼쪽으로 틀며 중앙선을 넘어 반대차선의 관광버스 뒤 자석 부분을 충격하였고 이 관광버스에 승차하고 있던 치과의사는 좌상박골 골절 등의 상처를 입게 되었다.

●●● 사실 관계

강원 ◇호 직행버스 운전사인 갑은 1986년 6월 15일 영업 승객을 태운 버스를 운전하여 경북 포항 쪽에서 울진 쪽으로 가던 중 10시 30분쯤 경북 영덕군 축산면 고곡 1동 앞 도로상에 이르러 앞서가고 있던 한일여객 소속 경북 △호 직행버스가 장애물을 발견하고 급정차하자 충돌을 피하기 위하여 운전대를 급히 왼쪽으로 틀어 중앙선을 넘어 반대차선의 우측 노견까지 진행함으로써, 때마침 반대편에서 다가오고 있던 대구 □호 합동관광버스가 최대한 진행 우측 노견으로 피하면서 정차했음에도 그 합동관광버스의 운전석 및 그 뒤 자석 부분을 충격하여 위 관광버스 운전석 뒷좌석에 승차하고 있던 치과의사에게 10주 이상의 치료를 요하는 좌상박골 골절 등의 상처를 입게 하였다.

●●● 재판부 판단

1. 차량운전자 갑은 이 사건 사고 당시 치과의사가 위 사고 차량에 비치된 안전벨트를 착용치 아니하였고, 이러한 과실로 말미암아 부상의 정도가 심하게 됨으로써 그 손해가 확대되었으므로, 손해배상액을 정함에 있어 치과의사의 과실 정도를 참작해야 한다는 취지로 항변하나, 사고 당시 위 차량에 안전벨트가 착용 가능한 상태로 부착되어 있었다는 점과, 치과의사가 위 주장과 같이 안전벨트를 착용하고 있지 아니하였다는 점을 인정할 만한 증거가 없을 뿐만 아니라, 위에서 인정한 사고 경위에 나타난

충돌 부분 및 치과의사의 승차 위치, 상처 부위 정도 등에 비추어 볼 때 치과의사가 안전벨트를 착용하고 있었다 하여 위 피해를 면할 수 있었다거나 그 손해를 줄일 수 있었다고 보기 어려워 위 과실상계항변을 받아들일 수 없다.

〈손해배상의 범위〉

가. 재산상 손해

(1) 일실 이익

이 사건의 환자인 치과의사는 1921년 2월 19일생으로서 이 사건 사고당시 63세 3개월 남짓 된 남자이고, 같은 나이의 한국인 남자의 평균 기대여명은 9.87년 가량인 사실, 환자는 일찍이 치과의사자격을 취득하고 치과의료업에 종사하던 중, 1977.7.27.부터는 경북 의성읍 후죽동 613의 12에서 ○○○의원을 개업하여 그 이래 치과의료업을 자영하여 왔는데, 이 사건 사고로 인하여 사고 직후 입원하여 왼쪽 상완골 내에 금속판고정술을 받고, 입원 및 통원치료를 받느라 사고일인 1986년 6월 15일부터 같은 해 11월 19일까지 휴업하였다가, 같은 달 20일 재개업하였으나 위 부상의 후유증으로 정상 영업이 불가능하였기에 같은 해 12월 15일 다시 휴업하였다가 1987년 3월 1일 재개업 진료 중에 있으며, 위 치료를 마친 후로도 왼쪽 견관절의 운동 범위가 굴곡 60°, 신전 20°, 외전 60°, 내전 30°, 외회전 10°로 제한되는 후유증이 남게 되어 장차 치과의사로서 종사할 수는 있으나 일반 노동에서의 의학적 신체기능장애율이 18%에 이르는 사실, 환자는 위와 같이 65세의 고령이나 사고 당시까지에도 건강하게 위 진료업을 계속하여 왔고, 인근지역(대구직할시, 김천시, 점촌시, 영주시, 영천시, 경산군, 청원군, 달성군, 문경군, 의성군, 예천군, 봉화군, 울진군)에서 현재 67세 이상의 고령의 치과의사들의 수가 총인원의 10%를 넘게 종사하고 있을 뿐더러 위 치과의사의 업무의 성질은 일반 노동보다는 육체적 활동에 있어서 가벼운 점, 자동차보험약관 중에도 사고 당시 65세를 넘은 피보험자에게는 3년간의 일실 수익을 인정해 주고 있는 사실이 인정되고, 달리 반증이 없다. 환자는 위 사고 무렵 연간 총수입이 33,978,920원으로 매월 2,831,516원의 순수입을 얻고 있었다고 주장하므로 보건대 갑 제6호증의 1, 2(을 제1, 2호증과 같다)의 기재에 의하니, 환자의 1985년의 총수입이 33,878,100원으로 납세 신고되고 그에 따라 과세처분된 사실은 인정되나, 총지출액을 인정할 자료가 없는 반면, 같은 호증의 기재에 의하니, 과세표준인 순소득금액은 8,840,606원인 점이 인정되니, 위 호증은 환자 주장의 위 순수입을 입증할 자료가 된다 할 수 없고, 갑 제9호증의 기재나 위 증인들의 증언만으로는 그 수입을 입증하기에 부족하고, 달리 환자의 순수입액을 입증할 자료가 없기에 환자의 위 주장을 받아들일 수는 없으나, 한편 그 순수입액은 사고 당시의 환자와 같은 경력을 가진 치과의사의 평균 임금 이상일 것임이 경험칙상 수긍되므로 그 수액을 그 대체 고용비로서 산정할 수밖에 없는 바, 그의 진정성립에 다툼이 없는 을 제7호증의 1, 2의 각 기재에 의하니 사고 당시 치과의사의 평균 임금은 월

916,500원임이 인정되고 달리 반증 없다. 그리고 환자는 위 영업을 70세까지 영위할 수 있다고 주장함으로 보건대, 위에서 본 환자의 건강 상태나 개업의의 연령 분포 등의 사실만으로는 그 점을 인정하기에 부족하고 달리 입증 자료 없어 환자의 위 주장은 받아들일 수 없다 할 것이지만, 환자가 사고 당시 65세 3개월 넘었으면서도 종전과 다름없이 활발하게 종전 영업 활동을 할 정도의 건강체였고 보다 고령인 다른 치과의사들도 위와 같이 많이 활동하는 사정에 치과의료 업무의 내용 등을 고려할 때 환자는 67세가 끝나는 날까지 위 영업을 할 수 있다고 판단된다. 나아가 위 의학적 신체기능장애율과 환자의 연령, 위 영업의 내용과 일반 노동과의 차이, 위 상해의 후유증 등 여러 가지 사정을 종합 고려할 때 위 기능장애로 인한 노동 능력은 18% 감퇴되었다고 봄이 상당하다. 사정이 이러하니, 환자는 이 사건 사고로 인하여 사고일부터 1986. 11. 19.까지의 5개월 남짓 되는 기간 및 1986. 12. 15.부터 1987. 2.말까지의 2개월 남짓 되는 기간은 각 월 916,500원씩의 수입 전부를, 1987. 3. 1.부터 67세 마치기까지의 23개월(1년 11개월) 남짓 되는 기간 동안은 위 월 수입액에서 위 인정의 노동 능력 상실률에 따른 금 164,970원(916,500×0.18)씩의 수입을 각 순차 상실케 되는 손해를 입게 되었다고 할 것인 바, 이를 각 월 5/12푼의 비율에 따른 중간 이자를 단리로 공제하는 호프만식 계산법에 의하여 사고시의 현가를 산출하면, 위 5개월의 기간 중은 돈 4,526,079원(916,500×5개월 수치4.93843887), 위 2개월의 기간 중은 돈 1,777,461원[916,500×(8개월 수치 7.85345049−6개월 수치 5.91404863)], 위 23개월의 기간 중은 돈 3,650,284원[164,970×(32개월 수치 29.98040767−8개월 수치 7.85345049)]으로써 합계 돈 9,953,824원이 됨이 계산상 명백한 바, 한편 성립에 다툼이 없는 을 제4호증(가도보험금 입금표)의 기재와 변론의 전취지에 의하니, 치과의사를 대리한 소외 한국자동자보험주식회사가 1986.11.11. 환자에게 손해배상금의 일부로써 금 226,800원을 지급한 사실이 인정되고, 반증이 없으므로, 이를 공제한 즉, 위 일실 이익은 돈 9,727,024원이 남는다. (2) 치료비앞서 든 신체감정 결과와 위 증인 김호준의 증언에 의하여 그의 진정성립을 각기 인정할 수 있는 갑 제7호증의 1 내지 12, 갑 제8호증의 1 내지 11의 각 기재와 위 증인의 증언에 의하니, 원고는 위 사고 후 위에서 본 기간 동안 ○대학병원에서 입원 및 통원치료를 받고 그의 치료비와 약값으로 합계 돈 2,064,703원을 지출하였는데, 그 치료비와 약값은 적정한 의료수가였으며 또한 위 사고로 인한 위 치료 당시에 왼쪽상완골에 삽입한 금속판제거술을 앞으로 받아야 하는데, 그 비용으로 금 700,000원이 소요되는 사실이 인정되고 반증이 없으므로, 피고는 원고에게 위 합계 돈 2,764,703원을 배상할 의무를 진다. 그리고 그의 진정성립에 다툼이 없는 을 제5호증의 기재에 의하니 피고를 대리한 소외 한국자동차보험주식회사가 1986.9.22. 원고의 치료비로서 위 같은 병원에 합계금 5,573,020원을 지급한 사실이 인정되고 반증 없는 바, 피고는 지급된 위 치료비 중 원고의 과실 부분에 상당한 금원은 공제되어야 한다고 주장함으로 보건대, 앞서 판단한 바와 같이 이 사건 사고에 관하여 원고에게 과실이 있었다는 증거가 없으므로 피고의 위 주장을 받아들일 길이 없다.

나. 위자료

환자가 이 사건 사고로 중상을 입고, 상당 기간 치료를 받고도 후유증까지 남게 됨으로써 환자 자신은 크나큰 정신적 고통을 겪었고 또 앞으로 겪게 되리라는 사실은 경험칙상 명백하다고 할 것이므로 피고는 환자에게 위 고통을 위자함에 상당한 금원을 지급할 의무를 진다고 할 것인 바, 그 액수로는 앞서 본 사고발생의 경위, 환자의 부상의 부위 및 정도, 환자의 연령 등의 사실과 그 밖의 이 사건 변론에 나타난 여러 사정을 두루 참작할 때 돈 500,000원으로 정함이 상당하다.

다. 결론

결국, 환자의 이 사건 청구는 피고에게 위 재산상 손해와 위자료를 합한 돈 12,991,727원(39,727,024+2,764,703+500,000) 및 이에 대한 이 사건 불법행위일인 1986. 6. 15.부터 1987. 11. 25.까지의 연 5푼율, 1987. 11. 26.부터 그 돈 다 갚는 날까지의 연 2할 5푼율에 따른 돈을 지급하라. 위 환자의 나머지 청구를 기각한다.

●●● 의료적 관점의 예방책

치과의사의 가동연한을 65세로 인정하고 있는 많은 판례와 달리 교통사고 피해자인 치과의사가 사고 당시 65세의 고령이지만 그 때까지 건강하게 진료 업무를 계속하여 왔고, 인근 지역에서 치과의료 업무에 종사 중인 치과의사들 중 67세 이상의 고령인 자의 비율이 총인원의 10%를 상회하며, 치과의사의 업무의 성질은 일반 노동보다는 육체적 활동에 있어서 가벼울 뿐 아니라 자동차보험 약관 중에도 사고 당시 65세를 넘은 피보험자에게는 3년간의 일실 수익을 인정해 주고 있는 점 등에 비추어 위 증례의 피해자는 67세가 끝나는 날까지 가동할 수 있다고 인정되었다.

▶ 불법 무면허 의료

판례번호: 대전지방법원 천안지원 88고합144 보건범죄단속에 관한 특별조치법 위반(의료법위반)

●●● 사건 개요

의료인이 아닌 자가 약 3개월에 걸쳐 치과의료행위를 한 사안.

●●● 사실 관계

피고는 의료인이 아님에도 불구하고 1988년 7월 초순부터 같은 해 10월 초순 사이에 갑의 집에서 발치겸자, 마취약, 주사기 등을 사용하여 을의 상·하 치아 5개를 뽑아 틀니 1개를 만들고, 1개를 보철하여 치료비로 금 110,000원을 받는 등 치과의료행위를 하였다.

재판부 판단

1인을 상대로 3개월간에 걸쳐 치아 5개를 뽑고 틀니를 만들었다 하더라도 그것이 발치와 보철 등 치과치료 기간 자체가 성질상 장기간을 요하는 관계로 그와 같은 기간이 소요되었다면 그 같은 사실만으로 무면허 치과의료행위를 계속적·반복적으로 한 것이라고 할 수 없어 보건범죄단속에관한특별조치법 제5조 소정의 치료의료행위를 업으로 한 경우에 해당하지 아니한다. 의료법 위반에 대해서는 의료법 제66조 제3호, 제25조 제1항에 해당하는 바 소정형 중 벌금형을 선택하여 벌금 2,000,000원에 처하고, 납입하지 아니하는 경우에는 형법 제70조, 제69조 제2항에 의하여 금 5,000원을 1일로 환산한 기간 피고인을 노역장에 유치하고, 형법 제57조에 의하여 이 판결선고 전의 구금 일수 90일을 위 벌금에 관한 노역장유치 기간에 산입한다. 압수된 핸드피스 1개, 발치겸자 1개, 주사기 1개, 마취약 캡슐 8개, 치과용 송곳 1개, 추레이 4개는 형법 제48조 제1항 제1호에 의하여 몰수하고 형사소송법 제334조 제1항에 의하여 위 벌금에 상당한 금액의 가납을 명한다.

의료적 관점의 예방책

면허가 없는 자의 의료행위는 의료법 위반뿐 아니라 반복적·계속적으로 시행한 경우 보건범죄단속에 관한 특별조치법에도 저촉될 수 있다.

▶ 치과의원 건물 용도 변경 처분

판례번호: 대법원 90누813 건물용도 변경 처분취소

사건 개요

개인 치과의원이 존재하는 인근생활시설로 용도 변경된 건물과 가까운 곳에서 치과의원을 경영하는 자가 그 용도변경처분의 취소를 구할 원고 적격을 가지는지 여부에 대해 상고하였다.

사실 관계

서울특별시장은 치과의원이 있는 같은 아파트단지 내에서 30m 정도의 거리에 있는 건물에 대해 상품매도 점포로서의 근린생활시설로 되어 있던 용도를 치과의사 경합 관계에 있는 치과의원을 개설할 수 있도록 의원으로서의 근린생활시설로 변경하여 소를 제기하였고 원심에서는 이를 각하하였다.

재판부 판단

행정처분의 취소를 구하는 항고소송은 그 처분의 직접 상대방이 아닌 제3자라고 하더라도 처분 등의 취소를 구할 법률상 이익이 있는 자는 제기할 수 있는 것이나, 여기서 말하는 법률상의 이익이란 직접적이고 구체적인 이익이 있는 경우를 말하고 다만 간접적이거나 사실적, 경제적 이해 관계를 가지는 데 불과한 경우는 여기에 해당하지 아니한다. 그런데 의료법상 의료인은 신고만으로 의원이나 치과의원을 개설할 수 있고 건축법 기타 건축관계법령상 의원 상호 간의 거리나 개소에 아무런 제한을 두고 있지 아니하므로 원고가 위 용도 변경으로 인하여 받게 될 불이익은 간접적이거나 사실적, 경제적 불이익에 지나지 아니하여 그것만으로는 원고에게 위 용도 변경의 취소를 구할 소익이 있다고 할 수 없다. 따라서 원심법원이 이와 같은 취지에서 이 사건 소를 부적법하다 하여 각하하였음은 정당하다.

●●● 의료적 관점의 예방책

건축관계법령상 의원 상호 간의 거리나 개소에는 제한을 두고 있지 않으며 의료법상으로도 의료인은 신고만으로 의원이나 치과의원을 개설할 수 있기 때문에 의원 간의 거리나 개소를 제한할 수 없다.

▶ 의무사관 후보생 제적 처분 무효

판례번호: 대법원 90누3744 의무사관 후보생 제적 처분 무효등

●●● 사건 개요

학생운동 중 형사처벌을 받은 과거력으로 의무병과사관 후보생의 공적에서 제적시킨 처분이 위법이 아니라는 원심의 판결이 있었다.

●●● 사실 관계

원고는 치과대학 학생회 회장으로서 학생운동을 주도하던 이른바 대학교 민주총학생회 건설준비위원회 위원장 등과 공모하여 치과대학생 100여명을 이끌고 농성을 위해 치과대학 건물 3층 서무과 사무실에 침입, 교직원 및 학생들의 출입을 방해하면서 수업 및 학사 업무 수행을 방해하는 행위를 한 것 때문에 광주지방법원에 구속 기소되어 폭력 행위 등 처벌에 관한 법률위반죄와 업무방해죄로 벌금 500,000원의 유죄판결을 선고받았던 바 있다. 이후 위의 사유로 의무병과사관후보생의 병적에서 제적되었다.

●●● 재판부 판단

원고가 과거 법원에 구속 기소되어 폭력 행위 등 처벌에 관한 법률위반죄와 업무방해죄로 유죄판결을 선고받았다면, 원고는 군인사법 제10조 제1항에 규정된 '사상이 건전하고 소행이 단정한 자'라는 장교 임용을 위한 적극적 요건을 갖추지 못한 것이라고 할 것이므로 위 형사처벌을 이유로 원고를 의무병과사관후보생의 병적에서 제적한 처분이 재량권을 일탈한 위법한 것이라고 할 수 없다. 병역법시행령 제85조 제1항 제3호, 제2항의 규정취지는 특수병과사관후보생이 장교 임용 결격사유에 해당하게 된 때에는 당해 교육기관 또는 연수기관의 장으로 하여금 병무행정 담당자에게 이를 통보하게 하여 결격자의 장교 임용을 막기 위한 것이어서 당해 교육기관 또는 연수기관의 장으로부터 통보가 없다 하여 특수병과사관후보생이 장교 임용 결격사유에 해당하는데도 장교로 임용하여야 하는 것은 아니라고 할 것이므로 당해 교육기관 또는 연수기관의 장으로부터 특수병과사관후보생의 신상에 대하여 별다른 통보가 없는 경우에도 병무행정을 주관하는 병무청장이 군인사법 제10조 제1항의 취지에 따라 임용 결격사유에 해당하는 자의 장교 임용을 막기 위하여 결격사유의 해당 여부를 해당 관서에 직접 조회, 확인할 수 있도록 한 병역법시행규칙 제49조 제1항은 병역법 제50조 및 같은 법 시행령 제85조의 시행에 관하여 필요한 사항을 보충적으로 규정한 것에 불과하고 법령에 근거 없이 새로운 사항을 규정한 것은 아니다 할 것이므로 위 시행령의 위임의 범위를 넘어선 것으로서 무효라고 할 수 없다.

●●● 의료적 관점의 예방책

치과대학 졸업 후 의무병과사관후보생이 장교 임용 시 형사처벌 등의 과거력은 '사상이 건전하고 소행이 단정한 자'라고 규정한 군인사법에 저촉되어 제적될 수 있다.

▶ 치과병원 폐수 방류와 환경보전법

판례번호: 대법원 90도2597 환경보전법위반

●●● 사건 개요

치과대학 부속병원의 폐수를 폐수시설을 거치지 않고 그대로 방류하게 하여 처벌을 받았다.

●●● 사실 관계

치과대학부속병원의 폐수가 대학교병원 본원의 폐수시설을 거치지 않고 그대로 방류하게 한 사실에 대해 구 환경보전법 제66조에 해당한다는 판결을 받았다.

●●● 재판부 판단

피고인이 대학교부속병원 관리부원장으로서 위 대학교 치과대학부속병원의 폐수를 대학교병원 본원의 폐수시설을 거치지 않고 그대로 방류하게 한 환경보존법위반 범행을 충분히 인정할 수 있고, 같은 법 제66조 및 제70조의 규정에 의하면 위 제66조는 같은 법 제16조의2 등에 규정된 사업자인 법인의 대표자 또는 그와 같은 법인 또는 개인의 대리인 사용인 기타의 종업원이 위 제66조 각호의 1 등에 규정된 행위를 한 때에 이들을 행위자로서 처벌하는 규정이고 위 제70조는 그 사업자인 법인 또는 개인을 위와 같은 행위자와 함께 처벌하도록 하는 양벌규정이므로 원심이 피고인이 위 법에 정한 사업자인 위 대학교병원의 대표자를 보좌하여 병원 경영 관재 및 시설운영 등 그 관리 사무를 총괄하는 관리부원장으로서 실제로 판시와 같이 위 제66조 제1호에 정한 행위를 한데 대하여 같은 조문을 적용 처단한 제1심 판결을 유지한 것은 옳고 거기에 위 제66조 및 제70조 등에 관한 법리오해의 위법이 있다 할 수 없다. 그러므로 상고를 기각한다.

●●● 의료적 관점의 예방책

구 환경보전법 제66조는 같은 법 제16조의2 등에 규정된 사업자인 법인의 대표자 또는 그와 같은 법인 또는 개인의 대리인, 사용인 기타의 종업원이 위 제66조 각호에 규정된 행위를 한 때에 이들을 행위자로서 처벌하는 규정이고 같은 법 제70조는 그 사업자인 법인 또는 개인을 위와 같은 행위자와 함께 처벌하도록 하는 양벌규정이다. 따라서 폐수처리 등 구 환경보존법의 위반 시 사업자와 행위자로 이중처벌이 가능할 수 있다.

▶ 치과의사 국가시험 불합격 처분 소송

판례번호: 대법원 93누6867 치과의사 국가시험 불합격 처분취소

●●● 사건 개요

국립보건원장이 치과의사국가시험의 시행권자로서 원고들에게 불합격 처분을 한 후 원고들이 보건사회부장관에 대해 소를 제기하였다.

●●● 사실 관계

국립보건원장이 치과의사국가시험의 시행권자로서 시험 시행 후 원고들에게 불합격 처분을 한 사실을 인정하고 나서 다시 원고들은 보건사회부장관에 대해 소를 제기했다.

●●● 재판부 판단

의료법 제9조 제1항, 제2항 및 같은 법 시행령 제4조 제1항, 제2항, 제3항과 같은 법 시행규칙 제1조 제2항, 제3항의 관계규정을 종합하여 보면 치과의사국가시험의 시행권자는 국립보건원장이므로 그 합격 여부의 처분권은 국립보건원장에게 있다. 따라서 원고들의 피고 보건사회부장관에 대한 이 사건 소는 처분청이 아닌 행정청을 피고로 한 것이므로 부적법한 것이라 하여 각하한 것은 정당하다. 치과의사국가시험 합격은 치과의사 면허를 부여받을 수 있는 전제 요건이 된다고 할 것이나 국가시험에 합격하였다고 하여 위 면허취득의 요건을 갖추게 되는 이외에 그 자체만으로 합격한 자의 법률상 지위가 달라지게 되는 것은 아니므로 불합격 처분 이후 새로 실시된 국가시험에 합격한 자들로서는 더 이상 위 불합격 처분의 취소를 구할 법률상의 이익이 없다.

의료적 관점의 예방책

치과의사국가시험의 시행권자 및 합격 여부의 처분권은 국립보건원장에게 있고 치과의사국가시험의 합격은 치과의사 면허취득의 요건을 갖추게 되는 것일 뿐 법률상의 지위는 달라지지 않는다.

▶ 노동력 상실 치과의사의 가동연한

판례번호: 대법원 94다26677 손해배상(자)

사건 개요

치과 공중보건의로 근무하던 중 교통사고로 부상하여 노동 능력을 100% 상실한 환자의 장래 수입 상실액, 일실 수익 산정, 치과의사의 가동연한에 대한 원심의 판결에 대해 상고하였다.

사실 관계

치과 공중보건의로 근무하던 환자가 교통사고로 부상하여 노동 능력을 100% 상실하였다.

재판부 판단

보건소에서 치과 공중보건의로 근무하면서 치과의원의 개업을 준비하던 중 교통사고로 부상한 원고의 일실 이익을 산정함에 있어 치과의사로 개업하였을 경우의 예상소득을 추정하면서 노동부 발간의 1991년도 직종별임금실태조사보고서(이하 조사보고서)를 배척하고 1989년도 조사보고서상 직종번호 063번 남자 치과의사의 전경력 월수입을 기초로 하고 있는 바, 불법행위로 인한 손해배상에서 개인사업을 경영하는 피해자의 수입이 주로 사업주 개인의 노무에 의존하고 있어 기업에서의 자본적 수익이 미미한 경우에는 조사보고서에 의하여 피해자와 같은 직종에 종사하는 근로자의 임금 해당의 추정통계소득을 기준으로 장래수입상실액을 산정할 수가 있고, 그 경우 원심 판시와 같이 1991년도 조사보고서에는 '치과의사'의 직종을 따로 분류하지 아니하고 직종번호 06/07번에 '의사, 치과의사, 수의사 및 관련 종사자'라 하여 원고의 업무 내용과는 판이한 일반 의사와 수의사 및 관련 종사자들까지 포함시켜 그 수입 통계를 내고 있다면 원심이 위 1991년도 조사보고서에 의하지 아니하고 치과의사만을 따로 분류하여 수입 통계를 내고 있는 1989년도 조사보고서에 의하여 원고의 일실 수익을 산정한 조처가 수긍이 가고 거기에 소론과 같이 채증법칙 위배 및 심리미진의 위법이 있다고 할 수 없다. 그리고 매년 임금이 인상되는 추세에 있음이 공지의 사실인 점에 비추어 볼 때 소론과 같이 사고 발생일 3년 전의 조사보고서를 일실 이익 산정의 기초로 삼았다는 사정은 피고가 이를 상고 이유로 삼을 수 없는 것이다. 원고가 65세가 될 때까지 치과의사로서 일할 수 있었음을 경험칙에 의하여 인정하고, 거시 증거에 의하여, 노동 능력을 100% 상실한 원고에게 보통 성인남자 1인의 개호가 필요하다고 본 원심의 판단도 수긍이 가고 거기에 소론과 같이 심리

12

미진이나 채증법칙 위배의 잘못이 있다고 할 수 없으므로 논지도 이유 없다. 그러므로 상고를 기각한다.

●●● 의료적 관점의 예방책

불법행위로 인한 손해배상에서 개인사업을 경영하는 피해자의 수입이 주로 사업주 개인의 노무에 의존하고 있어 기업에서의 자본적 수익이 미미한 경우에는 조사보고서에 의하여 피해자와 같은 직종에 종사하는 근로자의 임금 해당의 추정통계소득을 기준으로 장래수입상실액을 산정할 수 있으며 일반적으로 치과의사의 가동연한은 65세로 경험칙상 인정하고 있다.

▶ 공중보건의사 가동연한

판례번호: 대법원 95다1361 손해배상(자)

●●● 사건 개요

사망한 치과 공중보건의사의 일실 수입 산정에 대해 대법원에 상고하였다.

●●● 사실 관계

사망한 치과 공중보건의는 1966년 7월 5일생의 남자로서 사고 당시 23세 9월 남짓 되었고, 치과의사 면허를 취득한 다음 군에 입대하여 중위로 임관한 후 치과 공중보건의로 근무 중인 사실을 확정한 다음, 잔여 가동연한까지의 소득액을 노동부 발행의 1993년도 임금구조 기본 통계 조사보고서에 게재된 직종 중(소)분류별 22번 생명과학 및 보건전문가의 경력 3~4년 남자의 월 평균 급여액에 기하여 그 일실 수입을 산정하였다.

●●● 재판부 판단

불법행위로 인하여 사망한 피해자의 일실 수입을 산정함에 있어서는 원칙적으로 그 사망 당시의 피해자의 수익을 기준으로 하여 산정하여야 하고, 그 수익이 장차 증가될 것이 상당한 정도로 확실시되는 객관적 자료가 있는 때에는 그 증가될 수익도 고려되어야 하며, 이러한 수익이 불분명한 경우 구체적 증거에 의하여 인정하는 대신에 평균 수입액에 관한 통계 등을 이용하여 추상적 방법으로 산정하는 방식은 공평성과 합리성이 보장되는 한 허용된다. 원고가 사고 당시에 치과의사 자격을 취득하여 치과 공중보건의로 근무하고 있었다면, 앞으로 계속 치과의사로 종사하여 그 소득이 증가할 개연성이 있다고 할 것이므로 경력연수별 통계소득을 고려하여 원고의 일실 수입을 산정하는 것이 객관적이고 합리적이라고 할 것이다. 따라서 임금구조 기본통계 조사보고서상의 통계소득을 기준으로 산정하는 경우에는 경력연수별 통계소득을 고려하여 경력 증가에 따른 소득 증가를 인정하는 것이 객관적이고 합리적인 방법이며 원심이 원고가 65세가 될 때까지 치과의사로서 일할 수 있었음을 경험칙에 의하여 인정을 한 것은 정당하다.

●●● 의료적 관점의 예방책

사망 당시의 피해자의 수익을 기준으로 하여 산정하는 일실 수입이 치과의사의 경우 경력 증가에 따른 소득 증가가 인정되며 치과의사의 가동연한을 65세로 인정하고 있음을 알 수 있다.

▶ 치료 불만에 따른 협박

판례번호: 서울지방법원 서부지원 99가단46679 손해배상(의)
2000가단42062(반소) 손해배상(의)

●●● 사건 개요

조카의 담임 선생을 우대하며 치료하였으나 치료에 불만을 품고 난동을 피우며 금전을 요구하였다.

●●● 사실 관계

환자는 치과의사의 조카 담임 선생으로 수업 시간 중 부모나 친척 중 치과의사가 있는 사람을 손들어보라고 하여 한○○이 작은 아버지가 치과의사라 하자 이에 소개를 받고 1986년 1월 11일 치과의사의 병원에 처음 내원하였다. 1986년 1월 11일 이후 환자는 본인뿐만 아니라 가족의 치료까지 치과의사의 병원에서 받게 하여 수십 차례 방문했으며, 이때마다 치과의사는 치료비는 절반 이하만 받았고 보험 치료비 등은 일체 받지 않았다.

1차 치료(1986. 1. 11.~1986. 1. 24.)

환자는 6차례에 걸쳐 하악 좌측 잇몸비대에 대해 치은소파술과 치은절제술, 하악 좌우측의 신경치료 및 상악 우측 치아의 교합치료를 하였는데 이후 원고는 거의 매일 이가 높이가 안 맞는다고 불평을 하였다. 특별한 이상이 없음에도 환자의 불평이 너무 심해 수십 회에 걸쳐 좌·우측 교합조정을 시행해 주었고, 환자가 호소하는 감각이상에 대해서는 신경이 절단되면 편측으로 광범위한 부분에 대해 감각이상을 느끼지 환자처럼 특정 부위가 감각이상이 생기는 것이 아니므로 신경이 절단된 것이 아니라고 설명을 하였음에도 불구하고 환자가 계속적으로 억지 주장하여 종합병원 전원을 권유했으며 본인의 과실이 있으면 치료비를 보상하겠다고 하였다.

2차 치료(1989. 8. 22~1989. 8월 말)

환자는 치과대학병원에서 치료를 받던 중이었으나 레지던트가 치료를 하는 것이 도저히 기분 나빠서 치료를 받을 수 없다고 불평하며 다시 치과의사에게 치료해 줄 것을 요구했고 거절에도 불구하고 계속 사정하여 상악 좌측 치아에 대해 신경치료 마무리 후 당시 수가의 절반 이하의 가격만 받고 금으로 씌워주었다.

3차 및 4차 치료(1990. 3. 19~1992. 10. 12)

2차 치료 후 내원하지 않던 환자는 1991년 7월 다시 내원하여 상악 우측 중절치아의 상실로 보철치료를 해줄 것을 요구하였는데 치과의사는 큰 병원에 가서 치료할 것을 권유했으나 환자가 또다시 치과의사에게 치료를 해달라고 사정을 하여 보철치료를 해주었으며 당시에도 수가의 절반 이하의 치료비를 받았다. 1992년 10월 다시 내원하여 상악 우측 어금니 인접면의 충치치료 후 보철치료를 다시 하였으나 치료비는 받지 않았다.

문서훼손으로 정확한 날짜 및 이유는 확인이 어려우나 환자는 치과로 찾아와 1시간 가량 소란을 피웠으며 치과의사는 원고의 행패로 인해 당시 진료를 기다리던 환자들을 다 돌려보낼 수밖에 없었고 그날 진료를 대부분 하지 못하는 등 영업상 많은 손해를 입었으며 계속 큰소리로 행패 부리는 원고를 큰 병원에 가서 치료를 받고 과실이 확인되면 배상하겠다고 하고 원고를 돌려보냈다. 이후 1997년 4월 6일 경 환자는 치과대학병원에서 치료받은 영수증(합산 8백만 원 정도)을 들고 찾아와 배상해 줄 것을 요구했는데 당시 치과의사는 장인이 위중한 관계로 이에 신경을 쓸 겨를이 없어 치과의사의 과실 여부의 사실 확인 없이 배상을 해주겠다고 하였다. 그러자 환자는 앞으로 치료받을 부분에 대해서도 배상을 해달라고 하였으며 치과의사는 원고에게 총 1,550만원을 배상해 주겠다고 하였다. 환자는 1997년 7월 방학이므로 그때 방문하겠다고 했고 피고는 그때까지 배상금을 준비하겠으니 치과로 오라고 하였다.

이후 1997년 7월 7일 오후 8시 30분경 환자와 이○, 환자의 자녀들이 와서 다른 의료원에서 치료를 받겠으니 아는 사람을 소개해 달라고 하였다. 그동안의 원고의 행동을 생각해서 치과의사는 다른 의사의 소개를 거절했는데 그러자 환자는 자신이 이혼하게 된 것이 치과의사가 치아 치료를 잘못해서 그런 것이라며 함께 온 이들과 함께 밤 10시 30분까지 소란을 피웠으며 내일 환자들이 많이 있을 때 와서 이런 사실을 알리겠다며 협박하고 돌아갔다. 다음날 오후 5시경 다시 환자와 이○, 환자의 자녀들이 치과에 와서 서류 뭉치를 흔들며 "돈 내놔라", "자신을 치료한 여의사의 인적사항을 대라", "너 치과 계속 운영할 수 있는지 두고 봐라" 하면서 소란을 피웠다. 치과의사는 당시 진료 중이던 환자들을 돌려보내고 계속적인 억지와 치과영업 방해 행위에 할 수 없이 1997년 4월에 약속했던 1,550만원을 주겠다고 하자 환자와 이○, 환자의 자녀들은 영수증에 빠진 금액과 앞으로의 치료비 200만원까지 추가 배상을 원하였고 치과의사가 다시 그것도 돈으로 주겠다고 하자 이○○은 5~6천만원은 줄 것으로 예상했다며 3천만 원을 요구하기에 피고는 이를 거절했고, 환자와 이○은 치과의사에게 3천만 원에 대해 다시 잘 생각해 보라고 하면서 돌아갔다. 다음날인 9일 시 30분 이○, 환자의 자녀들이 다시 치과로 찾아와 다시 돈을 요구하기에 치과의사는 이를 거절하고 법으로 처리할 것을 권유했고, 이○이 진료차트를 요구해서 치과의사는 진료기록을 복사해 놓을 테니 이○으로 하여금 다음날 찾아가도록 하였다. 14일 환자와 이○이 다시 치과에 찾아와 소란을 피웠고, 19일 오후 7시 40분경 원고가 찾아와 업무방해에 대한 고소를 취하하고 배상금 2,200만 원과 아이들 과자값을 더 달라고 요구하기에 치과의사는 이를 거부하였다. 그러자 환자는 "만일 배상금을 주지 않으면 여러 가지 방법을 동원할 것이며 그러면 피해를 볼 것이니 알아서 하라"는 등의 말을 하며 협박하였다. 21일 환자와 이○, 환자의 자녀들이 찾아와 난동을 부려 112에 신고를 하고 원고는 파출소로 연행되었다. 9월 3일 오후 6시 40분경 성명 불상의 신문기자가 치과로 찾아와 환자 때문에 찾아왔다고 하며 치과의사가 법으로 얘기하겠다고 하자 "취재 불응하느냐", "남의 이를 다 버려 놓고 무슨 소리냐", "왜 고소를 하여 기소유예 처벌을 받게 하였느냐"는 등의 협박을 하며 소란을 피우고 돌아갔다. 9월 18일, 29일 환자와 그의 형제인 듯한 남자 2명, 이○이 병원으로 찾아와 소란을 피웠다.

●●● 재판부 판단

치과의사는 환자에게 2002년 2월 28일까지 금 9,000,000원을 지급하되, 위 기일에 지급하지 아니할 경우 그 다음날로부터 완제일까지 연 25%의 비율에 의한 금원을 가산하여 지급한다. 나머지 본소청구 및 반소청구는 기각한다. 소송비용과 조정비용은 각자 부담으로 한다.

●●● 의료적 관점의 예방책

과실이 입증되지 않거나 어려운 경우에도 치과의사는 다른 환자들의 눈을 의식해야 하고 평판에 민감하기에 금전 요구를 동반하거나 목적으로 하는 환자의 불만을 수락하는 경우가 있다. 그러나 이는 자칫 막무가내의 더 큰 요구를 주장하는 빌미가 될 수 있으므로 당장의 여건이 여의치 않더라도 시시비비를 가려 정확하게 처리하는 것이 더 큰 피해를 막는 방법이라 하겠다.

▶ 과징금 등 부과처분 취소청구

판례번호: 대법원 2003두9251 과징금 등 부과처분 취소청구

●●● 사건 개요

부산광역시치과의사회는 치과기공료 결정 행위가 가격 결정 행위에 해당한다는 공정거래위원회의 명령 및 원심의 과징금 등 부과에 대해 대법원에 상고하였다.

12

●●● 사실 관계

부산광역시의 치과의사회와 부산광역시 치과기공사회는 1995년 이전까지 양 협회의 실무협의회를 통하여 기공료의 최저 가격을 결정하고 그 결과를 가이드라인 형식으로 구성 사업자들에게 통보하면 그 구성 사업자인 치과의사들과 치과기공사들이 위 가이드라인을 기준으로 하여 개별적으로 기공료를 협의, 결정해 왔었는데 대한치과의사협회는 공정거래위원회로부터 위와 같은 사업자 단체의 협의에 의한 가격 결정 행위가 법에 위반된다는 취지의 질의회신을 통보받자, 1995년 5월 17일 소속 치과의사들에게 자율적으로 기공료를 결정하라는 내용의 통보를 하였다. 부산광역시의 치과의사회는 1995년 8월 30일 치과기공사회와 기공료를 매년 15%씩 3년간 인상하고 1998년 8월 11일부터는 물가 인상률에 따라 인상하기로 하는 내용의 협정을 체결하였다가, 1995년 11월 6일 공정거래위원회로부터 시정명령 및 공표명령을 받았음에도 1997년경까지 위 협정 내용에 따라 기공료를 인상해 주었고, 1997년 말 IMF 사태 이후로는 치과기공사회의 기공료 인상과 관련한 협의 자체를 거부하다가 1999년 2월경부터 협의를 계속해 오던 중, 1999년 5월 10일 부산광역시의 치과의사회를 대표한 무협의회 위원들이 치과기공사회의 실무협의회 위원들과 "1997년 8월 1일 기공수가 조정 이후 현재까지 IMF로 인하여 기공수가 조정이 안 되었는 바 조정시기가 되었다고 사료되오니 앞으로 각 회원께서는 거래기공소와 협의 조정하시기 바랍니다."는 내용의 공문을 부산광역시 치과의사회 소속 치과의사들에게 보내기로 합의하고, 그에 따라 1999년 5월 말경 1997년 대비 평균 5.6% 인상된 기공료에 관한 가이드라인(이 사건 가이드라인)을 정한 다음 부산광역시의 치과의사회의 회장 및 부회장 등의 추인을 받아 1999년 6월 초순경 회장 명의로 "97. 8. 기공수가 조정 후 치과기공사회의 재료비 급등을 이유로 한 기공료의 인상 요구에 대하여 회원들의 경영상 어려움을 덜어주고자 치과기공사회와 협의하여 기공물에 대한 수가의 가이드라인을 알려드리니 자율화의 근본취지에 벗어나지 않는 범위 내에서 거래 기공소와 기공수가 조정협의시 참고하라."는 내용과 함께 17개 기공물에 대한 당시의 가격과 이 사건 가이드라인을 '현행수가'와 '개정수가'로 대비한 가격표가 기재된 '1999년도 부산광역시 치과기공수가안내'라는 공문을 회원들에게 발송하였다. 치과기공사회의 실무협의회 위원은 1999년 6월 7일 치과기공사회 대표자회의에서 위 가이드라인이 양 협회가 결의한 기공물에 관한 최저가격이라고 설명한 바 있으며 1999년 7월경 부산지역 기공료는 개별 치과기공소 간에 약간의 차이는 있으나 위 가이드라인을 상회하는 수준으로 인상된 사실이 있다.

●●● 재판부 판단

합의에 따른 안내문에 가이드라인을 자율적으로 참고하라는 취지가 기재되어 있기는 하나, 이 사건 이전의 기공료 결정에 관한 관행 및 공정거래위원회로부터 시정 명령 등을 받은 전력, 부산광역시의 치과의사회와 치과기공사회가 가이드라인을 작성한 경위 및 통보 과정, 안내문에 이 가이드라인이 치과기공사회와의 협의에 따른 것이라는 내용 및 가격표가 있는 점, 그 이후의 정황 등 여러 사정에 비추어 회원인 치과의사들에게는 이 가이드라인을 기준으로 하여 기공료를 결정하여야 한다는 공동 인식이 형성되었다고 봄이 상당하고, 부산광역시의 치과의사회가 위 가이드라인에 따르지 않는 회원에 대하여 징계를 하는 등의 제재조치를 취할 것을 예정하거나 실제 제재조치를 취한 바 없다고 하여 달리 볼 것도 아니므로, 이 사건 행위는 사업자 단체에 의한 가격 결정 행위에 해당한다고 할 것이다. 이 사건 행위가 부당한 경쟁 제한 행위에 해당하는지 여부에 대해 회원인 치과의사들에게 위와 같이 설정된 가격을 기준으로 기공료를 결정하도록 제한함으로써 경쟁이 감소하여 어느 정도 자유로이 가격의 결정에 영향을 미치거나 미칠 우려가 있는 상태를 초래하는 행위에 해당한다고 할 것이고, 가격 경쟁을 제한함으로써 국민구강보건의 향상 등에 이바지하는 효과가 상당히 커서 소비자를 보호함과 아울러 국민경제의 균형 있는 발전을 도모한다는 법의 궁극적인 목적에 해당한다고 할 수 없어 부당하다고 볼 수밖에 없으며, 이 사건 행위가 치과기공사회의 적극적인 요구에 따른 행위라거나 회원들의 경영상 어려움을 덜어주기 위하여 행하여진 행위라고 하여 달리 볼 것도 아니다. 법령에 따른 정당한 행위 해당 여부에 대해 이 법의 규정은 사업자단체가 다른 법률 또는 그 법률에 의한 명령에 따라 행하는 정당한 행위에 대하여는 이를 적용하지 아니한다고 규정하고 있고, 위 조항에서 말하는 법률은 당해 사업의 특수성으로 경쟁 제한이 합리적이라고 인정되는 사업 또는 인가제 등에 의하여 사업자의 독점적 지위가 보장되는 반면 공공성의 관점에서 고도의 공적 규제가 필요한 사업 등에 있어서 자유경쟁의 예외를 구체적으로 인정하고 있는 법률 또는 그 법률에 의한 명령의 범위 내에서 행하는 필요 최소한의 행위를 말하는 것이라 할 것인 바 업무 범위와 한계, 품위를 현저히 손상시키는 행위 등에 대한 자격정지에 관한 규정일 뿐 자유경쟁의 예외를 구체적으로 인정하고 있는 법률이라고 볼 수 없으므로, 이 사건 행위가 법령에 따른 정당한 행위에 해당한다고 할 수 없다. 원심은 이 사건 행위로 인하여 부산지역 기공물 거래 분야에서의 경쟁이 제한되는 정도가 적지 아니한 점, 원고와 치과기공사회는 1995. 8. 30. 공동으로 기공료를 결정하였다는 이유로 피고로부터 시정명령 등을 받은 사실이 있음에도 또 다시 이 사건 행위를 한 점, 기타 이 사건 위반 행위의 내용 및 정도, 기간 및 횟수 등을 종합하면, 피고 공정거래위원회가 이 사건 공표명령 외에 과징금 납부명령까지 하였다고 하여 재량권을 일탈·남용한 위법이 있다고 할 수 없다고 판단하였는데 이는 정당한 것으로 상고를 기각한다.

의료적 관점의 예방책

치과기공물의 가격을 결정하는 데 있어 치과의사회와 치과기공사회가 상호 협의에 따라 결정한 사안이라 할지라도 이는 독점규제 및 공정거래에 관한 법률에서 정한 사업자 단체에 의한 가격 결정 행위에 해당한다.

▶ 간호조무사 실습생의 무면허 진료

판례번호: 대법원 2005도5652 의료법 위반

사건 개요

간호조무사 양성학원생으로 의원에서 실습교육을 받고 있던 중 주사 행위를 한 사실에 대해 의료법 위반으로 원심에서 판결된 후 대법원에 상고하였다.

●●● 사실 관계

간호조무사 양성학원에서 학과교육을 받은 후 학원장의 위탁에 따라 병·의원에서 실습교육을 받고 있는 사람이 환자에게 주사 행위를 하였다.

●●● 재판부 판단

간호조무사 자격시험에 응시하기 위하여 국·공립 간호조무사 양성소 또는 '학원의 설립·운영 및 과외교습에 관한 법률'의 규정에 의한 간호조무사 양성학원에서 학과교육을 받고 있거나 간호조무사 양성학원장 등의 위탁에 따라 의료기관에서 실습교육을 받고 있는 사람은 의료법 제25조 제1항 단서 제3호에서 규정하고 있는 '의학·치과의학·한방의학 또는 간호학을 전공하는 학교의 학생'이라고 볼 수 없다. 따라서 공소외인이 간호조무사 양성학원에서 학과교육을 받은 후 학원장의 위탁에 따라 치과의사 1이 경영하는 의원에서 실습교육을 받고 있는 지위에 있었고, 의료인인 치과의사 1의 지시·감독을 받았다고 하더라도 공소외인은 의료행위인 주사 행위를 할 수 없어 상고를 기각한다.

●●● 의료적 관점의 예방책

간호조무사 양성소 또는 학원에서 교육을 받고 있는 사람의 의료행위는 실습위탁 기관인 의원에서 의료인의 지시·감독을 받았다고 하더라도 의료행위를 하는 것은 의료법 위반에 해당한다.

▶ 치과의사 국가시험 응시 자격

판례번호: 대법원 2005두16079 치과의사 국가시험 응시 자격 확인

●●● 사건 개요

원고는 필리핀에서 치과대학을 졸업하고 남아프리카공화국에서 치과의사의 면허를 받았는데 치과의사 국가시험 응시자격을 갖추지 못했다고 인정되어 상고하였다.

●●● 사실 관계

원고는 필리핀의 리시움 대학(Lyceum Northwestern University)을 졸업하고 남아프리카공화국에서 치과의사의 면허를 받았는데 피고인 대한민국은 원고가 치과의사 국가시험 응시자격을 갖추었다고 볼 수 없다고 판단하였고 원심이 인정하였다.

●●● 재판부 판단

구 의료법(2002. 3. 30. 법률 제6686호로 개정되기 전의 것, 이하 같다) 제5조 제3호는 외국에서 치과의학을 전공한 자에 대한 치과의사국가시험 응시자격으로서 '보건복지부장관이 인정하는 외국의 제1호 또는 제2호에 해당하는 학교를 졸업하고 외국의 치과의사의 면허를 받은 자'라고 규정하고 있는 바, 의료의 적정을 기하여 국민의 건강을 보호 증진하고자 하는 구 의료법의 입법 목적 등을 감안하면 위 규정은 치과의학을 전공하는 대학을 졸업한 국가와 면허를 취득한 국가가 서로 같을 것을 요건으로 하고 있다고 보아야 할 것이다. 왜냐하면 수학한 나라와 면허를 취득한 나라가 같은 나라일 필요가 없는 것이라면 보건복지부장관이 인정하는 외국의 대학에서 치과의학을 전공한 자가 그 나라에서 시행하는 치과의사의 자격을 부여하기 위한 시험에서 불합격하여 치과의사의 면허를 취득하지 못함으로써 그 나라에서 정한 치과의사로서의 자격 수준에 적합하다는 판정을 받지 못한 경우에도 상대적으로 치과의사의 면허를 쉽게 취득할 수 있는 다른 나라에서 시행하는 자격시험에 합격하는 우회적인 방식을 통하여 국내 치과의사 자격을 취득할 수 있는 길을 열게 됨으로써 결과적으로 위 규정의 입법 목적을 달성할 수 없게 될 우려가 있기 때문이다. 또한 의료인을 양성하기 위한 교육 과정과 이를 마친 자에게 면허를 부여하는 과정은 서로 맞물려 긴밀한 관계를 갖고 있어 치과대학 입학이 몹시 어렵고 그 교육 과정도 엄격히 운용되는 경우에는 상대적으로 치과대학의 교육을 마친 후 시행하는 국가시험의 과정을 엄격하게 유지하지 아니할 수도 있는 사정이 있다는 점을 참작하면, 비록 위 규정에 의하여 국내에서의 치과의사 자격취득을 위한 국가시험의 응시자격이 부여될 뿐 곧바로 치과의사의 면허가 부여되는 것이 아니라 하더라도 그와 같은 사정만으로 위 규정이 요구하는 외국에서 치과의학을 전공한 자의 국가시험 응시자격의 요건을 완화하여 해석할 근거는 될 수 없는 것이다. 비록 원고가 졸업한 필리핀의 리시움 대학(Lyceum Northwestern University)은 보건복지부장관이 인정하는 학교라고 하더라도 원고가 필리핀에서 치과의사의 면허를 받은 것이 아니라, 이와 다른 나라인 남아프리카공화국에서 치과의사의 면허를 받았으므로, 원고는 구 의료법 제5조 제3호가 규정한 치과의사국가시험 응시자격을 갖추었다고 볼 수 없다고 판단한 것은 정당하다.

●●● 의료적 관점의 예방책

치과의사국가시험 응시자격 중 외국 치과의사 면허 소지자는 '보건복지부장관이 인정하는 외국의 제1호 또는 제2호에 해당하는 학교를 졸업하고 외국의 치과의사의 면허를 받은 자'라고 규정되어 있는데 이는 치과의학을 전공하는 대학을 졸업한 국가와 면허를 취득한 국가가 서로 같을 것을 요건으로 하고 있다고 보아야 할 것이며, 이로써 우회적인 방식을 통하여 국내 치과의사 자격을 취득할 수 있는 소지를 차단하고 있다.

▶ 치과의사 국가시험 문제지와 정답지 공개 청구

판례번호: 대법원 2006두15936 정보공개거부처분취소

사건 개요

원고는 재단법인 한국보건의료인국가시험원을 상대로 치과의사 국가시험의 전과목 문제지와 그 정답지의 공개를 청구하였는데 정보공개법을 들어 그 공개를 거부하였고 원심이 이를 위법하다 판결하였다.

사실 관계

원고는 2005년 3월 31일 피고인 재단법인 한국보건의료인국가시험원을 상대로 2005년 1월 21일 시행된 제57회 치과의사 국가시험의 전과목 문제지와 그 정답지의 공개를 청구하였고, 피고는 2005년 4월 6일 정보공개법 제9조 제1항 제5호를 들어 공개 거부 처분을 하였다. 원심에서는 피고가 주관하는 이 시험은 시행 이전에 관련 전문가들로부터 받은 문항들을 과목별, 분야별로 축적하여 두었다가 그 중에서 출제할 시험문제를 선정하고, 한 번 출제된 문제는 일정 기간 경과 후 재평가를 거쳐 그대로 또는 수정 후 문제은행에 다시 입고되거나 폐기하는 문제은행 출제 방식으로 운영되고 있으며, 선택형 객관식 문제를 출제함에 있어서 다양한 문제를 연구·개발할 수 있는 점, 피고의 사업 목적이 시험문항의 개발·관리, 문제 개발위원들에 대한 교육·연수 등인 점, 문제은행 출제 방식이라 할지라도 학문발전에 대응하는 시의성, 객관성 및 신뢰성을 가지는 시험문항을 계속적으로 개발하여 많은 양의 문항을 문제은행에 입고한 후 출제된 문제에 대해서는 다시 출제하지 않는 변형된 방식으로 운영할 수도 있는 점, 이 사건 시험문제의 오류 점검을 위해 피고가 하는 답지 반응도 검사와 분별도 검사만으로는 출제상의 오류를 시정하기에 부족한 점, 사법시험, 행정고등고시, 외무고등고시 1차 시험의 경우 그 문제지와 정답지를 공개하고 있는데, 이 사건 시험과 위 각 시험을 구별할 특별한 이유가 없는 점 등을 종합하여 볼 때, 이 사건 시험의 문제지 및 그 정답지를 공개하더라도 시험업무의 공정한 수행이나 연구·개발에 현저한 지장을 초래하는 경우에 해당한다고 보기 어려우므로 피고의 이 사건 처분은 위법하다는 취지로 원심에서 판단하였다.

재판부 판단

공공기관의 정보공개에 관한 법률(이하 '정보공개법') 제9조 제1항 제5호는 시험에 관한 사항(이하 '시험정보')으로서 공개될 경우 업무의 공정한 수행에 현저한 지장을 초래한다고 인정할 만한 상당한 이유가 있는 정보는 공개하지 아니할 수 있도록 하고 있는 바, 여기에서 시험정보로서 공개될 경우 업무의 공정한 수행에 현저한 지장을 초래하는지 여부는 정보공개법 및 시험정보를 공개하지 아니할 수 있도록 하고 있는 입법 취지, 당해 시험 및 그에 대한 평가 행위의 성격과 내용, 공개의 내용과 공개로 인한 업무의 증가, 공개로 인한 파급효과 등을 종합하여 개별적으로 판단되어야 할 것이다. 피고가 이 사건 시험에서 채택하고 있는 문제은행 출제 방식은 출제의 시간·비용이 절감되면서도 양질의 문항을 확보할 수 있는 등의 많은 장점을 가지고 있는 바, 이 사건 시험에서 그 시험문제를 공개할 경우, 기출문제와 동일 또는 유사한 문제를 다시 출제하는 것이 사실상 불가능하게 되어 그 공개를 수년 동안 거듭하다 보면 이미 축적하여 놓은 문제은행을 정상적으로 유지할 수 없는 상태에 이르게 될 것인 점, 문제은행 출제 방식을 채택하되 한 번 출제된 문제를 다시 출제하지 않는 방식으로 운영하기 위해서는 지금보다 현저히 많은 양의 문항을 축적하는 것이 전제가 되어야 할 것인데 그에 따른 시간과 비용의 부담이 발생하고 이미 양질의 문제로 검증된 기출문제의 재활용을 포기하여야 하며, 매년 많은 수의 문항을 개발하더라도 출제가 가능한 문제의 범위가 점차 좁아들어 문제 출제 자체가 점차 어려워지게 될 것인 점, 수험생들은 출제 빈도가 높은 문제 위주의 수험 준비를 하게 될 것이어서 시험을 통하여 수험생들의 실력을 정확하게 측정하는 데 상당한 지장을 받게 될 것인 점 등을 감안하면, 비록 이 사건 시험의 문제지와 그 정답지를 공개하지 않음으로써 수험생 일반에 의한 출제 오류의 시정 가능성과 이 사건 시험 행정의 투명성의 확보 등이 다소 떨어진다 할지라도, 이 사건 시험의 문제지와 그 정답지의 공개가 시험 업무의 공정한 수행이나 연구·개발에 현저한 지장을 초래한다고 인정할 만한 상당한 이유가 있는 경우에 해당한다고 할 것이고, 사법시험이나 고등고시의 제1차 시험 등은 주관기관, 시험의 목적, 속성, 출제 및 평가방식 등이 이 사건 시험과는 달라 양자를 단순 비교할 수는 없는 것이다. 그럼에도 불구하고 원심은 이와 달리 이 사건 처분이 위법하다고 판단하였으니, 이는 정보공개법 제9조 제1항 제5호에 관한 법리를 오해하여 판결에 영향을 미친 위법이 있으므로 원심판결을 파기하고 환송하기로 판결한다.

●●● 의료적 관점의 예방책

치과의사 국가시험의 문제지와 정답지는 공공기관의 정보공개에 관한 법률상 비공개 대상 정보에 해당할 수 있어 공개하지 않을 수 있다.

▶ 치과의사 국가시험 문제 공개

판례번호: 서울행정법원 2008구합11488 정보공개거부처분취소

●●● 사건 개요

치과의사 국가시험에서 출제오류로 확정된 시험문제를 공개하지 않는 것은 위법하다고 소송하였다.

●●● 사실 관계

원고는 재단법인 한국보건의료인국가시험원을 상대로 치과의사 국가시험의 전과목 문제지와 그 정답지의 공개를 청구하였는데 정보공개법을 들어 그 공개를 거부하였고 원심이 이를 위법하다 판결하였다. 그러나 대법원 상고에서 원심판결이 파기되었고, 다시 원고는 출제오류로 확정된 복수정답 처리 시험문제를 공개하지 않는 것은 위법하다고 소송하였다.

재판부 판단

정보공개법 제9조 제1항 제5호는 '시험 등에 관한 사항으로서 공개될 경우 업무의 공정한 수행이나 연구·개발에 현저한 지장을 초래한다고 인정할 만한 상당한 이유가 있는 정보'에 대하여는 이를 공개하지 아니할 수 있도록 규정하고 있는 바, 여기에서 시험정보로서 공개될 경우 업무의 공정한 수행 등에 현저한 지장을 초래하는지 여부는 정보공개법 및 시험정보를 공개하지 아니할 수 있도록 하고 있는 입법 취지, 당해 시험 및 그에 대한 평가 행위의 성격과 내용, 공개의 내용과 공개로 인한 업무의 증가, 공개로 인한 파급효과 등을 종합하여 개별적으로 판단되어야 할 것이다(대법원 2007. 6. 15. 선고 2006두15936 판결 등 참조). 이러한 관계 법령과 법리 및 위 사실 관계를 종합하여 보건대, 이 사건 정보는 피고가 출제한 시험문제 중 복수 정답으로 처리된 문제들임은 당사자 사이에 다툼이 없는 바, 이러한 문제들은 잘못 출제된 것들로서 문제은행에 저장·관리될 필요 없이 폐기되어야 할 문제들이어서 이를 공개한다 하더라도 시험업무의 공정한 수행이나 연구·개발에 현저한 지장을 초래한다고 볼 수 없으므로, 처분 중 이 사건 정보의 공개를 거부한 부분은 위법하다 할 것이다. 피고가 2008. 2. 27.자로 원고에 대하여 한 2003~2005년도 치과의사 등 국가시험에서 복수 정답으로 처리된 시험문제에 대한 정보공개거부처분을 취소한다.

의료적 관점의 예방책

치과의사 국가시험의 문제지와 정답지는 공공기관의 정보공개에 관한 법률상 비공개 대상 정보에 해당할 수 있어 공개하지 않을 수 있으나 잘못 출제된 문제들은 이에 해당하지 않는다.

▶ 치과치료를 받던 중 금품 갈취

판례번호: 부산지방법원 2008고단2314 폭력 행위등 처벌에 관한 법률위반(집단·흉기 등 공갈), 공갈미수

사건 개요

범죄 경력의 환자가 치과의원에서 치료를 받던 중 금품을 갈취할 것을 마음먹고 흉기 및 공갈로 협박하며 금품을 갈취하려다 경찰에 체포되었다.

사실 관계

피고인은 1998년 창원지방법원에서 강도살인 미수죄로 징역 10년을 선고받고 그 형의 집행 중 2007년 부산교도소에서 가석방되어 2008년 그 형의 집행을 종료하였는데 2007년 9월 6일부터 2008년 1월 11일까지 부산 사하구에 있는 치과의사 갑 운영의 치과에서 어금니 2개, 송곳니 1개 등 총 3개의 치아에 대한 임플란트 치료 및 앞니 1개를 보철물로 덮는 치료를 받기로 하였다. 치료비 485만 원 중 200만 원을 지급하고 치료를 받던 중 임플란트 치아가 전부 고정된 것을 알고 치료가 잘못되었다는 이유로 금품을 갈취할 것을 마음먹었다. 2008년 1월 30일 치과 원장실에서 치과의사 갑에게 임플란트 치료가 잘못되었고, 피고인이 원하는 재료를 사용하지 않았다는 핑계를 대면서 미리 준비해간 흉기인 과도를 꺼내어 탁자 위에 놓아두고 "나는 살인을 하고 10년 정도 쉬다 왔다. 보철물을 한 의사도 언제 한 번 손을 봐야겠다. 밤길 조심해라"고 말하며 손해배상금 명목으로 1,000만 원, 치료비로 기지급한 200만 원 합계 1,200만원을 요구, 이에 불응하면 치과의사 갑의 신체에 어떠한 위해를 가할 것 같은 태도를 보여 이에 겁을 먹은 치과의사 갑으로부터 2008년 2월 5일 치과의사 갑의 부산은행통장으로 1,200만원을 송금 받고, 계속하여 2008년 2월 11일 같은 장소에서 치과의사 갑으로부터 요양비 명목으로 금 100만 원 및 치과의사 갑이 치료를 위하여 만들어 놓은 보철물 4개 합계 380만원 상당을 교부받고, 위 치료비 485만 원 상당의 지급을 면함으로써 합계 금 2,165만원 상당을 갈취하였다.

피고인은 2008년 2월 11일부터 같은 달 26일까지 부산 사하구에 있는 치과의사 을이 운영의 치과에서 전항과 같이 위 치과의사 갑으로부터 교부받은 보철물 4개를 치아에 부착하는 치료를 받던 중 치료가 잘못되었다는 이유로 금품을 갈취할 것을 마음먹었다. 2008년 3월 31일 13:30경 같은 장소에서 치과의사 을에게 보철물이 잘못 부착되어 불편하다는 핑계를 대면서 "예전에 채무자에게 돈을 받아 내는 일을 했는데 한 번도 받지 못한 적이 없었다. 목숨이 위험한데 돈을 내놓지 않는 사람이 없다. 돈을 받기 위해 똥물을 퍼서 사업장에 뿌려 영업을 못하게 한 적도 있다"라고 말하며 손해배상금 명목으로 금 1,500만 원을 요구하는 등 그때부터 2008년 4월 11일 09:15경까지 총 4회에 걸쳐 위와 같은 취지로 위협하여 이에 불응하면 치과의사 을의 신체에 어떠한 위해를 가할 것 같은 태도를 보여 이에 겁을 먹은 치과의사 을로부터 위 금원을 갈취하려고 하였으나, 수사기관으로부터 체포되는 바람에 그 뜻을 이루지 못하고 미수에 그쳤다.

●●● 재판부 판단

피고인은 가석방되어 형의 집행이 종료되기 전임에도 치과의사 갑에 대한 범행을 저지르고, 누범기간 중임에도 치과의사 을에 대한 범행을 저지른 점, 주위의 평판에 민감하고 비교적 경제적 여력이 있는 치과의사를 상대로 치료가 잘못되었다는 주장을 하면서 지속적으로 영업을 방해하고 칼을 보여주거나 자신의 전과를 과시하며 마치 신상에 위협을 줄 것처럼 협박하여 거액을 갈취하거나 갈취하려고 하는 등 죄질이 좋지 않은 점, 범행 이후에도 협박 사실을 부인하고 마치 피해자가 위로금 명목으로 자진하여 치료비의 몇 배나 되는 금액을 지급한 것인 양 범행을 부인하며, 법정에서조차 피해자들에 대한 협박사실을 부인하는 등 반성의 태도를 전혀 보이지 않는 점 기타 형법 제51조 소정의 여러 양형조건을 참작하여 피고인을 징역 4년에 처한다.

●●● 의료적 관점의 예방책

치과에 내원한 환자가 진료에 불만이 있을 수는 있으나 명백한 이유나 증거 없이 불만을 토로하고 금품을 요구하며 협박을 하는 경우 주위에 도움을 요청하거나 경찰 등 관계 기관에 신고하여 전과 등 과거력을 파악하고 적절한 처분 및 해결을 하는 것이 제2, 3의 피해자를 막을 수 있는 방법이라 하겠다.

▶ 부정의료

판례번호: 부산지방법원 2008고단4132 보건범죄단속에 관한 특별조치법 위반(부정의료업자)

●●● 사건 개요

비의료인이 의료행위를 하였다.

●●● 사실 관계

고물수거업을 하는 피고인은 2006년 4월 22일경 부산 동래구에 있는 피고인의 집에서, 치과치료 기구인 츄레이 등 의료기구를 이용하여 B의 어금니 및 앞니 4개를 사기 재질의 모형 틀니로 제작하여 부착하는 등 2006년 5월 초순경까지 3회에 걸쳐 치과치료행위를 하고 그 대가로 600,000원을 교부받아 영리를 목적으로 치과의료행위를 업으로 하였다.

●●● 재판부 판단

의료인이 아니면 의료행위를 할 수 없음에도 불구하고 보건범죄단속에관한특별조치법 제5조, 구 의료법 제25조에 위반되나 범행을 자백하고 그 잘못을 뉘우치는 점, 부작용 피해가 발생하지 아니한 점 등의 정상을 참작하여 징역 1년 6월 및 벌금 1,000,000원에 처한다. 위 벌금을 납입하지 아니하는 경우 금 50,000원을 1일로 환산한 기간 피고인을 노역장에 유치한다.

●●● 의료적 관점의 예방책

비 의료인이 의료행위를 하는 것은 보건범죄단속에관한특별조치법(구 의료법) 위반에 해당되어 처벌을 받게 되나 부작용 발생 여부 등에 따라 정상이 참작되는 경우 감형의 소지도 있다.

▶ 부정 무면허 의료

판례번호: 대구지방법원 상주지원 2008고단152 의료법위반

●●● 사건 개요

비의료인이 치과의료행위를 하여 의료법 위반으로 기소되었다.

●●● 사실 관계

피고인은 의료인이 아니나 2007년 12월 14일 경부터 같은 달 24일 경까지 사이에, 경북 예천군 ○○면 ○○리에 있는 ○○○의 집에서, 그의 잇몸에 주사기로 마취제를 투약하고, 이를 갈고 본을 뜬 후 석고를 부어 이의 모형을 만들어 잇몸에 붙이는 방법으로 상하 치아 14개를 보철하였다.

●●● 재판부 판단

피고인을 징역 8월에 처한다. 다만, 이 판결 확정일로부터 2년간 위 형의 집행을 유예한다.

●●● 의료적 관점의 예방책

비의료인의 치과의료행위는 의료법 위반에 해당한다.

▶ 부정 무면허 의료

판례번호: 대구지방법원 상주지원 2008고단337 의료법위반

●●● 사건 개요

비의료인이 치과의료행위를 하여 의료법 위반으로 기소되었다.

●●● 사실 관계

피고인은 2007년 6월 17일경 문경시 ○○읍 ○○리에서, ○○○으로부터 60만원을 받기로 하고, 그녀의 잇몸에 주사기로 마취제를 주사하고, 알지네이트로 본을 뜨고, 치아 모형을 만들어 잇몸에 붙이는 방법으로 치아 5개를 보철하여 치과의료행위를 하였다.

●●● 재판부 판단

피고를 징역 6월에 처한다. 다만 이 판결확정일로부터 2년간 위 형의 집행을 유예한다.

●●● 의료적 관점의 예방책

비의료인의 치과의료행위는 의료법 위반에 해당한다.

▶ 부정의료, 공갈 미수

판례번호: 부산지방법원 2008고단5298

가. 보건 범죄 단속에 관한 특별 조치법 위반(부정의료업자)

나. 공갈

다. 공갈미수

●●● 사건 개요

비의료인에게 의료행위를 받은 후 신고하겠다는 협박을 하고 금품을 갈취하였다.

●●● 사실 관계

비의료인 갑은 2007년 12월 27일경 부산 사하구 감천동 ○○아파트에 있는 환자 갑의 집에서 치과치료 기구인 핸드피스, 질렉스, 츄레이, 석고 등을 이용하여 환자 을의 치아의 모형을 뜬 후 제조한 모형 치아를 부착하는 등 3회에 걸쳐 환자 을을 치료하여 주고 그 대가로 580,000원을 교부받아 영리를 목적으로 치과의료행위를 업으로 하였다. 환자 을은 위와 같이 비의료인 갑이 무면허 치과의료행위를 한 것을 이용하여 비의료인 갑으로부터 금원을 갈취하기로 마음 먹었다.

환자 을은 2008년 1월 18일 10:00경 환자 갑의 집에서 "보철을 한 이빨이 아파 다른 곳에서 새로 치료를 해야 하겠으니 치료비를 돌려 달라"고 요구하며 이를 거절하면 무면허 치과의료행위를 한 사실을 신고하겠다는 취지로 협박하여 겁을 주었다. 이에 겁을 먹은 비의료인 갑로부터 그 자리에서 580,000원을 교부받았다.

환자 을은 2008년 1월 21일 09:30경 환자 갑의 집에서 "이빨이 계속 아파 잇몸 치료를 해야 하니 2,000,000원을 내놓아라, 돈을 내놓지 않으면 좋지 않을 것이다"고 겁을 주었다. 이와 같이 공갈하여 겁을 먹은 비의료인 갑으로부터 같은 날 환자 을의 아들 명의의 부산은행 계좌로 1,500,000원을 송금받았다.

환자 을은 2008. 1. 31. 09:30경 A의 집에서 "치료해 준 이빨이 안 좋아 임플란트를 해야 하니 9,000,000원을 더 내놓아라, 돈을 주지 않으면 그냥 두지 않겠다"고 겁을 주었다.

이와 같이 공갈하여 같은 날 아들 명의의 부산은행 계좌로 7,000,000원을 송금 받았다.

환자 갑은 2008. 4. 24. 10:00경 환자 갑의 집에서 "임플란트 치료비, 입원비, 정신적 위자료 등으로

29,300,000원이 들어갔다, 이 돈을 주면 더 이상 돈을 요구하지 않고 괴롭히지 않겠다"고 겁을 주었다. 이와 같이 비의료인 갑을 공갈하여 위 돈을 갈취하려 하였으나 수사기관에 신고하는 바람에 그 뜻을 이루지 못하고 미수에 그쳤다.

●●● 재판부 판단

비의료인 갑은 보건범죄단속에 관한 특별조치법 제5조, 의료법 제27조 제1항에 저촉되나 그 잘못을 깊이 뉘우치고 있는 점, 무면허 치과의료행위 때문에 부작용이 발생한 것은 아닌 점, 더 이상 치과의료행위를 하지 않을 것을 다짐하는 점 등의 정상을 참작, 작량감경하여 징역 1년 및 벌금 2,000,000원에 처한다. 환자 을은 형법 제350조 제1항, 제351조 위반 및 경합범 가중으로 징역 8월에 각 처한다.

●●● 의료적 관점의 예방책

비의료인이 의료행위를 하는 것은 보건범죄 단속에 관한 특별조치법(구 의료법) 위반에 해당되어 처벌을 받게 되므로 이를 이용한 또 다른 범죄가 양산된 증례라 할 것이다.

▶ 치과의원 내 치과위생사와 치과기공사의 무면허 불법 의료

판례번호: 대법원 2009도1337 의료법위반

●●● 사건 개요

치과의원을 운영하는 치과의사 병원의 치과위생사와 치과기공사가 의료법 위반을 하였다.

●●● 사실 관계

치과의원에서 치과위생사가 치아 보철물을 환자에게 임시로 접착하였고, 치과기공사가 치아 보철물을 환자에게 장착해 가며 교합을 확인하고 조정한 사실로 기소되어 의료법 위반 처분을 받은 후 상고하였다.

●●● 재판부 판단

치과위생사인 갑이 치아 보철물을 환자 을의 치아에 임시 접착한 행위는 치과위생사의 업무와 한계를 규정한 의료기사 등에 관한 법률 시행령 제2조 제1항 제6호 소정의 '치아 및 구강질환의 예방과 위생에 관한 업무'에 해당하지 않음이 명백하고 비록 치과의사인 피고의 지시·감독 하에 하였다고 하더라도 달리 볼 수 없다고 판단한 원심의 조치는 정당하다. 치아 보철물 임시 접착 행위는 위 법령이 치과위생사의 업무로 명시하고 있는 '치석제거 및 치아우식증의 예방을 위한 불소도포 행위'보다 보건 위생상 위해가 생길 위험성이 적은 행위이므로 치과위생사의 업무 범위 내에 속한다고 보아야 한다는 상고 이유의 주장은 독단적인 견해에 불과하여 받아들일 수 없다. 또한 구 의료법의 간호조무사 및 의료유사업자에 관한 규칙 제2조 제1항 제2호가 정하고 있는 간호사 또는 간호조무사로서의 '진료보조업무'는 의사가 주체가 되어 행하는 진료행위에 있어 간호사 등이 의사의 지시에 따라 이를 보조하는 행위를 의미하는 것이지 의사가 구두로 지시하였다고 하더라도 실제 의료행위를 간호사 또는 간호조무사가 행하였다면 이는 진료보조 행위라고 볼 수 없다. 같은 취지에서 갑의 치아 보철물 임시 접착 행위가 진료보조 행위에도 해당하지 않는다고 본 원심의 판결은 정당하다.

의료기사 등에 관한 법률 시행령 제2조 제1항 제5호에서는 치과기공사 업무의 범위와 한계로서 '치과의사의 진료에 필요한 치과기공물·충전물 또는 교정장치의 제작·수리 또는 가공 기타 치과기공업무'를 규정하고 있으므로 치과기공사가 할 수 있는 업무의 범위에 환자에 대한 직접적인 치료는 포함되지 아니한다고 볼 것이다. 치과기공사인 병은 치아 보철물 수리 등을 내세워 치아 보철물을 환자인 을의 치아에 대거나 끼워보고, 을로 하여금 교합지를 치아 사이에 물어보도록 하여 치아 보철물의 정상적인 기능 여부 및 교합 관계를 확인한 다음 스스로의 판단에 따라 오차가 있다고 생각되는 부분을 임의로 절삭하는 등의 방법으로 치아 보철물을 가공 내지 조정한 사실을 알 수 있는 바, 이러한 병의 행위는 단순히 치과기공물을 제작·수리 또는 가공하는 행위를 넘어 환자에 대하여 직접적인 치료행위를 한 것으로 무면허 의료행위에 해당하는 것이고 이 역시 의사의 지시가 있었다고 할지라도 다를 바 없다. 원심이 이와 같은 취지에서 치과기공사인 병의 이 사건 행위가 무면허의료행위로서 치과기공사의 업무범위에 포함되지 않는다고 판단한 것은 정당하다. 그러므로 상고를 기각한다.

●●● 의료적 관점의 예방책

치과위생사 및 치과기공사의 업무 범위에 대해 의료법을 숙지하고 있어야 하며 그 외의 행위에 대해서는 비록 의사의 지시 및 관리 감독 하에 이루어졌다고 하더라도 실제 의료행위가 시행된 경우 진료보조 행위에 해당하지 않으며 의료법에 저촉된다.

▶ 항공기 사고로 사망한 치과의사의 가동연한

판례번호: 대법원 2008다3527 손해배상(기)

●●● 사건 개요

항공기 사고로 사망한 치과의사의 일실 수입 및 위자료 산정에 대해 대법원에 상고하였다.

●●● 사실 관계

사망한 치과의사(망 소외 1)는 병원을 개업·운영해 오다가 2002년 4월 15일 항공기 추락 사고로 함께 탑승하였던 아들 둘(망 소외 3, 4)과 사망하였다.

●●● 재판부 판단

2002년 4월 사고로 사망한 망인의 사고 당시 월 소득이 2001년도 소득을 토대로 산정되는 판시 금액으로 보아야 한다는 원고의 주장에 대하여, 망인의 사망 후 그 유족인 원고가 세무서에 신고한 2001년도 소득 자료는 망인이 사망 전 신고하였던 소득액에 비추어 실제보다 높게 신고된 것으로 보이고 망인이 작성한 상업장부, 진료차트 등을 토대로 하였으나 수입의 대부분을 차지하는 현금수입 내역의 신빙성을 확인할 방법이 없으며 필요 경비 또한 세무서 신고 내역과 상당한 차이를 보이고 있고, 소득 감정 결과는 감정 대상인 회계기록과 증빙 자료 간의 차이, 회계기록의 불일치, 증빙 자료의 부실, 금융 자료와의 대사 불가능 등의 감정상 한계가 있어 부합 증거들을 모두 배척한 다음, 망인이 사망하기 전에 신고한 2000년 소득액을 기초로 그 투하 자본의 기여액을 공제하는 방법에 의하여 산정한 판시 금액을 월 소득액으로 인정하고 가동 기간을 65세로 본 원심의 판단은 수긍할 수 있다. 또 원심에서 망인의 수준과 경험칙에 비추어 그 소득액의 1/3이 생계비로 소요될 것으로 판단한 것은 정당하다.

원심은 항공기 추락과 함께 그에 탑승하였던 망인과 그 아들 둘이 사망하게 된 사고로 망인들 및 원고가 입은 정신적 고통에 대하여 항공사인 피고의 위자료지급의무를 인정한 다음, 망인들이 엄청난 충격을 받게 된 점, 대형 참사를 수반한 항공기 사고에 대하여는 항공안전을 담보하기 위해 다른 교통사고와는 달리 엄격한 책임을 물을 필요가 있는 점, 피고는 대형 항공사로서 영국 로이드사에 보험가입이 되어 있어 이 사건 사고로 인한 경제적 손실이 크지 아니한 점, 다른 항공기 사고의 경우 사망자에 대하여 1인당 9억 원 정도의 위자료가 지급된 전례가 있는 점 등을 고려하여 망 소외 1에 대한 위자료를 3억 원, 망 소외 3, 소외 4에 대한 위자료를 각 2억 원, 원고에 대한 위자료를 1억 원으로 정해야 한다는 원고의 주장에 대하여, 망인들과 원고의 나이, 이 사건 사고의 경위 및 결과, 그 밖에 변론에 나타난 여러 사정을 참작하여 망인들의 위자료는 각 8,000만 원, 원고의 위자료는 2,000만 원으로 판단하였는데, 원심판결의 이유와 기록에 의하면 이 사건 사고는 항공기 승무원들의 중대하고 전적인 과실로 발생하였고 그 승객들에게는 아무런 과실이 없었던 점, 이 사건 사고 과정에서 발생한 항공기의 충돌·폭발·화재로 승객 대다수가 사망하고 사체가 대부분 심하게 손상되는 등 사고의 결과가 참혹하였고, 이에 따른 승객들의 공포와 고통 또한 극심하였을 것으로 보이는 점, 이 사건 사고로 인하여 망인들뿐 아니라 함께 탑승하였던 그 가족들 3명도 일시에 사망한 점, 피고는 항공보험을 통하여 항공기 사고에 따른 손해배상의 위험을 충분히 담보해 둔 것으로 보이는 점, 그런데도 망인들과 원고의 손해는 장기간 전혀 전보되고 있지 아니한 점 등을 알 수 있는 바, 이와 같은 항공기 사고로서의 특수한 사정들과 앞서 본 법리에 비추어 보면, 원심은 위자료 산정에 있어 이 사건 변론에 나타난 항공기 사고의 특수한 사정을 제대로 참작하지 아니함으로써 손해의 공평한 분담이라는 이념과 형평의 원칙에 현저히 반하여 그 재량의 한계를 일탈하였다고 볼 수 있다. 이에 원심판결 중 위자료에 관한 원고 패소 부분을 파기하고 다시 심리·판단하도록 원심법원에 환송한다.

●●● 의료적 관점의 예방책

사망 당시의 피해자의 수익을 기준으로 하여 산정하는 일실 수입이 증빙이 명확치 않은 경우 인정되지 않을 수 있으며 치과의사의 가동연한은 65세로 인정하고 있음을 알 수 있다.

▶ 인터넷 광고와 치과의사 면허 자격정지 처분

판례번호: 서울행정법원 2009구합669 치과의사면허자격정지처분취소

●●● 사건 개요

치과의사는 치과의원을 개설하여 운영하고 있는데 인터넷 홈페이지에 임플란트 시술과 관련하여 '최고의 의료진이 환자분께 최상의 진료서비스' 등의 표현을 사용하여 광고하였다가 의료법위반 혐의로 입건되어 기소유예처분을 받았다.

●●● 사실 관계

치과의사는 인터넷 홈페이지에 '국내 최초로 노인 임플란트를 위주로 특화된 치과진료', '최고의 의료진이 환자분께 최상의 진료서비스', '레이저 등 최신 진료장비와 최고급 의료기술을 자랑', '정확한 진단과 시술, 환자에게 꼭 맞는 임플란트 시술방법을 완벽하게 제시, 맞춤치료 등', '부작용이나 역반응을 최소화', '시술비 최소화, 부담줄인 시술비용', '전국에서 가장 많은 임플란트 시술경험, 유통마진이 전혀 없는 제조업체와 직거래' 등의 문구가 게재하였다. 피고는 2008년 11월 27일 치과의사에 대하여 이 사건 광고가 의료법 제56조 제2항 제2호에 규정된 '소비자를 현혹할 우려'가 있는 내용의 의료광고에 해당한다는 이유로 구 의료관계 행정처분 규칙 제4조 관련에 규정된 자격정지 1개월의 행정처분기준에서 원고가 기소유예처분을 받은 사정을 고려하여 감경조항에 따라 2분의 1을 감경하여 치과의사면허자격정지 15일의 처분을 하였다.

●●● 재판부 판단

1. 치과의사의 첫째 주장에 관하여 의료광고는 의료인·의료기관·의료법인이 의료서비스에 관한 사항(건강을 유지하고 질병을 예방하거나 경감 혹은 치료하기 위하여 적용되는 과학 및 기술상의 제반 활동)과 의료인, 의료기관에 관한 사항(경력, 시설, 기술 등)을 신문, 잡지 등의 매체를 이용하여 소비자에게 널리 알리거나 제시하는 것을 의미하므로 어떤 매체를 이용하든 그 내용이 위와 같은 의료광고의 범주에 속한다면 의료법에 의한 규제를 받는 의료광고에 해당하고, 의료법 제57조 및 구 의료법 시행령 제24조에서 보건복지가족부장관의 심의대상이 되는 광고매체를 신문 등의 자유와 기능보장에 관한 법

률 제2조에 따른 정기간행물 및 인터넷신문, 옥외광고물 등 관리법 제2조 제1호에 따른 옥외광고물 중 현수막, 벽보 및 전단으로 규정하고 있다 하더라도, 위 규정은 심의대상을 한정한 것에 불과할 뿐 그 밖의 매체를 이용한 광고라고 하여 의료광고에 해당하지 않음을 정한 것으로 해석될 수는 없다. 또한 인터넷 홈페이지는 인터넷을 이용하는 사람이라면 누구나 접근이 가능하므로, 이 사건 광고는 불특정 다수인을 상대로 하는 것이 분명하고, 의학적 지식이나 의료정보가 책이나 논문, 의학 관련 학회의 홈페이지 등에 게재되는 형태로 제공되는 경우와는 달리 특정 의료기관의 홈페이지에 그 의료기관이나 그곳에서 사용하는 의료기기에 관한 소개와 결부되어 제공되는 경우 이는 의료 소비자의 입장에서 볼 때 당해 의료기관이 제공하는 의료서비스에 관한 사항이 되어 소비자의 선택을 유인하는 광고로서의 성격을 가지게 된다고 할 것이다. 따라서 인터넷에서 임플란트 치료를 받을 병원에 관한 정보를 찾던 소비자가 이 광고를 보고 이 의료기관을 선택할 여지가 충분하다고 보이므로 이 사건 광고는 의료법의 규제를 받는 의료광고에 해당한다 할 것이고, 이 사건 처분 자체로 인해 원고의 표현의 자유가 침해되었다고도 볼 수 없으므로, 치과의사의 이 부분 주장은 이유 없다.

2. 치과의사의 둘째 주장에 관하여 일반적으로 광고는 상업성을 배제하기 어려운 것이고, 의료광고도 예외일 수는 없다고 할 것이나, 의료광고는 상행위에 대한 광고만으로는 볼 수 없는 특성이 있고 의료 소비자인 국민들의 건강에 직접적인 영향을 미치게 되므로, 의료행위를 대상으로 하는 광고를 규제해야 할 공익상의 필요성이 클 뿐만 아니라 전문적인 의학 지식이 없고 질병의 치료를 앞두고 있어 객관적으로 판단능력이 떨어지는 상태에서 의료인에게 의존하여야 할 처지에 놓인 의료서비스 소비자의 의료기관 선택권을 보호하여야 할 필요성이 강하게 요구된다. 의료법 제56조 및 의료법 시행령 제23조에서는 위와 같은 취지에서 특정 의료기관이나 의료인의 진료가 질병치료에 반드시 효과가 있다거나 다른 의료기관 또는 의료인보다 우수하다는 내용의 광고, 객관적으로 인정되지 아니한 진료방법에 대한 광고, 환자의 안전에 심각한 위해를 끼칠 우려가 있는 부작용 등 중요 정보를 빠뜨린 광고 등을 금지되는 의료광고로 나열하면서 이와는 별개로 '치료효과를 보장하는 등 소비자를 현혹할 우려가 있는 내용의 광고'를 금하고 있는 바, 이와 같이 의료광고를 규제하는 취지는 일반적인 상인이 판매하는 재화나 용역에 대한 광고와 달리 의료광고의 경우에는 광고 내용이 객관적인 사실과 약간의 차이가 있는 정도에 불과하더라도 의료 소비자의 절박하고 간절한 심리 상태에 더하여져 의료기관이나 치료방법의 선택에 관한 의료 소비자의 판단을 흐리게 하고 그것이 실제 의료 소비자의 건강보호나 의료제도에 영향을 미치는 정도에 이르게 하였다면, 그러한 경우에도 이를 엄격히 금지하겠다는 것으로 해석된다. 따라서 의료기관 등이 치료효과나 치료방법의 우수성 등을 알리는 내용을 포함하는 의료광고를 함에 있어서 객관적 사실에 근거한 정확하고 의문의 여지가 없는 표현을 사용할 수 있음에도 환자 등을 유인할 의도로 불확정적이고 의심의 여지가 있는 문구를 사용하여 그 광고를 접한 의료 소비자들의 판단을 흐리게 하는 정도에 이른다면 이는 '소비자를 현혹할 우려'가 있는 내용의 의료광고에 해당

한다고 할 것이다. 위 법리를 전제로 이 사건에 관하여 보면, 이 사건 광고에 사용된 표현은 객관적인 근거를 인정하기 어려운 과장된 표현으로서 그 과장의 정도가 상관행상 허용되는 범위 내에 있다고 보기 어려울 뿐 아니라, 소비자들에 대하여 혼란을 야기함으로써 이 사건 의료기관이나 시술방법을 선택하는 데에 영향을 미치는 정도에 이르렀다고 할 것이다. 따라서 이 사건 광고는 '소비자를 현혹할 우려가 있는 내용의 광고'에 해당한다고 할 것이므로, 이와 다른 치과의사의 이 부분 주장은 이유 없다.

3. 치과의사의 셋째 주장에 관하여 앞서 본 바와 같이 치과의사가 의료광고의 성질상 허용되는 범위를 벗어나 '소비자를 현혹할 우려가 있는 내용의 광고'를 한 점, 이로 인하여 환자의 의료기관 및 시술방법의 선택에 혼란을 야기할 가능성이 크다고 보이는 점, 의료행위를 대상으로 한 광고의 경우에는 일반 국민의 건강에 직접적인 영향을 미치는 관계로 과장된 내용의 광고를 엄격히 규제해야 할 공익상의 필요가 큰 점, 이 사건 처분을 통하여 의료 소비자들에게 객관적인 입증이 없는 광고로 인한 피해를 줄이고 합리적인 의료기관과 시술방법을 선택할 수 있도록 보호할 수 있는 점, 원고는 이 사건 광고와 관련하여 의료법위반 혐의로 입건되어 기소유예처분을 받았고 이에 따라 피고도 의료관계 행정처분 규칙이 허용하는 최대한으로 처분을 감경하여 치과의사면허자격정지 15일이라는 이 사건 처분을 한 점 등 이 사건 변론에 나타난 제반 사정에 비추어 보면, 이 사건 처분에 과잉금지의 원칙 내지 비례의 원칙에 위배되거나, 재량권을 일탈 또는 남용한 위법이 있다고 할 수 없다. 따라서 치과의사의 이 부분 주장도 이유 없다. 치과의사의 청구는 이유 없으므로 기각한다.

●●● 의료적 관점의 예방책

대한치과의사협회 및 의료광고심의위원회의 의료광고심의기준은 "소비자를 현혹할 우려가 있는 내용의 광고"를 "최상급을 의미하는 단어로 객관적 근거가 인정되지 않는 경우", "확률적으로 0% 및 100%의 의미를 내포한 단어를 사용하여 '부작용 없이', '통증 없이', '완치', '가장 안전한' 등의 표현을 사용한 경우로서 심의위원회의 허용을 받지 않은 경우" 등으로 규정하고 있다. 광고의 성격상 상업성을 배제하기는 어려우나 의료 광고는 공익상 필요에 의해 규제가 가해지므로 이를 충족하는 범위 내에서 환자에게 정보를 제공하는 광고가 이루어져야 하겠다.

▶ 인터넷 광고와 치과의사 면허정지 처분

판례번호: 서울행정법원 2009구합49978 의사면허자격정지처분취소

●●● 사건 개요

치과의사는 치과의원을 개설하여 운영하고 있는데 전단지 광고에 과장된 내용을 게재함으로써 의료법 위반 혐의로 입건되어 기소유예처분을 받았고 의사면허자격정지 15일의 처분을 받았다.

사실 관계

치과의사는 1994년 3월 5일 피고 보건복지가족부장관으로부터 치과의사면허를 취득한 후 2002년 9월 24일 ♠치과병원을 개원하여 운영하고 있던 중 아래와 같은 내용으로 대한치과의사협회 의료광고심의위원회로부터 의료광고 심의를 득한 후 이 내용이 담긴 전단지 240,000부를 김해지역에 배포하였다.

1. 상단에는 이 사건 의료기관의 상호 ♠가 굵은 글씨체로 표시되어 있고, 바로 그 밑에 "김해지역에서 10년간 한결 같이 김해시민의 치아건강을 지켜온 치과병원입니다"라고 기재되어 있다.
2. 가운데에는 치과병원의 내부 사진 6장과 치과시술 내역이 구체적으로 기재되어 있고, 바로 그 밑에 굵은 글씨체로 이 사건 의료기관의 전화번호가 표시되어 있다.
3. 하단 왼편에는 작은 글씨체로 ♠과 네트워크라는 제목하에 A과병원, B과의원, C과의원의 전화번호와 건물 그림이 나타나 있고, 하단 오른편에는 이 사건 의료기관의 약도가 그려져 있다.

   김해시장은 치과의사가 김해지역에 의료기관을 개원한지 6년밖에 되지 않았음에도 불구하고 광고 상단에 '♠과병원'이라고 적고 그 밑에 '김해지역에 10년간 한결같이'라는 과장된 내용을 게재함으로써 의료법을 위반하였다는 이유로 피고에게 행정처분을 의뢰하였고, 치과의사는 의료법 위반 혐의로 입건되어 2008년 12월 30일 창원지방검찰청 검사로부터 기소유예처분을 받았다. 피고는 2009년 8월 19일 치과의사에 대하여 의료법 제56조 제3항에 규정된 과장된 내용의 의료광고에 해당한다는 이유로 의료법 66조 제1항 제7호, 의료관계행정처분규칙 제4조 관련 2.의 가.의 26)에 규정된 자격정지 1개월의 행정처분기준에서 치과의사가 기소유예처분을 받은 사정을 고려하여 감경조항에 따라 2분의 1을 감경하여 의사면허자격정지 15일의 처분을 하였다.

재판부 판단

1. 치과의사의 첫 번째 주장에 대하여 일반 소비자는 이를 ♠과의 단독 광고로 인식하여 내용 전부가 ♠과에만 해당하는 사항으로 받아들일 가능성이 크다. 따라서 B과의원이 김해지역에 개설된 지 10년이 경과되었다는 사정만으로는 객관적 사실과 부합하게 되는 것은 아니며 이 부분 치과의사의 주장은 이유 없다.
2. 치과의사의 두 번째 주장에 대하여 치과의사가 치과의사면허를 취득한 지 10년이 경과되었으나 이러한 사정만으로 이 사건 광고가 객관적 사실과 부합하게 되는 것은 아니므로 이 부분 치과의사의 주장은 이유 없다.
3. 치과의사의 세 번째 주장에 대하여 의료법 제56조 제3항은 '의료법인·의료기관 또는 의료인은 거짓이나 과장된 내용의 의료광고를 하지 못한다'고 규정하고 있는 바, 여기서 '허위 또는 과장된 내용의 광고'라 함은 진실이 아니거나 실제보다 지나치게 부풀려진 내용을 담고 있어 의료지식이 부족한 일반인으로 하여금 오인, 혼동하게 할 염려가 있음을 의미한다.

치과의사는 이 사건 의료기관을 김해지역에 개원한지 6년 남짓 되었음에도 불구하고 '한결같이 10년간'이라는 문구는 그 자체로 진실에 반하거나 실제보다 과장된 것임이 명백하고, 일반인으로 하여금 오인, 혼동하게 할 염려가 있어 '거짓이나 과장된 내용의 의료광고'에 해당한다. 따라서 치과의사의 이 부분 주장은 이유 없다. 이 사건 처분은 적법하며 치과의사의 이 사건 청구는 이유 없어 이를 기각한다.

●●● 의료적 관점의 예방책

이 사건에 대해 치과의사는 다시 항소하였는데, ① 피고인 보건복지가족부장관로부터 권한을 위임받은 대한치과의사협회 의료광고심의회가 의료광고심의 승인을 하였고, ② 치과의사로서는 3개 의료기관의 의료개설 신고필증을 모두 제출하고 그 심의수수료를 납부하여 합동광고를 실시한다고 인식하고 있었기에 의료광고심의 승인을 신뢰한 데 대하여 귀책사유가 없었으며, ③ 위 승인을 신뢰하여 이 사건 광고 전단지를 작성·배포하였고, ④ 피고의 이 사건 처분으로 치과의사에게 가혹한 결과가 발생하였는 바, 피고가 의료광고심의회의 승인을 신뢰한 치과의사에게 이 사건 처분을 한 것은 신뢰보호의 원칙에 반한다고 주장하였다. 그러나 거짓 또는 과장된 내용의 의료광고에 해당함이 명백하고 광고를 만든 치과의사는 광고 내용의 진위나 과장 여부를 잘 알 수 있었으므로 귀책사유가 없다고 볼 수 없다며 다시 기각하였다. 광고를 제작하는 데 있어 대한치과의사협회 의료광고심의회의 승인은 보호장치가 될 수 없으며 의료법에 저촉되는 부분이 있는지 신중한 검토가 필요하다.

▶ 차폐막과 임플란트 특허에 관한 소송

판례번호: 대법원 2008후5007 거절결정(특)

●●● 사건 개요

차폐막 및 임플란트의 출원발명에 관한 특허거절결정으로 불복심판을 청구하고 보정서를 제출한 사안에서 특허청구 범위가 변경되어 구 특허법에 저촉된다고 피고 특허청장이 상고하였다.

●●● 사실 관계

'표면에 골조직 형성 증진 펩타이드가 고정된 차폐막 및 임플란트'의 출원발명에 관한 특허거절결정에 대하여 불복심판을 청구하고 명세서 등 보정서를 제출한 사안에서, 구 특허법 제47조 제4항 제1호는 특허거절결정에 대하여 불복심판을 청구하면서 하는 명세서 또는 도면의 보정은 특허청구 범위를 실질적으로 확장하거나 변경하지 아니할 것을 요건으로 한다고 정하고 있다'며 특허청구 범위가 실질적으로 변경되었다고 피고 특허청장이 상고하였다.

재판부 판단

구 특허법 제47조 제4항 제1호는 특허거절결정에 대하여 불복심판을 청구하면서 명세서 또는 도면의 보정은 특허청구 범위를 실질적으로 확장하거나 변경하지 아니할 것을 요건으로 한다고 정하고 있다. 여기서 특허청구 범위를 실질적으로 확장하거나 변경하는 경우에 해당하는지 여부는 특허청구 범위의 형식적인 기재만이 아니라 발명의 상세한 설명을 포함한 명세서 전체의 내용과 관련하여 그 보정 전후의 특허청구 범위 전체를 실질적으로 대비하여 판단하는 것이 합리적이다(대법원 2004. 12. 24. 선고 2002후413 판결 등 참조). 그리고 보정 전의 청구항에 구성 요소를 부가함으로써 형식적으로는 특허청구 범위가 보정 전후에 달라졌다 하더라도, 보정 전의 다른 청구항에 기재된 구성으로서 발명의 상세한 설명에도 자세히 기재되어 있던 구성을 보정 후의 청구항에 단순히 부가하여 감축한 것에 지나지 않는 보정의 경우에는, 후출원인이나 제3자에게 예상하지 못한 손해를 입힐 염려가 있거나 심사관이 선행기술을 새로 조사해야 하는 부담이 발생하여 심사의 신속한 진행이 현저히 저해되는 등의 특별한 사정이 없는 한, 보정 전후 발명의 목적이나 기술적 사상이 변경된 것이 아니어서 위 조항이 규정한 특허청구 범위의 실질적인 변경에 해당하지 않는다고 봄이 상당하다(대법원 2009. 9. 10. 선고 2007후2674 판결 등 참조). 원고는 명칭을 '표면에 골조직 형성 증진 펩타이드가 고정된 차폐막 및 임플란트'로 하는 이 사건 출원발명(출원번호: 제2004-19010호)에 관한 거절결정에 대하여 불복심판을 청구하고 2006. 6. 1.자 명세서 등 보정서를 제출하였는데, 특허청구 범위 제1항에 대한 원심 판시의 보정사항 3은 구체적인 서열번호를 가지는 조직성장인자 유래 펩타이드의 구성에 '펩타이드의 N-말단에 두 개의 글리신 잔기와 시스테인을 부가하는 구성'을 추가한 것이다. 이는 비록 형식적으로는 그 특허청구 범위가 보정 전후에 달라진 것이기는 하나, 위 보정사항 3은 보정 전 특허청구 범위 제4항에 이미 기재되어 있던 구성임과 동시에 발명의 상세한 설명에도 그 구성을 통하여 해결하고자 하는 과제, 기술 구성 및 작용 효과가 자세히 기재되어 있던 것이어서 보정 전의 명세서에 공개되어 있지 아니한 신규의 기술적 사항을 특허청구 범위에 새로 추가한 것이 아닐 뿐만 아니라, 보정 전 특허청구 범위 제4항을 삭제하면서 거기에 존재하고 있던 구성을 보정 후의 특허청구 범위 제1항에 단순히 부가하여 감축한 것에 지나지 아니하고, 달리 위 보정으로 인하여 제3자에게 예측하지 못한 손해를 입힐 염려가 있거나 추가적인 심사부담을 초래하는 등의 사정을 찾아볼 수 없다. 그렇다면 보정 후 특허청구 범위 제1항은 보정 전 특허청구 범위 제1항, 제4항과 대비하여 볼 때 발명의 목적이나 기술적 사상이 변경된 것이 아니어서 특허청구 범위가 실질적으로 변경된 것으로 볼 수 없다. 또한 제1항의 구성을 그대로 포함하고 있는 종속항인 보정 후 특허청구 범위 제5항은 보정으로 말미암아 청구항에 기재된 사항이 달라진 것에 불과하여서 그 역시 특허청구 범위가 실질적으로 변경된 것으로 볼 수 없다. 따라서 원심이 이 사건 보정이 특허청구 범위의 실질적 확장 또는 변경에 해당하지 않는다고 판단한 것은 정당한 것으로 수긍할 수 있고, 구 특허법 제47조 제4항 제1호의 해석에 관한 법리오해 등의 위법이 없어 상고를 기각한다.

●●● 의료적 관점의 예방책

특허를 신청하고 이의 거절시 불복심판을 청구할 수 있는데 이때 명세서 또는 도면의 보정은 특허청구 범위를 실질적으로 확장하거나 변경하지 아니할 것을 요건으로 하고 있다. 또한 보정 전의 다른 청구항에 기재된 구성을 단순히 부가하여 감축한 경우에 보정 전후 발명의 목적이나 기술적 사상이 변경된 것이 아니어서 실질적인 변경으로 인정하지는 않고 있다.

▶ 임플란트 광고를 시행한 치과의사에 대한 의료법 위반

판례번호: 대법원 2009두21345 치과의사 면허 자격정지 및 경고처분 취소

●●● 사건 개요

홈페이지에 임플란트 시술과 관련하여 광고를 한 치과의사에게 의료법 위반으로 치과의사면허자격정지처분이 내려졌고 원심은 이를 인정하였으나 대법원에 상고하였다.

●●● 사실 관계

치과의사는 레이저 치료기 제조사에서 배포한 광고 책자에 "레이저는 시술 시 출혈이 적고 통증 없이 우수한 치료효과를 볼 수 있습니다"라고 기재되어 있는 것을 참고로, 자신의 의료기관 인터넷 홈페이지에 임플란트 시술과 관련하여 "레이저를 이용하여 치아나 잇몸을 절삭, 절개하여 통증과 출혈이 거의 없습니다"라는 내용의 광고를 하였는데 보건복지가족부장관은 2008. 10. 14. 이 광고가 의료법 제56조 제2항 제2호에 규정된 '소비자를 현혹할 우려가 있는 내용의 의료광고'에 해당한다는 이유로 치과의사면허자격정지처분을 하였고 원심은 이를 인정하였다.

●●● 재판부 판단

일반적으로 광고는 상업성을 배제하기 어려운 것이고, 의료광고도 예외일 수는 없다고 할 것이나, 의료광고는 상행위에 대한 광고만으로는 볼 수 없는 특성이 있고 의료서비스 소비자인 국민들의 건강에 직접적인 영향을 미치게 되므로, 의료행위를 대상으로 하는 광고를 규제해야 할 공익상의 필요성이 클 뿐만 아니라 전문적인 의학 지식이 없고 질병의 치료를 앞두고 있어 객관적으로 판단 능력이 떨어지는 상태에서 의료인에게 의존하여야 할 처지에 놓인 의료서비스 소비자의 선택권을 보호하여야 할 필요성이 강하게 요구된다. 의료법 제56조 제2항 제2호가 '허위·과장광고'를 금지하는 것과는 별개로 '치료효과를 보장하는 등 소비자를 현혹할 우려가 있는 내용의 광고'를 금지하고 있는 취지도, 이와 같은 의료광고 규제의 필요성과 더불어 의료광고의 경우에는 그 표현내용의 진실성 여부와 상관없이 일정한 표현 방식 내지 표현방법만으로도 의료서비스 소비자의 절박하고 간절한 심리 상태에 편승하여 의료기관이나 치료방법의 선택에 관한 판단을 흐리게 하고 그것이 실제 국민들의 건강보호나 의료제도에 영향을 미칠 가능성이 매우 큰 점을 고려하여 일정한 표현 방식 내지 표현 방법에 의한 광고를 규제하겠다는 것으로 해석된다. 다만, 이러한 의료광고 규제의 현실적 필요성이 있다고 하더라도 이를 지나치게 강조함으로써 광고 형태의 의료정보 제공을 합리적 근거 없이 봉쇄하는 것은 의료인의 표현의 자유 내지 직업 수행의 자유를 침해하거나 종국적으로는 의료서비스 소비자의 합리적인 선택권마저 침해할 가능성을 배제할 수 없게 된다. 따라서 어떠한 광고가 '치료효과를 보장하는 등 소비자를 현혹할 우려가 있는 내용의 광고'에 해당하는 것인지를 판단함에 있어서는, 표현 방식과 치료효과 보장 등의 연관성, 표현 방식 자체가 의료정보 제공에 있어서 불가피한 것인지 여부, 광고가 이루어진 매체의 성격과 그 제작·배포의 경위, 광고의 표현 방식이 의료서비스 소비자의 판단에 미치는 영향 등을 종합적으로 고려하여 보통의 주의력을 가진 의료서비스 소비자가 당해 광고를 받아들이는 전체적·궁극적 인상을 기준으로 객관적으로 판단하여야 할 것이다. 원심은 이 사건 광고가 의료법 제56조 제2항 제2호에 규정된 '소비자를 현혹할 우려가 있는 내용의 의료광고'에 해당한다는 이유로 치과의사면허자격정지처분을 한 사실 등을 인정한 다음, 이 사건 광고에 사용된 '통증과 출혈이 거의 없다'라는 표현은 '통증과 출혈이 완화된다'라는 표현과 그 의미가 분명히 다를 뿐만 아니라 치료를 원하는 사람들로 하여금 '통증과 출혈이 없다'거나 '전혀 없다'는 의미로 이해될 여지가 있고, 이는 '통증과 출혈의 발생'이라는 사실을 왜곡하여 시술방법이나 시술효과에 있어서 소비자들로 하여금 혼란을 야기한 것이므로, 이 사건 광고는 '소비자를 현혹할 우려가 있는 내용의 광고'에 해당한다고 판단하였다. 그러나 레이저 치료기에 의한 임플란트 시술이 다른 시술방법에 비해 부작용이 적다는 의료정보를 제공하는 측면이 있는 것으로 보일 뿐만 아니라 그 표현 방식 역시 레이저 치료기 제조사에서 만든 책자의 내용을 참고로 레이저 치료기에 의한 임플란트 시술의 장점을 의료서비스 소비자들에게 전달하는 차원에서 사용된 것이었음을 알 수 있다. 나아가 수치로 환산하기 어려운 통증의 정도 등을 표현하는 광고에 있어서 '많다, 적다, 거의 없다'와 같은 다소 불확정적인 개념을 사용하는 것은 불가피한 것으로 판단될 뿐만 아니라 이 사건 광고에서 사용된 '통증과 출혈이 거의 없다'라는 표현이 곧바로 '통증과 출혈이 없다' 또는 '전혀 없다'라는 의미로 의료서비스 소비자들에게 인식됨으로써 그들의 판단에 어떠한 영향을 미칠 것이라고 보기도 어렵다. 이를 들어 곧바로 '치료효과를 보장하는 등 소비자를 현혹할 우려가 있는 내용의 광고'에 해당한다고 볼 수는 없다고 할 것이다. 그러므로 원심판결 중 치과의사면허자격정지처분에 관한 부분을 파기한다.

●●● 의료적 관점의 예방책

12

의원 홈페이지 등을 이용한 의료 광고는 그 특수성으로 인해 의료법에 규정된 '치료효과를 보장하는 등 소비자를 현혹할 우려가 있는 내용의 광고'는 법에 저촉되는 사유가 될 수 있어 면허자격정지에 이르는 처분을 받을 수 있으므로 각별한 주의가 요구된다.

▶ 치과의사의 뇌물 공여

판례번호: 수원지방법원 2010고합226

가. 특정 범죄 가중처벌 등에 관한 법률위반(뇌물)

나. 뇌물공여

사건 개요

치과의사가 공무원에게 부동산 매수 및 용도 변경 대가로 뇌물을 공여하였다.

사실 관계

공무원은 2008년 10월 1일부터 2009년 8월 31일까지 수원시 하수관리과에서 지방행정주사보로 근무하면서 구거용도 폐지 등의 업무를 담당하였고, 2009년 9월 1일부터 현재까지 수원시 소속 7급 공무원으로 근무하고 있는 자이고, 치과의사는 수원시에서 '○○치과의원'을 운영하는 자이다. 공무원은 2009. 1.경 치과의사 치과의원에서 자신의 담당 업무를 통하여 수원시 일원에 있는 구거 등의 상황에 대한 정보를 잘 알고 있던 점을 이용하여 치과의사에게 "인계동에 지목은 구거지만 그 구거상에 무허가 건물이 있어 사실상 대지로 이용되는 토지가 있고 그와 연접해 쓸 만한 토지가 있는데 같이 매수해서 큰 건물을 지으면 임대 사업 등으로 돈을 벌 수 있다, 나를 통해서 이를 매수해 보라"라는 취지로 말하였고, 2009년 5월경 재차 "사유지인 수원시 팔달구 인계동 대지 281㎡ 및 그에 인접한 국유지인 같은 동 구거 1,431㎡ 상에 있는 무허가 건물 2채를 구입하면 위 무허가건물이 자리 잡은 위 토지의 일부를 용도 폐지시킨 후 이를 싼값에 불하받을 수 있도록 해주겠다, 내가 수원시청에서 구거용도 폐지 업무를 담당하고 있고, 위 땅은 폐지신청만 하면 용도 폐지가 가능한 땅이다, 그러니 그 대가로 3억 원을 달라"라는 취지로 말하면서 구거용도 폐지 등에 대한 대가로 3억 원을 요구하였다. 치과의사는 2009년 8월 초순경 공무원에게 전화를 걸어 위 부동산을 매수하겠다는 의사를 표시하였고, 공무원의 소개로 2009년 8월 18일경 서울 종로구 소격동 국군서울지구병원 인근 상호불상의 공인중개사 사무실에서 위 인계동 토지를 매수하는 매매계약을 체결하였고, 2009년 8월 28일경 수원시 팔달구 인계동 수원시청인근 상호불상의 공인중개사 사무실에서 위 인계동 구거 토지상의 무허가건물 2채를 매수하는 매매계약을 체결하였다. 이후 공무원은 2009년 9월 1일경 치과의사의 치과의원에서 당초 약속한 바와 같이 향후 위 인계동 토지의 구거용도를 폐지시킨 후 이를 싼값에 불하해 주는 것에 대한 대가로 치과의사로부터 2천만 원짜리 수표 1장을 교부받고, 2009년 9월 4일경 수원시 권선구 세류동에 있는 하나은행 세류동지점에서 같은 명목으로 치과의사로부터 8천만 원짜리 수표 1장을 교부받는 합계 1억 원을 교부받았다. 이후 공무원은 2009년 9월경 수원시 팔달구 우만1동에 있는 수원시 팔달구청 민원실에서 팔달구청 구거 등 용도관리 업무담당자에게 "인계동 구거 토지에 대해 지상건물 소유자가 구거용도 폐지신청을 할 예정이고, 위 토지는 용도 폐지가 가능한 토지이니 진단을 해서 시에 용도 폐지 신청에 따른 진단 내역을 올려 달라"라고 부탁하였고, 2009년 10월경 치과의사에게 "팔달구청 구거 담당자에게 말을 해 놓았으니 찾아가 구거용도 폐지신청을 하라"라고 말하였다. 이에 치과의사는 2009년 11월 28일경 수원시 팔달구청 건설과 사무실에서 위 담당자에게 수원시 팔달구 인계동 ××5 구거 토지에 대하여 국유재산 용도 폐지 신청서를 제출하였고, 이후 2010. 4. 12.경 위 ××5 토지는 '구거'에서 '대지'로 지목이 변경되었다.

●●● 재판부 판단

1. 차용금 주장에 대한 판단: 공무원이 치과의사로부터 1억 원을 차용하였는지 여부에 관하여 보건대, ① 치과의사는 이 사건 각 부동산을 매수할 자금이 부족하여 금융기관으로부터 돈을 차용하였을 뿐 아니라 공무원에게는 아파트 전세보증금, 향후 수령하게 될 퇴직금 등 이외에는 별다른 재산이 없었음에도 불구하고 치과의사가 공무원에게 아무런 담보를 제공받지도 아니한 채 1억 원을 빌려 주었다는 것을 납득하기 어려운 점, ② 공무원은 2009년 7월 내지 8월경 임목폐기물 사업에 투자하기로 한 후 사업상 자금이 필요하여 나에게 약정한 돈을 미리 지급하여 줄 것을 요구한 바 있음에도 불구하고, 치과의사는 2009년 8월 28일 7××-5 토지 및 위 지상건물, ××5 토지 지상 건물에 대한 모든 매매계약을 체결한 이후에야 가에게 1억 원을 지급하였던 점, ③ 공무원은 이 사건 각 부동산을 매수하는 과정에서 ××5 토지상의 무허가 건물들을 매수할 수 있도록 도움을 준 김○○ 등에게 자신의 비용으로 400만 원을 지급한 바 있음에도 공무원은 위 1억원과는 별도로 치과의사에게 이 사건 각 부동산의 매수작업 비용 및 구거용도 폐지의 대가를 요구한 바는 없었던 점, ④ 치과의사는 2009년 9월 1일 금 2천만 원 권 자기앞수표 1장을 교부할 당시 변제기를 2010. 12. 31.로 한 액면금 1억 원의 약속어음 공정증서를 작성하였다가, 2009년 9월 4일 금 8천만 원 권 자기앞수표 1장을 교부할 당시 변제기를 2009년 9월 25일로 앞당긴 현금보관증을 재차 작성하였는 바, 이와 같이 약속어음 공정증서와 현금보관증을 작성한 것은 구거용도 폐지가 되지 않는 경우 위 금원을 돌려받기 위한 것으로 보이고, 또 현금보관증상 변제기를 약속어음 공정증서상 변제기보다 1년 이상 앞당겨 재작성한 것은 치과의사로서는 공무원으로 하여금 ××5 토지의 구거용도 폐지절차를 보다 조속히 마무리하도록 압박하기 위한 것으로 보이는 점, ⑤ 치과의사는 현금보관증상 변제기 이후에 가에게 원금 및 이자의 변제를 요청한 적이 없고 이를 변제받은 바도 없는 점, ⑥ 치과의사는 공무원이 치과진료를 위하여 병원을 내방하는 경우 가끔 만나는 사이일 뿐 이들이 무이자, 무담보로 1억 원이라는 큰 돈을 차용할 수 있는 사적인 신뢰관계가 형성되었다고 보기 어려운 점, ⑦ 치과의사는 2009년 1월경 및 2009년 5월경 두 차례에 걸쳐 가로부터 이 사건 각부동산을 매수할 것을 권유받고도 이 사건 각 부동산의 투자가치를 확신하지 못하던 중 2009년 7월경 공무원과 김○○을 함께 만난 자리에서 이 사건 각 부동산의 용도 폐지에 따른 향후 투자가치에

대한 설명을 듣고 부동산을 매수하기에 이르렀고 그 후에도 용도 폐지가 안 될 경우를 대비하여 가로부터 약속어음 공정증서를 작성 받고 현금보관증까지 교부받았던 점(김○○의 법정진술), ⑧ 공무원이 치과의사로부터 1억 원을 건네받은 후 수원시 팔달구 담당자에게 ××5 토지의 구거용도 폐지신청을 할 예정이니 제반사정을 검토하여 수원시에 용도 폐지신청을 진달하여 달라는 취지의 전화를 하고 치과의사와 함께 측량 신청을 위하여 팔달구청을 직접 방문하였을 뿐 아니라 측량 현장에도 방문하였던 점 등을 종합하여 보면, 이 사건 1억 원은 공무원이 치과의사로부터 차용한 것이 아니라 그 자체를 뇌물로 받은 것으로 봄이 상당하므로, 이 부분 공무원과 치과의사 및 변호인의 주장은 받아들이지 아니한다.

2. 부동산 매수알선 비용 주장에 대한 판단: 공무원이 치과의사에게 요구한 3억 원은 ××5 토지의 구거용도 폐지와는 무관하며 단지 이 사건 각 부동산을 매수할 수 있도록 알선해 준 것에 대하여 지급하기로 한 대가에 불과한지 여부에 관하여 보건대, 앞서 든 증거들에 의하여 인정할 수 있는 다음과 같은 사정 즉 ① 구거로서의 기능이 상실되었다고 판단되어 구거인 국유재산에 대하여 구거용도 폐지결정이 이루어지게 되면 구거부지상의 건물 소유자가 우선적으로 수의계약방식으로 위 부지를 매수할 수 있는 바 치과의사로서는 ××5 토지를 취득하여 수익을 올리기 위해서는 위 토지의 용도 폐지가 반드시 필요한 점, ② 증인은 구거부지상 무허가 건물 매매대금에는 국유재산인 구거가 대지로 변경되는 경우 위 토지를 불하받을 수 있는 권리가 포함되어 있다고 각 진술하고 있는 점, ③ 치과의사가 이 사건 각 부동산의 매입대금으로 지급한 금원은 합계 780,000,000원 가량인데, 구거용도 폐지와는 무관하게 단지 780,000,000원 상당의 부동산을 매입할 수 있도록 알선하여 주는 대가로 3억 원을 지급한다는 것은 쉽게 납득하기 어려운 점, ④ 공무원이 2009년 5월경 두 번째로 나에게 이 사건 각 부동산의 매수를 권유할 때 당시 자신이 수원시청 구거용도 폐지 담당이라는 말을 하였고, 구체적인 번지수 등을 알려주면서 '다른 사람들에게도 매수를 권유하였는데 3억 원 정도를 받기로 하였으니 원장님도 그 정도는 주셔야 한다'는 이야기를 하였다고 진술하고 있는 점, ⑤ 공무원은 치과의사로부터 1억 원을 받은 이후 구거용도 폐지를 위하여 수원시 팔달구청 구거담당자에게 ××5 토지에 대하여 구거용도 폐지신청이 있을 예정이니 수원시에 용도 폐지신청을 진달하여 달라는 부탁을 하고 치과의사와 함께 수원시 팔달구청 민원과에 방문하기까지 하였던 점, ⑤ ××5 토지 중 341㎡에 대하여는 2010. 4. 12. 구거용도 폐지가 이루어진 점 등을 종합하면, 공무원이 치과의사로부터 받기로 한 3억 원이 ××5 토지의 구거용도 폐지와는 무관하며 단지 치과의사가 이 사건 각 부동산을 매수할 수 있도록 알선해 준 것에 대한 지급하기로 한 대가에 불과하다는 공무원과 치과의사의 주장은 받아들이지 아니한다.

3. 직무관련성 주장에 대한 판단: 뇌물죄는 직무 집행의 공정과 이에 대한 사회의 신뢰에 기하여 직무수행의 불가매수성을 직접적인 보호법익으로 하고 있으므로, 공무원의 직무와 금원의 수수가 전체적으로 대가관계에 있으면 뇌물수수죄가 성립하고, 특별히 청탁의 유무, 개개의 직무 행위의 대가적 관계를 고려할 필요는 없으며, 또한 그 직무 행위가 특정된 것일 필요도 없다고 할 것이고, 한편 뇌물죄에

있어서 직무에는 공무원이 법령상 관장하는 직무 그 자체뿐만 아니라 그 직무와 밀접한 관계가 있는 행위 또는 관례상이나 사실상 소관하는 직무 행위, 결정권자를 보좌하거나 영향을 줄 수 있는 직무 행위도 포함되고, 공무원이 수수한 금원이 직무와 대가관계가 있는 부당한 이익으로서 뇌물에 해당하는지 여부는 당해 공무원의 직무 내용, 직무와 이익 제공자와의 관계, 쌍방 간에 특수한 사적인 친분관계가 존재하는지 여부, 이익의 다과, 이익을 수수한 경위와 시기 등의 제반 사정을 참작하여 결정하여야 할 것이고, 뇌물죄가 직무 집행의 공정과 이에 대한 사회의 신뢰를 그 보호법익으로 하고 있음에 비추어 공무원이 그 이익을 수수하는 것으로 인하여 사회 일반으로부터 직무 집행의 공정성을 의심받게 되는지의 여부도 하나의 판단 기준이 되고(대법원 2007. 9. 7. 선고 2007도3943 판결 등 참조), 뇌물죄는 직무 집행의 공정과 직무 행위의 불가매수성을 그 보호법익으로 하고 있으므로 뇌물성은 의무위반 행위의 유무와 청탁의 유무 및 수수시기가 언제인지를 가리지 아니하는 것이고, 따라서 과거에 담당하였거나 장래 담당할 직무 및 사무 분장에 따라 현실적으로 담당하지 아니하는 직무라 하더라도 뇌물죄에 있어서의 직무에 해당할 수 있다(대법원 1994. 3. 22. 선고 93도2962 판결 등 참조).

위와 같은 법리에 비추어 공무원이 직무와 관련하여 치과의사로부터 1억 원을 받은 것인지 여부에 관하여 보건대, ① 공무원은 1991년 8월 7일 수원시 권선구청 시민과 지방행정서기보로 입사한 이후 2008년 10월 1일부터 2009년 8월 31일까지 수원시 하수관리과 하천계에서 구거용도 폐지 및 하천계의 서무 업무 등을 담당하였고, 그 중에서도 특히 지목은 구거이지만 그 지상에 무허가 건물이 있거나 실제로 경작지로 이용되고 있는 토지들을 주된 대상으로 하였던 것으로 ××5 토지의 구거용도 폐지 업무는 공무원이 직접적으로 담당하였던 업무인 점, ② 공무원은 치과의사에게 이 사건 각 토지의 매수를 권유하면서 자신이 수원시에서 구거용도 폐지업무를 담당하고 있다는 사실을 이야기하였던 점, ③ 공무원은 ××5 토지는 자신이 수원시에서 구거용도 폐지업무를 담당하고 있을 당시 눈여겨 봐둔 토지로서 이미 구거용도를 상실하고 있어 팔달구에서 수원시로 구거용도 폐지신청을 진달만 하게 되면 수원시 단계에서는 문제가 될 것이 없을 것으로 생각하였기 때문에 수원시 팔달구 업무담당자에게만 부탁을 하였다고 진술하고 있는 점, ④ 공무원 역시 치과의사로부터 받은 1억 원을 이 사건 각 토지의 매매 및 구거용도 폐지 등에 대한 대가로 받은 것으로 생각하였다고 진술한 바 있는 점, ⑤ 공무원과 치과의사의 변소 취지와 같이 ××5 토지의 구거용도 폐지가 가의 별다른 조치 없이도 당연히 처리될 사안이었다고 하더라도 그러한 사정만으로 수수된 금원의 직무관련성을 부인할 수 없는 점, ⑥ 공무원이 수원시 하수관리과 하천계에서 구거용도 폐지 및 하천계의 서무업무 등을 담당하였던 자로서 치과의사에게 3억 원의 지급을 요구하다 1억 원의 거액을 수수하였다면 이는 공무원의 구거용도 폐지 등의 업무와 관련하여 사회 일반으로부터 직무 집행의 공정성을 의심받기에 충분한 점 등을 종합하여 보면, 공무원이 치과의사로부터 1억 원을 받은 것은 의례상의 대가나 개인적인 친분관계 혹은 교분상의 필요에 의한 것이 아니라 공무원이 과거에 담당하였던 구거용도 폐지 업무와 관련하여 뇌물로 받은 것으로 봄이 상당하므로, 이 부분 공무원과 치과의사 및 변호인의 주장은 받아들이지 아니한다.

4. 공무원의 증거능력 배척 주장에 관한 판단: 다음과 같은 사정 즉 ① 공무원은 제1, 2회 검찰 피의자 신문 시 및 나에 대한 제2회 검찰 피의자신문 시 모두 진술거부권을 고지 받고 작성된 조서를 10분 내지 20분에 걸쳐 읽고 난 뒤 조사과정에 이의가 없음을 자필로 기재하고 날인하였던 점, ② 공무원은 제1회 검찰 피의자 신문을 받음에 있어 "치과의사는 어느 정도의 이익을 챙겼나요"라는 질문에 대하여 "현재 인근토지 거래가는 평당 1,300만원이니까 12억 원 이상의 이익을 챙겼습니다"라고 되어 있는 진술 기재 부분을 "소문에 의하면 현재 인근토지 거래가는 평당 1,300만 원으로 알고 있는데, 그렇다면 12억 원 이상의 이익을 앞으로 볼 수 있는 것으로 생각됩니다"고 수정하는 등 이 사건 각 부동산의 매수로 인한 이익 실현의 구체적인 판단 근거 및 현실적인 이익의 발생여부 등에 대하여까지 구체적으로 구별하여 진술하였던 점, ③ 공무원은 44세로서 강남대학교 세무학과를 졸업하고 1991년경 수원시 권선구청 시민과 지방행정서기보에 입사한 이래 약 20년간 공무원으로 재직 중인 점 등 학력, 경력, 직업, 나이 등을 고려해 보아도 구속수감에 대한 두려움으로 검찰의 협박이나 회유에 의해 자신이 저지르지도 않은 범행을 저질렀다고 허위의 자백을 하였다는 것은 선뜻 수긍이 되지 않는 점, ④ 공무원은 제1, 2회 검찰 피의자신문 시 이 사건 범죄사실 중 금원의 수수 등 객관적인 사실의 대부분을 인정하고 있을 뿐 아니라 대가성과 관련한 가의 자백 내용이 매우 구체적이고 상세한 점, ⑤ 공무원과 치과의사는 제1, 2회 검찰 피의자 신문 시 1억 원을 뇌물로 수수한 것이라는 취지로 동일하게 자백을 하다가 공무원은 제3회 검찰 피의자신문 시 1억원 전액을 차용금으로 수수하였을 뿐이라고 진술한 번복한 반면 치과의사는 제3회 검찰 피의자신문 시 '1억 원 중 5천만 원은 차용하여 준 것이나, 나머지 5천만 원은 부동산 매수대가로 지급한 것이라고 진술을 번복하였는바, 이와 같이 금전대차의 당사자들 간에 차용원금 액수조차 서로 상이하게 진술을 하고 있으며, 진술번복의 경위에 관하여 납득할 만한 이유를 들지 못하고 있는 점 등을 종합해 보면, 공무원의 검찰에서의 각 진술에 대하여 그 임의성을 부인할 만한 정황은 발견되지 않는다.

이상의 이유로 공무원은 수원시청의 공무원으로 청렴하고 공정한 자세로 구거용도 폐지 업무 등을 수행하여야 함에도 그 직무와 관련하여 뇌물을 요구·수수함으로써 공직사회의 신뢰를 크게 손상시켰을 뿐만 아니라, 받은 뇌물의 액수도 적지 아니하여 그 책임에 상응하는 엄중한 처벌로서 실형선고가 불가피하다. 다만 수원시 구거용도 폐지업무 처리절차 등을 고려할 때 실제로 공무원이 뇌물을 수수함으로써 부정하게 업무를 처리하였다고 단정할 수 없는 점, 도로교통법위반 등으로 5회에 걸쳐 벌금형을 받은 이외에 별다른 전과가 없는 점, 행정종합평가 우수공무원으로 포상을 받은 것을 비롯하여 별다른 비위사실 없이 성실하게 공직생활을 한 것으로 보이는 점, 소아마비로 인하여 2급의 장애를 가지고 있는 점, 그 밖에 이 사건 범행으로 취득한 금품의 액수, 금품의 수수경위, 치과의사 1의 연령, 성행, 범행 후의 정황 등 이 사건 변론에 나타난 모든 양형요소 및 양형기준을 종합적으로 고려하여 징역 5년 및 벌금 3억 원에 처한다. 치과의사는 이 사건 각 부동산을 매수한 후 구거용도 폐지절차를 거쳐 이익을 실현하기 위하여 가에게 뇌물을 공여함으로써 수원시의 구거용도 폐지업무의 공정성에 관한 신뢰를 훼손시킨 점에 비추어 엄중한 처벌이 불가피하다. 다만, 나가 가에게 뇌물을 제공함으로써 부정하게 업무가 처리하였다고 단정할 수 없는 점, 도로교통법위반(음주운전)죄로 2차례에 걸쳐 벌금형을 받은 이외에 별다른 전과가 없는 점 등 유리한 양형조건 기타 치과의사의 연령, 성행, 가족관계, 재산상태 등 이 사건 변론에 나타난 제반 양형요소를 참작하여 징역 1년 6월에 각 처한다. 공무원이 위 벌금을 납입하지 아니하는 경우 1,000,000원을 1일로 환산한 기간 노역장에 유치한다. 다만, 이 판결 확정일로부터 치과의사에 대하여 2년간 위 형의 집행을 유예한다. 공무원으로부터 1억 원을 추징한다.

●●● 의료적 관점의 예방책

비교적 수입이 안정적으로 추정되는 치과의사에게 투자 정보 등의 이유로 금품을 요구하는 경우 이를 수락하고 금품을 제공하면 뇌물죄가 적용될 수 있다.

▶ 요양급여 부당청구에 따른 치과의사 면허 자격정지 처분

판례번호: 서울행정법원 2010구합29857 치과의사 면허 자격 정지 처분 등 취소

●●● 사건 개요

피고 보건복지가족부장관은 치과의사가 운영하는 치과의원의 현지조사를 실시하여 요양급여비용을 부당하게 청구하였다고 본 다음, 요양기관 업무정지 90일, 면허자격정지 4개월의 처분을 하였다

●●● 사실 관계

치과의사는 비급여대상인 광중합형 글래스아이노머 충전 등을 실시하고 환자에게 비급여로 징수한 후 진찰료, 즉일충전처치, 복합레진충전료 등 요양급여비용을 청구하였다. 레이저를 이용하여 수술을 실시한 경우에는 10,000원 내지 30,000원을 별도 징수하였다.

●●● 재판부 판단

치과의사가 2009년 6월 9일 보건복지가족부 직원에게 'premise flowable GI: 진료기록부에는 GI로 기재함, 위 재료는 광중합형, 2008. 8.경부터 10.경까지는 Self GI를 사용하였고, 2008. 11.경 및 같은 해 12.경 광중합형 GI 사용 후 환자에게 법정본인부담금만 받고 청구하였으며, 2009. 1.경부터 현재까지 vital(즉일충전처치) 환자의 경우 광중합형 GI·Resin을 사용하고 비급여로 징수 및 청구한 사실이 있다'는 내용의 사실확인서를 작성하여 교부하고, 처치료 허위청구자 명단 말미에 '위 환자는 광중합형 GI로 충

전 후 진료기록부에 GI 또는 충전을 기재하고 환자에게 비급여로 징수한 후 청구한 환자임'이라는 내용을, 비급여대상 부당청구자 명단 말미에 '위 명단은 광중합형 GI 실시 후 진료기록부에 GI 혹은 충전 기재 후 환자에게 법정본인부담금 징수 후 청구한 환자임'이라는 내용을 각 자필로 기재하여 교부한 사실, 이 사건 치과의원의 치과위생사인 김○○ 또한 2009년 6월 9일 보건복지가족부 직원에게 '2008. 8.경부터 2008. 10.경까지는 자가중합형 GI를 사용하고, 2008. 11.경부터 같은 해 12.경까지 광중합형 GI 사용 후 진료기록부에 GI 충전으로 기재한 후 보험수가로 적용(징수)하고 보험으로 청구하였으며, 2009. 1.경부터 같은 해 4.경까지 광중합형 GI, 광중합형 Resin 충전 후 진료기록부에 GI 충전으로 기재 후 보험청구하고 비급여로 징수하였다'는 내용의 사실확인서를 작성하여 교부한 사실, 이 사건 치과의원의 거래원장에는 치과의사가 홍익치재로부터 비급여대상 재료인 광중합형 GC Fuji Ⅱ LC 제품을 2008년 4월 22일 108,000원 상당, 2008년 10월 17일 108,000원 상당, 2008년 12월 30일 76,000원 상당 각 구입한 것으로 기재되어 있는 반면, 요양급여대상 재료인 자가중합형 GC Fuji Ⅱ LC 제품은 2008년 5월 27일 132,000원 상당 구입한 것으로 기재되어 있는 사실을 인정할 수 있는 바, 위 인정사실에서 드러나는 다음과 같은 사정들, 즉, 치과의사 및 치과위생사 김○○이 작성한 위 사실확인서 등의 내용이 허위라고 볼 만한 자료가 없는 점(치과의사는 위 현지조사로 인하여 일반적인 치과 업무의 수행 및 정상적인 퇴근이 불가능한 상태에서 피고 직원의 강요·협박에 의하여 위 사실확인서 등을 작성한 것이라고 주장하나, 치과의사 주장의 위 사정을 인정할 만한 아무런 증거가 없다), 이 사건 치과의원의 거래원장에는 치과의사가 2008년 5월 27일 단 1차례 자가중합형 GC Fuji Ⅱ LC 제품 132,000원 상당을 구입한 것으로 기재되어 있을 뿐이고, 치과의사는 그 이외에 2008년경 자가중합형 글래스아이노모를 구입하였다는 다른 자료를 제출하지 못하고 있는 점 등에 비추어 보면, 2008년 11월경 이후부터는 치과의사가 2008년 10월 17일 및 2008년 12월 30일 구입한 광중합형 GC Fuji Ⅱ LC 제품을 사용하여 환자들에게 충전처치를 하였다고 봄이 상당하므로, 처치료 허위청구자 명단 및 비급여대상 부당청구자명단 기재 각 환자들에게 자가중합형 글래스아이노모로 충전을 실시하였다는 치과의사의 위 주장은 이유 없다.

치과의사가 처치료 허위청구자 명단 및 비급여대상 부당청구자 명단에 이중으로 기재되어 있다고 주장하는 환자들 중 26인의 처치료 허위청구자 명단 부당내역란에는 각 'U0060(즉일충전처치), U0135(복합레진충전), U0200(충전물연마)'이라고 각 기재되어 있고, 비급여대상 부당청구자 명단 부당내역란에는 각 'AA200(재진진찰료)'이라고 각 기재되어 있는 사실, 환자A의 처치료 허위청구자 명단 개시일란에는 '2009. 1. 29.'이라고 기재되어 있는 반면, 비급여대상 부당청구자 명단 개시일란에는 '2008. 11. 6., 2008. 11. 7., 2008. 11. 28.'이라고 각 기재되어 있는 사실, 환자B는 처치료 허위청구자 명단에만 그 이름이 기재된 사실을 인정할 수 있는 바, 이에 의하면 보건복지가족부가 동일한 진료항목에 대하여 허위청구 금액 및 부당청구금액을 중복 계산하여 산출하였다고 볼 수 없으므로, 치과의사의 이 부분 주장 또한 이유 없다.

치과의사는 레이저 치주소파술이 비급여대상이라고 주장하면서 환자들로부터 본인부담금을 징수할 수 있다는 취지로 주장하나, 국민건강보험법 및 국민건강보험 요양급여의 기준에 관한 규칙에 따라 보건복지부가 고시한 '건강보험 행위 급여·비급여 목록표 및 급여 상대가치점수' 제1편 제2부 제10장 제4절은 치주소파술[1/3악당]의 점수를 179.31로 산정한다고 규정하는 한편, 같은 장 [산정지침] 제6항은 '각 분류항목의 처치 및 수술 등에 레이저를 이용한 경우에도 각 분류항목의 소정점수만을 산정한다'고 규정하고 있는 사실을 인정할 수 있는 바, 위 인정사실에 의하면, 요양기관이 치주소파술을 시술하는 경우 레이저의 이용 여부를 불문하고 이는 요양급여대상이고, 그 급여의 점수 또한 동일하다고 할 것이므로, 치과의사가 환자와 사이에 레이저를 이용한 치주소파술을 보험비급여로 하기로 합의한 후 그 비용을 징수하였다고 하더라도 그 합의는 건강보험 요양급여기준, 건강보험 진료수가기준 등에서 정한 기준과 절차에 따르지 아니한 것으로 그 효력이 없다 할 것이어서, 치과의사와 환자 사이의 합의가 유효함을 전제로 한 치과의사의 위 주장은 이유 없다.

2007년 9월의 현지조사에 대해 그 행위가 본인부담금 과당징수에 해당하지 않는다는 취지로 행정지도를 하였다거나 공적인 견해를 표명하였다고 할 수 없고, 그 밖에 보건복지가족부가 이 사건 처분 전 원고에게 이 행위와 관련하여 신뢰의 대상이 되는 어떠한 공적인 견해의 표명을 하고 치과의사가 귀책사유 없이 이를 신뢰하여 어떠한 행위를 하였다고 볼 아무런 사정 또한 없으므로, 이 사건 제1 처분이 신뢰보호의 원칙에 반하여 위법하다고 할 수 없다.

살피건대, 국민건강보험공단 재정을 건전하게 하고 보험가입자의 요양급여수급청구권을 보호하기 위하여 보건복지가족부가 요양기관의 부당청구 행위 등에 대하여 일률적으로 대응할 필요성이 있는 점, 이 사건 각 행위가 비교적 장기간에 걸쳐 이루어졌을 뿐만 아니라 치과의사가 위 각 행위로 얻은 불법이익의 규모 또한 상당한 액수에 이르는 점 등을 종합적으로 고려하면, 치과의사가 주장하는 사정을 감안한다 하더라도 보건복지가족부의 이 사건 각 처분이 사회통념상 재량권의 한계를 넘었거나 그 남용이 있다고 보기 어렵다. 따라서 치과의사의 이 사건 청구를 기각한다.

●●● 의료적 관점의 예방책

국민건강보험법 제85조 제1항 제1호에서 정한 '속임수나 그 밖의 부당한 방법'이라 함은 요양기관이 건강보험 요양급여기준, 건강보험 진료수가기준에서 정한 진료수가 등을 위반·초과한 경우뿐 아니라 그 기준과 절차에 따르지 아니하고 보험자 등으로부터 보험급여비용을 받은 경우도 이에 해당한다. 따라서 요양기관이 '요양급여의 적용기준 및 방법에 관한 세부사항' 등에서 정한 기준과 절차에 따르지 아니하고 임의로 비급여 진료행위를 하고 환자와 보험비급여로 하기로 상호 합의 하여 진료비용을 환자로부터 지급받는 등 요양기관이 요양급여를 한 후 요양급여를 받은 자로부터 관계 법령에서 정한 기준과 절차와 다르게 그 비용을 징수하는 경우에는 '속임수나 그 밖의 부당한 방법'에 해당한다고 할 것이다(대법원 2005.

10. 28. 선고 2003두13434 판결 참조). 이러한 판례에서 보듯 요양급여 진료와 비급여 진료가 동시에 진행되는 경우 항목에 따라 허위나 부당청구에 해당될 수 있으며 환자와 합의하에 이뤄졌다 할지라도 임의 비급여 진료비용의 청구는 법에 저촉될 수 있어 주의가 필요하다.

▶ 치과진료 불만 품은 환자의 치과의사 살해

판례번호: 수원지방법원 2011고합624 살인
2011전고25(병합) 부착명령
2012감고4(병합) 치료감호

●●● 사건 개요

의사결정 능력이 미약한 자가 치과치료에 불만을 품고 원장을 살해하였다.

●●● 사실 관계

피고인 겸 피치료감호청구인(이하, 피고인)은 불안정한 감정, 자극과민, 의욕저하, 자살충동, 수면장해, 충동조절능력의 저하 등의 정신증세로 의사를 결정할 능력이 미약한 사람이다. 피고인은 2010년 7월 20일경 오산시에 있는 피해자 치과의사가 운영하는 치과의원에서 스케일링을 받았는데 그 이후로 이가 시리고 아파오자 그 원인이 치과의사의 치과치료가 잘못되었기 때문이라고 생각하게 되었다. 이후 피고인은 수차례에 걸쳐 치과의사에게 치료가 잘못되었으니 손해를 배상해 달라고 요청하였으나 치과의사로부터 거절을 당하자 계속하여 스트레스를 받아오던 중, 2011년 9월 28일경 '이대로 살다가는 인생이 제대로 나갈 수 없으니 일을 마무리 짓고 앞으로 나아가자'라고 생각하고 치과의사를 살해할 것을 마음먹었다. 이에 피고인은 2011년 9월 28일 09:30경 부산 해운대구 ○○에 있는 마트에서 부엌칼 1점(칼날길이 21cm)과 알루미늄 야구방망이 1개를 구입한 다음 부엌칼은 소지하고 있던 가방에 넣고, 야구방망이는 손에 든 채로 KTX 열차와 택시 등의 교통수단을 이용하여 같은 날 19:00경 위 치과에 도착하였다. 피고인은 2011년 9월 28일 19:03경 소지하고 있던 가방 속에 부엌칼을 넣고, 위 야구방망이를 손에 든 채로 위 치과에 들어간 다음 피고인을 보고 놀라 제지하는 간호사를 밀치고, 치과의사와 서로 야구방망이를 잡고 몸싸움을 하던 중 복도로 밀려나가 치과 옆 빈 점포로 피해자와 함께 들어가게 되었다. 피고인은 계속하여 피해자와 몸싸움을 하던 중 가방에서 부엌칼을 꺼내 들고, 반항하는 치과의사의 등 부위, 허벅지, 안면부 등을 수회 찌르고, 치과의사가 쓰러진 상태에서 칼을 든 피고인의 손을 잡고 항거하자 손을 비틀어 뺀 다음 칼로 치과의사의 다리 부위를 수차례 찌르는 등 총 20회에 걸쳐 칼로 치과의사의 신체를 찔러 피해자로 하여금 2011년 9월 28일 20:35경 오산시에 있는 ○○병원에서 다발성 자상에 의한 대량 출혈로 사망하게 하여 치과의사를 살해하였다.

●●● 재판부 판단

증거 및 청구전조사서, 공주치료감호소장의 피고인에 대한 정신감정결과통보의 각 기재에 의하여 인정되는 다음과 같은 사정, 즉 피고인은 치과의사로부터 스케일링을 받은 후 치과의사가 스케일링을 잘못하여 피고인의 인생이 망가졌다는 심한 스트레스를 받았고, 이로 인하여 불안정한 감정, 자극과민, 의욕저하, 자살충동, 수면장해, 충동조절능력의 저하 등에 의한 정신장애에 이르게 되었으며, 급기야 치과의사를 죽이고 싶다는 살인충동에 시달리게 된 점, 이에 피고인은 2011년 2월 16일경부터 같은 달 24일까지는 ○신경정신과에서, 같은 해 3월 9일부터 범행 무렵까지는 ○○의원에서 위와 같은 정신장애에 대하여 치료를 받던 중 이 사건 범행에 나아간 점, 피고인에게는 정신장애에 대한 전문적인 치료 및 규칙적인 투약관리가 필요한 것으로 보이고 앞으로 충분한 치료를 받지 않으면 위와 같은 정신장애로 인하여 의사결정능력이 저하되어 이 사건과 같은 범행을 다시 저지를 상당한 개연성이 있는 점과 이 사건 범행의 경위 및 내용, 피고인의 성행, 환경, 현재의 정신상태 등을 종합하여 보면, 피고인에게 재범의 위험성, 치료감호시설에서 치료를 받을 필요성이 있다고 인정된다. 피고인을 징역 15년에 처하며 피치료감호청구인을 치료감호에 처한다.

●●● 의료적 관점의 예방책

치과에 내원하는 다양한 환자군 가운데 인지하고 있거나 그렇지 못한 정신장애 환자가 있을 수 있으며, 치료에 대한 불만족이 이러한 병증과 더불어 돌이킬 수 없는 결과를 낳은 사례이다. 불의의 사건 사고를 미연에 방지할 수 있는 방법은 결국 환자의 증상 및 불만 호소 등에 귀를 기울여 환자로 하여금 문제 해결을 위해 의사가 노력하고 있음을 느끼게 하고 증상으로 인해 심리적 어려움까지 토로하는 경우 정신과적 상담을 권고하는 것이 도움 될 수 있다.

▶ 인터넷을 통한 치과의원 비방 게시글에 의한 모욕

판례번호: 수원지방법원 2011고정769 모욕

●●● 사건 개요

피고는 치과의사의 치과병원에서 경험한 불친절함을 인터넷 사이트의 카페 게시판에 비난하는 글을 올려 모욕죄로 기소되었다.

●●● 사실 관계

피고는 피해자 치과의사가 운영하는 치과병원을 방문하였다가 일어난 일이 기분 나빴다는 이유로 인터넷 사이트 "향남 사는 행복한 엄마들" 카페 게시판에 "안중에 ○○치과 가지 마세요"란 제목으로 "○○은 아니지만 혹 안중에 병원 가는 분들이 있는가 해서 올려봅니다. 화성 ○○에 살고 있는 사람입니다. 애기를 낳고 이가 많이 시려서 치과를 알아보던 중 안중 ○○치과를 소개 받았습니다. 그런데 인터넷에 잘못 검색을 하여 ○○오거리 ○○치과를 가게 되었습니다. 처음 접수 시에 직원이 약간 불친절하게 해서 맘이 안 좋았습니다. 그런데 진료를 하는 과정에 더더욱 불친절한 행동을 당하고 말았습니다. 가방을 의자에 잠시 올려놓았더니, 치과위생사가 일언반구도 없이 제 가방을 휙하니 다른 곳으로 거의 던져버리듯 치우는 거였습니다. 그리고 의사 선생님이 진료를 안 하냐고 물어보니, 치과위생사가 우선 봐야 알게 아니겠냐고 정말 퉁명하게 말하더군요. 그래서 원장을 부르니, 모든 직원들이 내가 이상하단 식으로 말을 하더군요. 그리고 치과위생사는 저를 아줌마라고 부르면서 반말까지 하고... 한바탕 실랑이를 벌이다가 원장을 부르는데도 치료한다는 구실로 전혀 얼굴도 안보이더군요. 소장인가 하는 사람이 나와서 조용히 하고 기다리리라고 명령하네요. 모든 직원이 미안하다는 말은 전혀 없었습니다. 무슨 행패 부리러 온 사람 취급하면서 말이죠. 원장에게 찾아가니 환자 진료해야 한다고 기다리라고 하네요. 참... 보통은 원장이 나와서 무슨 일인지 자초지종을 물어보고, 상황수습을 하는 게 아닌가요? 원장, 소장, 치과위생사 등 모든 직원 마인드가 엉망입니다. 기다려도 아무 반응 없고, 나만 이상한 사람 취급받는 것 같아, 접수 직원에게 상황을 얘기하니 미안하다고 하더군요. 처음부터 조금 불친절한 거 때문에 이미지가 안 좋았다고 말하니, 오해인 것 같다고 말하면서요. 그나마 그 접수직원 빼고는 모두 상식 이하 원장, 직원입니다. 정말 그곳은 가지 마세요. 요즘 세상 무서운 줄 알아야 합니다. 치료도 못하고 그냥 왔습니다."라는 내용의 글을 게시하였다.

●●● 재판부 판단

피고인이 게시한 글 중 특히 피해자를 지칭하는 "원장, 소장, 치과위생사 등 모든 직원 마인드가 엉망입니다. 접수직원 빼고는 모두 상식 이하 원장, 직원입니다."라는 부분은 피해자의 인격적 가치에 대한 사회적 평가를 훼손할 만한 모욕적 언사라고 볼 수는 있지만, 게시판에 글을 올리게 된 동기나 경위 및 배경을 살펴보면 실제 진료 과정에서 피해자와 그 직원들에게 받은 불친절함을 토로하는 취지에서 작성된 것으로 피고인의 의견이나 판단 자체가 합리적인 것인지 여부는 차치하고 그 사실 관계에 비추어 전혀 터무니없는 것은 아닌 점, 치과의사를 '원장'이라고만 표현하고 구체적으로 누구라고 지칭하지는 않으면서, 모욕적인 표현 부분이 글 전체에서 차지하는 비중도 크지 아니하고, 그 표현이 내포하는 정도 또한 비공개적인 상황에서는 일상적으로 사용되는 경미한 수준으로 전체 내용에서 크게 벗어난 표현이라고는 보기 어려운 점 등의 사정으로 이 사건 피고인의 표현은 피고인이 개인적으로 실제 치과의사의 운영 병원에서의 진료 과정에서 경험하였던 불친절함을 비난하고 이를 강조하는 과정에서 그 비난의 대상으로 위 병원의 원장인 치과의사에 대하여도 같은 맥락에서 일부 부적절한 표현을 사용하게 된 것으로, 이러한 행위는 사회상규에 위배되지 않는다고 봄이 상당하여 피고인은 무죄이다.

●●● 의료적 관점의 예방책

모욕죄는 공연하게 사람을 모욕함으로써 성립하는 범죄(형법 311조)로 1년 이하의 징역이나 금고 또는 200만 원 이하의 벌금에 처하며, 범죄의 피해자 기타 법률이 정한 자의 고소가 있어야 공소할 수 있는 친고죄이다. 모욕죄에서 말하는 모욕이란, 상대방에 대하여 욕을 하거나 조롱을 하거나 또는 악평을 가하는 등 구체적인 사실을 적시하지 않고 자신의 추상적 판단을 표현하여 사람의 사회적 지위를 경멸하는 것을 말하는데, 언어에 한하지 않고 문서에 의하건 거동에 의하건 불문한다. 모욕에 의하여 상대방이 현실적으로 그 명예에 해를 입었다는 것은 필요로 하지 않는다. 그러나 어떤 글이 모욕적인 표현을 포함하는 판단 또는 의견을 담고 있는 경우에도 '그 시대의 건전한 사회통념에 비추어 비 표현이 사회규상에 위배되지 않는 행위로 볼 수 있을 때에는 형법 제20조에 의하여 예외적으로 위법성이 조각된다'는 판례가 있었다. 사실 여부를 떠나 치과에 대한 비방이나 악평을 하는 경우 모욕죄가 성립될 수 있으나 위 증례에서 보듯 통념의 범위 적용에 따라 무죄로 선고될 수 있다.

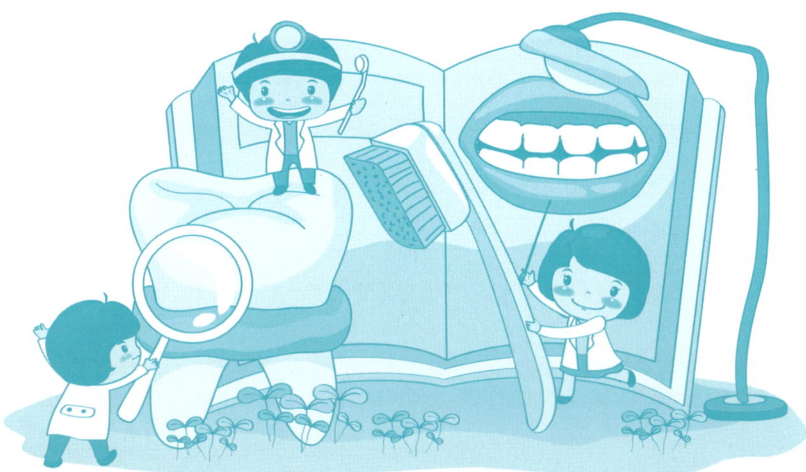

12

제 III 부

부록: 각종 동의서

1. 합의서
2. 치과의원 초진 시 문진 사항
3. 발치 및 치과수술동의서
4. 발치 수술 후 주의사항 알림
5. 임플란트 수술 후 주의사항 알림
6. 근관치료(신경치료) 시 및 치료 후 주의사항 알림
7. 진료의뢰서
8. 상해진단서
9. 교정치료 동의서, 주의사항
10. 상해기간판단표/맥브라이드장애표/국가배상법 시행령

1. 합 의 서

"갑"(환자)과 "을"(치과의사)은 치과치료 분쟁과 관련 아래와 같이 합의한다.

환자 성명 및 치료 시작 년월일	
치과치료 분쟁 주요사항	

– 아 래 –

가. "을"은 "갑"에게 이 건과 관련하여 합의금 명목으로 ____________원을 지급한다.
(단, 치료비 감액이 있는 경우: ____________원의 치료비도 받지 않는다.)

나. "갑"과 "을"은 이 건과 관련하여 일체의 청구권을 포기하며 소송이나 그 어떤 문제 제기를 하지 않는다.

"갑" (환자)	성명	(인)
	주민등록번호	
	주소	

"을" (치과의사)	성명	(인)
	주민등록번호	
	주소	

본 합의서를 2부 작성하여 갑과 을이 각 1부씩 보관한다.

년 월 일

2. 치과의원 초진 시 문진 사항

아래의 질문 사항은 치과치료에 도움이 될 수 있게 환자의 정보를 알고자 하는 것이니 있는 그대로 답하여 주시면 감사하겠습니다.

1. 현재 내과 등 병의원에서 치료 중이거나 약을 복용하고 있습니까?		예( )	아니오( )
2. 병원에 입원하신 적은 있습니까?		예( )	아니오( )
3. 다음의 어떤 질환이 있습니까?	류마티스성 열, 류마티스성 심장질환	예( )	아니오( )
	선천성 심장질환 / 심장박동기	예( )	아니오( )
	심장마비 / 부정맥 / 협심증	예( )	아니오( )
	고혈압 / 뇌졸중 (중풍)	예( )	아니오( )
	간염 / 간질환	예( )	아니오( )
	당뇨	예( )	아니오( )
	간질	예( )	아니오( )
	혈액질환	예( )	아니오( )
	출혈성 질환	예( )	아니오( )
	결핵	예( )	아니오( )
	만성신부전 / 혈액투석	예( )	아니오( )
	부신기능 부전증	예( )	아니오( )
	알레르기	예( )	아니오( )
	천식	예( )	아니오( )
	정신질환	예( )	아니오( )

위 사항에 해당하는 경우 구체적인 [처치, 투약] 등에 대하여 기재하여 주십시오.

( )

4. 가족이나 친척 중 출혈 문제가 있습니까?	예( )	아니오( )
5. 페니실린에 부작용이 있습니까?	예( )	아니오( )
6. 어떤 약에 부작용이 있었습니까?	예( )	아니오( )
7. 아스피린이나 항응고제를 계속 복용하고 계십니까?	예( )	아니오( )
8. 가벼운 운동 시에 가슴에 통증이 있거나 숨이 가쁘십니까?	예( )	아니오( )
9. 임신 중입니까?	예( )	아니오( )
10. 담배를 피십니까?	예( )	아니오( )
11. 입을 벌릴 때 턱관절에서 소리가 나거나 아픈 적이 있습니까?	예( )	아니오( )
12. 기타 중요한 의학적 또는 치과적 병력에 대한 정보가 있습니까?	예( )	아니오( )

작성일 : 년 월 일 / 작성자(환자) 성명 및 날인 :

○○○ 치과의원 ○○○ 원장 귀하

3. 발치 및 치과수술동의서

일어날 수 있는 합병증

발치(특히 사랑니 발치) 등 치과수술은 다른 외과적인 수술과 마찬가지로 부작용과 합병증이 있을 수 있습니다. 환자분이 발치 등 치과수술에 동의하시기 전에 이러한 것들에 대한 이해가 필요합니다.

1. 국소마취 후 부작용이 발생할 수 있습니다. 현기증, 오한, 호흡곤란 등이 발생하면 미리 말씀해 주시기 바랍니다.
2. 부종(부어오름)은 수술 후에 생기는 가장 흔한 반응이며, 그 정도는 개인마다 다양합니다. 부종은 대략 수술 후 48시간 내에 최대에 달하며 점차 사라집니다.
3. 통증이 수술 후에 종종 있을 수 있으며, 아프시면 진통제를 2~3시간 간격으로 드십시오.
4. 수술 부위 근처에 멍이 들거나 수술 후 부종으로 인하여 턱 근육이 뻣뻣해 져서 입이 잘 안 벌어질 수 있습니다.
5. 수술 후 감염이 발생할 수 있습니다.
6. 출혈은 어떤 형태의 수술에도 예상됩니다. 흔치 않지만 집에 돌아가서까지 과량의 그리고 지속된 출혈이 있을 경우에는 발치 후 거즈를 물려 드렸던 것처럼 발치한 부위가 강하게 압박이 되도록 거즈를 다시 세게 무시고 3시간 가량 압박하여 주시기 바랍니다. 피가 난다고 입안을 물로 헹구면 피떡이 씻겨 내려가 피가 응고되지 않으니 발치 수술 후 피가 멈추기 전까지는 물로 양치질을 하시면 안 됩니다. 대부분의 경우 이렇게 하면 피가 멈추게 됩니다. 그리고 내원하여 주시기 바랍니다. 경우에 따라 혈액질환이 의심될 경우 혈액검사를 요할 수 있습니다.
7. 치아의 뿌리가 비정상적으로 굽어 있거나 골과 유착되어 있는 경우, 발치 시 뿌리가 부러질 수 있습니다. 이 경우 제거 시 수술 시간이 길어지거나 주요 구조물과 인접한 경우 그대로 아물도록 할 수 있습니다.
8. 발치 시에 장시간 입을 벌리고 있을 경우 발치 후 턱관절에 통증이 있을 수 있습니다. 이럴 경우 턱을 위아래로 움직이거나 하지 마시고 턱을 가급적 사용하지 않고 안정을 취하셔야 빨리 회복이 됩니다. 심한 운동 후 무릎관절 등이 아플 경우에도 쉬는 것이 최선의 방책이듯이 말입니다.
9. 아래턱에 위치한 사랑니를 뽑을 경우, 가까이 위치한 신경이 자극 또는 손상을 받아 감각이상 또는 아래 입술, 혀, 턱, 잇몸이 간지러운 듯한 느낌 또는 무감각 등이 발생할 수 있습니다. 이런 현상은 대부분 일시적이거나 수주 이내에 대부분 소실되며, 6개월 이상 지속되는 경우도 있고 아주 드물게는 회복이 안 될 수도 있습니다.
10. 위턱에 위치한 치아가 감염으로 상악동염이 생겨 있거나 선천적으로 상악동에 가까울 경우 발치 후 증상에 따라 상악동에 대한 수술들을 요할 수 있습니다.

본인은 치료와 관련된 주의사항 및 합병증에 대하여 충분한 설명을 들었으며 발치, 치과수술에 동의합니다.

작성일 : 년 월 일 / 작성자(환자) 성명 및 날인 :

○○○ 치과의원 ○○○ 원장 귀하

ST. Paul's Hospital
The Catholic University of Korea

수술(또는 시술) 동의서

등록번호 :

성 명 : 성별/나이 :

진 료 과 : 병 실 :

병 명 : 시행예정일 :

수술/검사명 : 주 치 의 사 :

1. 수술(시술 또는 검사)의 목적 및 효과

2. 수술(시술 또는 검사)의 과정 및 방법

3. 수술 과정 중 발생할 수 있는 문제점

4. 수술 후 발생 가능한 합병증 및 후유증

5. 수술 이외의 시행 가능한 다른 치료방법

6. 치료를 하지 않을 경우의 예후

설명을 받은 환자 또는 대리인(환자본인) : 성 명 (서명)

ST. Paul's Hospital

The Catholic University of Korea

수술(또는 시술) 동의서

등록번호 :

성　명 :　　　　성별/나이 :

진료과 :　　　　병　실 :

본인 (환자_______________ 또는 대리인_______________) 은

1. 본인(또는 환자)에 대한 수술(시술 또는 검사)의 목적 및 효과, 수술(시술 또는 검사)의 과정 및 방법, 수술 과정 중 발생할 수 있는 문제점, 수술 후 발생 가능한 합병증 및 후유증, 수술 이외의 시행 가능한 다른 치료방법, 치료를 하지 않을 경우의 예후 등에 대한 설명을 의사로부터 듣고 이해하였습니다.
2. 본 수술(시술 또는 검사)로써 불가항력으로 야기될 수 있는 합병증 또는 환자의 특이체질로 우발적 사고가 일어날 수도 있다는 것을 충분히 이해합니다.
3. 따라서 수술(시술 또는 검사)에 적극적으로 협력할 것을 서명으로 서약하며 다음 사항을 성실히 고지하며 이에 따른 의학적 처리를 주치의 판단에 위임하여 상기 수술(시술 또는 검사)을 하는 데 동의합니다.
4. 본인(또는 환자)은 수술 중 예정된 수술에 변동 사항이 생길 경우 보호자에게 설명할 수 있음을 충분히 이해하였습니다.
5. 본인의 자발적인 이해에 근거하여 이 동의서에 서명합니다.

○ 기 왕 력 : 있음 / 없음　　○ 알 레 르 기 : 있음 / 없음
○ 특 이 체 질 : 있음 / 없음　　○ 당 뇨 병 : 있음 / 없음
○ 고 저 혈 압 : 있음 / 없음　　○ 출 혈 요 인 : 있음 / 없음
○ 심 장 병 : 있음 / 없음　　○ 마 약 사 고 : 있음 / 없음
○ 약으로 인한 사고 : 있음 / 없음

본인은 수술의 필요성 및 수술과정, 수술 합병증에 대하여 설명을 듣고 수술을 청원합니다.

년　월　일　시　분

주치의(설명의사) :　　　　(서명)

환　자 :　　　　(서명)

주　소 :　　　　☎

대 리 인 : (환자의　　　)　　　　(서명)

주민번호 :

주　소 :　　　　☎

대리사유 :

※ 상기 상세한 설명은 이면지 또는 별지를 사용하며 환자가 본 동의서 사본을 원하면 교부할 수 있다.

※ 본 동의서는 본인의 서명이나 날인으로 유효하나 본인이 서명하기 어려운 신체적, 정신적 지장이 있거나 미성년자인 경우에는 보호자 또는 대리인이 이를 대행한다.

4. 발치 수술 후 주의사항 알림

환자명 :

1. 입에 문 거즈는 2시간 이상 물고 있고 침이나 피는 뱉지 말고 삼키십시오.
   (침이나 피를 계속 뱉을 시는 지속적인 출혈의 원인이 됩니다)
   (거즈를 뱉은 후에도 피가 나올 경우는 계속 얼음찜질을 하시면서)
   (거즈를 다시 3시간 꽉 무시기 바랍니다)

2. 피가 나온다고 입안을 물로 계속 행구시면 계속적인 출혈의 원인이 되니 물로 양치질을 하지 마십시오.

3. 수술한 당일은 수술 부위의 바깥쪽에서 얼음찜질을 10분 간격으로 계속하셔야 합니다.

4. 수술한 당일의 식사는 유동식(죽)으로 하십시오.

5. 수술 후 2주일간은 금연을 하시고 수술 후 1주일까지는 술을 삼가셔야 합니다.
   (술은 감염의 원인이 되며)
   (담배는 뼈세포 활동에 영향을 주며 풍치의 직접적인 원인입니다)

6. 심한 운동이나 목욕은 수술 당일은 삼가시고 쉬도록 합니다.

7. 수술 다음날 내원하여 수술 부위의 소독 및 검사를 요합니다.

년 월 일

○○○ 치과의원 ○○○ 원장

5. 임플란트 수술 후 주의사항 알림

환자명 :

1. 입에 문 거즈는 2시간 이상 물고 있고 침이나 피는 뱉지 말고 삼키십시오.
   (침이나 피를 계속 뱉을 시는 지속적인 출혈의 원인이 됩니다)
   (거즈를 뱉은 후에도 피가 나올 경우는 계속 얼음찜질을 하시면서)
   (거즈를 다시 3시간 꽉 무시기 바랍니다)

2. 피가 나온다고 입안을 물로 계속 행구시면 계속적인 출혈의 원인이 되니 물로 양치질을 하지 마십시오.

3. 수술한 당일은 수술 부위의 바깥쪽에서 얼음찜질을 10분 간격으로 계속하셔야 합니다.

4. 수술한 당일의 식사는 유동식(죽)으로 하십시오.

5. 수술 후 2주일간은 금연을 하시고 술 후 1주일까지는 술을 삼가셔야 합니다.
   (술은 감염의 원인이 되며)
   (담배는 뼈세포 활동에 영향을 주며 풍치의 직접적인 원인입니다)

6. 심한 운동이나 목욕은 수술 당일은 삼가시고 쉬도록 합니다.

7. 수술 다음날 내원하여 수술 부위의 소독 및 검사를 요합니다.

8. 틀니는 가급적 2주간 동안 사용을 하지 마시기 바랍니다.
   (임플란트 부위에 압력이 가해지면 뼈세포 활동에 좋지 않습니다)

년 월 일

○○○ 치과의원 ○○○ 원장

〈임플란트 시술동의서 및 치료설명서〉

* 이 양식은 학회 홈페이지에서 내려받을 수 있습니다.

임플란트 시술동의서 (표준약관)

공정거래위원회
표준약관 제10071호
(2013.10.25. 제정)

시술자	의료기관명 :		담당 치과의사 :	
	주소 :			
	전화번호:			
환자	환자성명 :	성별 :	환자보호자 : (환자가 심신상실 등 행위무능력자인 경우에 한하여 기재)	
	생년월일 :			
	주소 :			
	전화번호 :			
	현(과거) 병력/투약 여부			
	기왕력(질병·상해 전력)		알러지	
	고·저혈압		당뇨병	
	복용약물		골다공증	
	음주/흡연 여부		특이체질, 기타	

1. 설명사항(별지 참조)

① 임플란트 시술 목적 및 특징 ② 임플란트 시술 방법 및 과정 ③ 임플란트 시술 부위 및 부작용·합병증 ④ 시술 방법 변경 및 수술 범위 추가 가능성 ⑤ 기타 환자 주의사항 등

* 각 항목의 구체적인 내용은 시술의 특성에 따라 추가적으로 기재할 수 있습니다.
* 개별적 기재 내용 중 중요한 사항에 대하여는 굵은 글씨로 표시하거나 밑줄을 그어 강조하는 것이 바람직합니다.

2. 시술재료 선택

이식되는 임플란트 재료와 이식된 임플란트를 연결하는 상부 구조로 보철재료는 그 종류에 따라 가격이 상이합니다. 또한 사용되는 재료에 따라 시술의 효과 및 부작용의 종류와 범위에 차이가 있을 수 있습니다. 치과의사는 환자에게 이 사항들을 설명하고 당사자 간에 합의하여 다음과 같이 재료를 결정합니다.

임플란트/지대주	(　　개)/	골이식재 사용 여부	
보철물		기타	

※ ( )는 시술하는 임플란트 개수를 숫자로 기재
※ 환자가 임플란트 시술에 어떤 제품을 사용하는지 알 수 있도록 결정된 재료의 종류(임플란트, 지대주의 제품 세부 모델명 등)를 해당 항목에 구체적으로 기재

3. 진료비용 : 환자는 임플란트 시술을 위한 비용을 아래와 같이 지급합니다.
(치과의사는 치료 과정 중 환자의 치조골 상태, 전신 상태 등에 따라 시술 내용이 변경되어 치료비용의 가감이 필요할 경우 환자와 합의하여 그 치료비용을 정합니다.)

총 액	원	지급시한	까지

	금액	지급일	비고(시술 날짜 등)
1차 시술	원	까지	
2차 시술	원	까지	
보철시술	원	까지	
진료비 총액	원	까지	

4. 시술 후 책임관리기간

※ 책임관리기간은 소비자분쟁해결기준에 따라 다음과 같이 합니다.

(1) 책임관리기간은 시술 완료 후 1년, (　　)년 (　　)월 (　　)일까지입니다.

(2) 시술이 성공적으로 되기 위해서는 시술이 완료된 후에도 정기적으로 관리되어야 하므로 책임관리기간 내에는 무료로 정기검진을 해드립니다.

(3) 책임관리기간 내에는 아래와 같은 사유로 인한 진료는 별도의 비용을 청구하지 않습니다.
① 이식체 탈락 : 재시술(2회 반복 시 치료비 전액 환급)
② 보철물 탈락 : 재장착
③ 나사 파손 : 나사 교체(3회 반복 시 환자는 타 의료기관을 선택할 수 있습니다. 이에 소요되는 치료비용은 당초 치료한 의료기관에서 부담합니다.)

(4) 책임관리기간 이내라도 아래와 같은 사유에 기인하여 재시술이 필요하거나 부작용, 합병증이 발생하여 치료할 경우, 치과의사는 그에 상응하는 별도 비용을 청구할 수 있습니다.
① 환자가 진료비 지급을 지체하여 치료가 중단된 경우
② 환자가 예정된 정기 점진을 2회 이상 받지 않은 경우
③ 환자가 자신의 병력을 제대로 고지하지 않은 경우
④ 다른 외상이나 질병에 의해 영향을 받은 경우
⑤ 환자의 부주의로 이식체, 나사 및 보철물이 탈락한 경우
※ 1년 후 재시술비는 치과의사의 귀책이 없을 시 환자 부담

본인은 치과의사로부터 본인(또는 환자)의 임플란트 시술의 목적 및 효과, 과정, 예상되는 합병증, 후유증 등에 대해 설명(필요시 별지 포함)을 들었으며, <u>정확한 진단은 시술 과정에서 가능하므로, 시술 중에 환자의 상태에 따라 치료계획이 변경될 수 있음</u>을 고지 받았습니다. 또한 본 동의서 제1조의 '환자의 현재 상태'에 대해 성실히 고지하였으며 이에 따른 시술을 하는 데 동의합니다.

20　　년　　월　　일

<u>환자명(대리인)</u> :　　　　　　(서명 또는 날인)

<u>담당 치과의사</u> :　　　　　　(서명 또는 날인)

* 대리인이 서명하게 된 사유

☐ 환자의 신체적·정신적 장애로 인하여 약정 내용에 대하여 이해하지 못함.

☐ 미성년자로서 약정 내용에 대하여 이해하지 못함.　☐ 기타 ______________

* 치과의사의 상세한 설명은 이면지 또는 별지를 사용할 수 있으며(본 동의서에 첨부) 환자(또는 대리인)가 본 동의서 사본을 원하는 경우 이를 교부합니다.

(별지) 임플란트 치료설명서

1. 임플란트 시술의 목적

임플란트를 이용한 보철치료는 턱뼈에 치과용 임플란트(인공치근)를 식립하여 상실된 치아의 기능을 회복하는 치료입니다.

2. 임플란트 시술의 특징

임플란트 외에 선택할 수 있는 치료방법으로는 고정성 보철치료와 가철성 보철치료가 있습니다. 이들 기존의 치료에 비해 임플란트 치료의 장점은 인접치아를 손상시키지 않고, 치조골을 더 오래 유지시킬 수 있으며, 견고하게 기능한다는 점 등입니다.

임플란트를 이용한 치료는 성공률이 높지만 만약 임플란트 시술이 실패할 경우에는 기존의 보철치료 방법을 사용할 수 있습니다. 단, 임플란트 시술은 치조골에 임플란트를 식립하는 외과적인 시술이 필수적으로 진행되어야 함에 따라 이로 인한 합병증이 발생할 수 있습니다.

3. 임플란트 시술 방법

임플란트 시술은 크게 임플란트를 턱뼈에 심는 과정과 골이 치유된 후에 뼈에 심어진 임플란트에 지대주를 연결하여 보철물로 씌우는 과정으로 나뉩니다. 임플란트 수술 후 잇몸 등의 치유능력이 환자마다 다르므로 수술 횟수와 시기, 보철치료 방법은 환자의 상태에 따라 다양합니다.

임플란트 치료는 인체의 반응에 따라 결과가 달라질 수 있는 치료입니다. 따라서 더 나은 결과를 위하여 치료 계획 및 재료가 변경되거나 부가적인 치료가 필요할 수 있고, 치료기간도 연장될 수 있습니다. 이런 경우에 치과의사는 사전에 환자에게 변경사항과 그 이유를 설명하고 동의를 얻습니다.

4. 구강상태 진단

치과의사는 임플란트 시술 전 환자의 구강상태를 여러 검사(구강 내외 검사, 모델 채득, 교합 분석 검사, 방사선 검사, CT 촬영)를 통해 진단하며 임플란트 시술 가능 여부를 판단합니다. 이를 통해 환자에게 구체적인 구강상태(잇몸, 치조골 등)를 상세히 설명하고 시술 진행 여부를 환자가 선택하도록 합니다.

5. 시술부위 및 시술과정

- 부위

- 내용(시술 과정)

6. 부작용 및 합병증

치과의사는 환자에게 수술·약물·마취 등의 시술과정에서 아래와 같이 예상하지 못한 사고 또는 환자의 특이체질로 인한 합병증 또는 부작용이 발생할 수 있다는 사실을 충분히 설명하고 환자의 동의를 얻습니다.

[일반적으로 발생 가능한 합병증]

① 수일간 지속되는 통증, 부종, 멍, 불편함

② 상악동 천공, 상악동염

③ 신경손상으로 인한 수술 부위, 혀, 잇몸, 입술, 턱, 볼 등의 저린 느낌과 무감각 등의 증상(이는 일시적인 현상이나, 영구적으로 지속될 수 있음)

④ 수술 후 감염으로 인한 추가 치료가 필요할 수 있음

⑤ 지연성 출혈 또는 심한 출혈로 인한 추가 치료가 필요할 수 있음

⑥ 얇은 골의 천공과 치조골 등의 골절

⑦ 임플란트 식립 부위 주변 치아, 치은 또는 치근의 손상

⑧ 근육통, 턱관절 장애

⑨ 이식재의 거부 반응

⑩ 거부 반응 또는 수술 부위의 염증으로 인한 임플란트 주위의 골흡수 증상 및 이에 따른 임플란트 상실

※ 환자의 골질 및 골량에 따라 초기 임플란트 시술이 실패하여 재수술이 필요할 수 있습니다.

7. 보철물 장착 후 정상적으로 나타날 수 있는 현상

① 임플란트의 구조상 보철치료 후 음식물이 끼는 현상이 나타날 수 있습니다.

② 씹는 힘에 의해서 임플란트 치아 고정 나사가 풀리거나 상부 보철물이 탈락될 수 있습니다.

③ 보철물의 변형 및 파손이 발생할 수 있습니다.

④ 뺨, 혀 등이 씹히는 증상이 일시적으로 발생할 수 있습니다.

⑤ 임플란트는 자연치아에 비하여 저작 효율 및 감각이 떨어질 수 있습니다.

⑥ 임플란트 보철물의 형태와 크기는 자연치와 다를 수 있습니다.

⑦ 인접 자연치와의 접촉 상실이 나타날 수 있습니다.

8. 환자 주의사항

① 마취로부터 완전 회복 시까지 시술 후 적어도 24시간 안에 운전을 하거나 위험한 일을 하지 않습니다.

② 시술 부위가 붓는 것을 방지하기 위해 수술 부위에 얼음찜질을 해줍니다(20분 찜질 후 10분 휴식하는 것을 반복합니다).

③ 시술 후 2~3일 간은 심한 운동이나 사우나 등을 삼갑니다.

④ 수술 후 이틀간은 수면 시 베개를 높게 합니다.

⑤ 수술 후 2시간 동안은 음식물 섭취를 삼갑니다. 특히 뜨거운 음식은 피합니다.

⑥ 자극적인 음식물은 피하고 수술 후 5일 정도는 유동식(우유, 죽, 미음 등)을 먹습니다. 식후에는 조심스럽게 입안을 헹구어 청결하게 합니다.

⑦ 매 식사 후 수술 부위를 제외한 곳은 평소대로 칫솔질하고, 수술 부위는 생리식염수 혹은 미지근한 물 1컵에 찻숟가락 1스푼 정도의 소금을 탄 용액을 만들어 헹구어 줍니다. 처방 받은 가글액은 12시간 간격으로 1일 2회만 사용하면 됩니다.

⑧ 코를 세게 풀지 않고 감기를 조심합니다.

⑨ 수술 전후 1주일간은 술과 담배를 금하고 그 후에도 자제하는 것이 좋습니다.

⑩ 처방 받은 약은 반드시 복용합니다.

⑪ 치과의사가 지시하기 전에는 기존의 틀니나 보철물을 사용하지 않습니다.

⑫ 수술 부위에서 출혈이 있으면 1시간 정도 거즈를 부드럽게 물고 있습니다. 만약 출혈이 지속되면 치과로 연락을 주시기 바랍니다.

⑬ 통증이 심하면 진통제를 추가로 복용하고 그래도 통증이 심하면 치과로 연락주시기 바랍니다.

6. 근관치료(신경치료) 시 및 치료 후의 주의사항 알림

환자명 :

근관치료는 치아 내의 치수(신경)에 염증이 생겼거나 치아 뿌리 끝에 염증이 있을 때 여러분의 치아를 살릴 수 있는 마지막 치과치료로써 치과에서 가장 중요한 치료의 하나입니다. 성공적인 결과를 위해 환자분들께서 다음의 주의사항을 지켜주십시오.

1. 치료받은 후 약간의 참을 수 있는 정도의 통증과 불편함이 있을 수 있습니다.

2. 심한 통증이나 종창도 간혹 있을 수 있습니다.

3. 치료받은 후 통증이 있으시면 참지 마시고 약국에서 진통제를 사서 2알씩 3시간 간격으로 하루 4번 드십시오.

4. 치료 부위가 붓거나 진통제에도 통증이 사라지지 않을 경우 약속 시간에 관계없이 즉시 내원하십시오.

5. 근관치료를 받는 중이거나 받은 후 치아는 매우 약하고 깨지기 쉬우니 치료가 완전히 끝날 때까지 저작을 피해 주십시오.

6. 근관치료를 받은 치아는 치료 후 반드시 금관(gold crown) 또는 포세린관(porcelain crown)으로 씌워야 합니다.

7. 근관치료는 약 4번 이상의 내원이 필요합니다.

8. 근관치료에도 치료가 되지 않을 경우는 발치를 요할 수 있습니다.

9. 치아의 염증이 급성일 경우 근관치료 후 심하게 부을 수 있습니다. 이럴 경우 치아의 예후는 좋지 않을 수 있습니다.

10. 근관치료 중에는 알코올 섭취를 피하십시오.

년 월 일

○○○ 치과의원 ○○○ 원장

7. 진료의뢰서

수신: 과 / 담당 선생님 성명____________

- **환자 성함 :**
- **주민등록번호 :**
- **주소 :**

상기 환자는 귀과에서 치료받고 계신 분으로 치과에서 리도케인 국소마취하에 발치 및 잇몸 치료를 요합니다.

현재 환자의 상태가 관혈적 치과치료가 가능한 상태인지 여부와 치과치료 시 주의사항 및 현재 환자의 medical diagnosis 및 systemic condition에 관한 evaluation 부탁드립니다.

아래에 회신 문안 작성하시어 연락주시면 감사합니다.

회신 :

작성일 : 년 월 일 / 작성자 성명 및 날인:

○○○ 치과의원 ○○○ 원장 귀하

주소 :

전화번호 : 02)○○○-○○○○ 팩스번호 : 02)○○○-○○○○

8. 상해진단서

원부대조필
(인)

병록번호 :

연 번 호 : 주민등록번호 : 동반자 :

환자의성명			성별	남·여	생년월일	년 월 일	연령	만 세
환자의 주소		전화 :						
병명	☐ 임상적 추정 ☐ 최종 진단						한국질병 분류번호	
상해 년월일		년 월 일(추정)	진단일			년 월 일		
상해의 원인								
증상	상해 부위와 정도							
상해에 대한 소견	진료 경과 의견							
	외과적 수술 여부							
	입원 여부							
	통상활동 가능 여부							
	식사 가능 여부							
예상 치료 기간		년 월 일 (수상일 / 진단일)로부터 일간						
향후 치료에 대한 의견	향후 치료의견							
	병발증 발생 가능여부							
비 고								

위와 같이 진단함.

발 행 일 : 20 년 월 일

의 료 기 관 :

주소 및 명칭 :

전화 및 FAX :

면허번호 제 호 면허자격 : 치과의사 성 명 (인)

9. 교정장치 접착 시 주의사항

드디어 교정치료를 시작하게 되셨습니다. 치료 전의 여러 가지 염려들이 희망으로 바뀔 수 있도록 최선을 다하겠습니다. 좋은 치료결과를 빨리 얻기 위해 적극적인 협조 부탁드립니다.

- 가장 중요한 협조 사항은 내원 약속을 잘 지키고, 장치 주변 치아와 잇몸을 깨끗하게 관리하는 것입니다.
- 교정장치는 무리한 힘이 가해지면 떨어질 수 있으므로 주의해야 합니다.
- 질긴 음식(오징어, 쥐포 등), 단단한 음식(땅콩 아몬드 사탕 게장), 끈적거리는 음식(카라멜, 떡, 껌 등) 등의 음식물을 삼가시고, 커다란 음식이나 과일류는 잘게 썰어 드십시오. 특히 접착제의 완전 경화까지 하루가 걸리므로, 장치 접착 당일에는 더욱 유의하셔야 합니다.
- 고정식 교정장치를 장착하고 나면 뺨이나 혀가 적응하는 데 1주일 정도가 걸립니다. 그 동안은 자극되어 아플 수 있으므로 자극이 심해 아프실 때는 저희가 드린 wax와 입안 연고(오라메디)를 사용하시고, 그래도 많이 불편하시거나 장치가 탈락된 경우에는 병원에 연락 주시면 적절한 조치를 취해드리겠습니다.
- 장치가 탈락된 경우 재부착할 수 있습니다. 장치를 지참하시고 내원해 주십시오.
- 치아가 움직이면서 2~3일간 치아가 뻐근하고, 시큰 거릴 수 있습니다. 이는 정상적인 현상이며 곧 적응이 되니 걱정하지 마십시오.
- 올바른 잇솔질 방법으로, 식사, 간식 후 구강위생 상태를 청결히 유지하십시오. 이는 충치 및 잇몸질환, 변색 등을 예방할 수 있으며, 치간칫솔, water pick, 양치용액 등을 사용하면 도움이 됩니다.
- 철사를 브라켓에 묶어주는 투명 고무링은 변색의 우려가 있으니, 착색을 시킬 수 있는 음식물(카레, 녹차, 커피, 홍차)은 주의해 주십시오.

부록

〈설측교정 시 주의사항〉

드디어 교정치료를 시작하게 되셨습니다. 치료 전의 여러 가지 염려들이 희망으로 바뀔 수 있도록 최선을 다하겠습니다. 좋은 치료결과를 빨리 얻기 위해 적극적인 협조 부탁드립니다.

- 초기에는 안쪽으로 장치를 붙여야 하므로 혀에 이물감이 심하며 발음도 어렵지만 일반적으로 4주 정도의 적응기간이 필요합니다. 적응기간은 사람에 따라 차이가 많고, 발음의 경우 연습(예: 하루 5분씩 큰소리로 신문읽기)할수록 빨리 적응됩니다.
- 장치 주위 치아와 잇몸을 깨끗하게 관리해야 합니다. 특히 설측장치의 경우 이닦는 것을 게을리 하면 잇몸이 붓고 피가 나기 쉽습니다.
- 설측장치가 혀를 자극하는 경우 필요량의 왁스를 손으로 떼어 손가락으로 연화시킨 후 통증이 있는 부위의 장치에 눌러서 붙여주시면 됩니다. 제거 시에는 찬물로 입안을 헹구면 왁스의 끈적거림이 감소하여 제거가 용이해집니다.
- 장치 접착 후 씹을 때 장치의 일부분만 닿고 어금니가 뜨는 경우가 있을 수 있는데 일시적인 현상으로 2~3개월 후면 어금니로 식사가 가능합니다. 초기에 일시적인 체중 감소가 있을 수 있습니다.
- 잇솔질 : 설측장치는 보이지 않기 때문에 더욱 세심한 잇솔질이 필수적입니다. 작은 칫솔을 사용하시면 효과적입니다.

〈투명교정장치 시스템 사용 시 주의사항〉

장치가 보이지 않고 스스로 뺐다 끼웠다 할 수 있어서 편리한 반면, 잘 사용하지 않을 경우 기대만큼의 효과를 얻을 수 없게 되는 단점이 있으므로 환자분의 절대적인 협조가 필요합니다.

- 식사를 하거나 잇솔질을 할 때를 제외하고는 자는 시간을 포함, 20시간 이상 사용합니다. 사용 시간이 부족하면 원하는 효과를 얻을 수 없습니다.
- 처음 장착 시에는 침이 많이 나오거나 발음이 어려우나 1~2주 정도 지나면 적응되므로 걱정하지 마시고 발음연습을 많이 하시는 것이 도움이 됩니다.
- 제거할 때는 장치의 어금니 부분을 손톱으로 끌어내리거나 올려서 제거합니다.
- 장치를 장착한 채로 씹어야 하는 음식이나 뜨거운 음료는 드시지 마십시오.
- 식사 중 잠시 장치를 보관할 때라도 가방이나 주머니에 넣거나 휴지에 싸두지 말고 장치전용 케이스에 넣어 두십시오.
- 장치는 잇솔질 할 때마다 흐르는 찬물에서 칫솔을 이용하여 깨끗이 닦아야 합니다. 특히, 내면의 울룩불룩한 부분은 더욱 세심하세 닦아 깨끗하게 유지해 주세요.
- 장치 변형의 우려가 있으니 뜨거운 물에 소독하지 마십시오.
- 장치가 파손되거나 분실되었을 경우 반드시 병원으로 연락해 주십시오.

〈가철식 교정장치 사용 시 주의사항〉

가철식 장치는 환자가 스스로 뺏다 끼웠다 할 수 있는 장치이므로 편리하지만, 그만큼 환자와 보호자의 협조가 절대적으로 필요합니다. 어린이인 경우 잘 착용하고 있는지 관리를 잘하는지 보호자께서 확인해 주시고 즐겁게 교정치료를 받을 수 있도록 관심과 격려를 부탁드립니다.

- 반드시 지시받은 방법대로, 시간만큼 꼭 장착해야 원하는 효과를 얻을 수 있습니다.
- 초기에는 냄새도 나고 침이 많이 나오며 발음도 어렵지만 곧 적응될 수 있습니다.
- 내원 시에는 아프지 않게 치아가 잘 움직이도록 조절하게 되므로 반드시 장치를 가져오셔야 합니다.
- 식사시간에는 빼두고 식사 후, 이 닦을 때 장치도 흐르는 물에 칫솔을 이용하여 깨끗이 닦아야 합니다. 치약을 사용해도 좋습니다.
- 절대로 장치를 뜨거운 물에 넣지 마십시오. 플라스틱 재질이라 변형됩니다. 소독을 위해서라면 1주일에 한 번 정도 틀니세정제(약국판매)에 담가두는 것은 좋습니다.
- 잠깐이더라도 장치를 빼놓아야 하는 경우에는 반드시 케이스에 넣어 두십시오. 주머니나 가방, 휴지에 싸두는 것은 변형, 분실의 원인이 됩니다. 실수로 분실, 변형되어 다시 제작하는 경우에는 추가 비용이 발생합니다.
- 장치가 파손되거나 변형되어 불편한 경우에는 언제든지 병원으로 연락하여 적절한 조치를 받으십시오.

〈고무줄 사용 시 주의사항〉

교정용 고무줄 사용은 교정치료의 마무리 과정에서 치아의 긴밀한 교합과 기능을 얻는 데 가장 효과적인 방법입니다. 환자분 스스로 장착, 제거하는 것이니만큼 적극적인 협조가 필요합니다.

- 지시받은 대로 고무줄을 걸어 주십시오.
- 식사하실 때와 이를 닦을 때 이외에는 자는 시간을 포함하여 항상 고무줄을 걸어주십시오. 야간에만 사용하는 것은 전혀 도움이 되지 않고 오히려 치아에 무리한 힘만 가해집니다.
- 처음에는 먹거나 말하기 어렵고, 이도 약간 아프지만 2~3일 지나면 괜찮아집니다.
- 식사 후 잇솔질을 하고 사용했던 것을 다시 걸어주시고 하루 한번만(자기 전 이 닦은 후) 새것으로 교환해 주십시오.
- 장치에 고무줄이 잘 끼워지지 않을 때, 장치가 빠졌을 때, 고무줄이 부족할 때, 이가 너무 아플 때 에는 병원으로 연락 주십시오.
- 고무줄 사용을 소홀히 하시면 교정 기간이 약간 길어질 수 있습니다.

〈확대장치(고정식) 사용 시 주의사항〉

치아가 포함된 잇몸뼈를 넓히는 장치를 부착하였습니다.

- **장치작동방법**
  1) 먼저 아이가 보호자 무릎을 베고 눕게 합니다. 아이의 고개가 뒤로 완전히 젖혀지도록 하여 입천장의 장치가 한눈에 보이도록 합니다.
  2) 손전등을 이용하여 장치 중앙의 구멍위치를 확인합니다.
  3) Key(막대기 모양의 철사)를 장치의 중앙부 구멍에 넣습니다. 이때 철사 끝의 구부러진 부분만 완전히 들어가야 합니다.
  4) 화살표 방향(목구멍쪽)으로 Key를 완전히 밀어줍니다. 더 이상 밀리지 않을 때까지 완전히 밀면 회전축이 90° 돌게 됩니다. 정상적으로 돌려진 경우에는 새로운 구멍이 처음과 같은 위치에 나타납니다. 이 단계에서 완전히 돌려지지 않은 채 Key를 빼면 다음 번 돌릴 때 구멍을 찾는 데 어려움을 겪게 되므로 주의해야 합니다.
  5) 지시받은 횟수대로 _______일에 _______번씩 돌려주십시오.

- **정상적으로 작동되었을 경우 다음과 같은 증상이 나타날 수 있습니다.**
  1) 잇몸이 전체적으로 뻐근하고 약간의 통증이 느껴질 수 있습니다.
  2) 며칠이 지나면 앞니 사이가 벌어집니다.
  3) 두통이 생길 수도 있습니다.

  모두 정상적인 과정이오니 걱정마시고 지시대로 사용해 주시기 바랍니다.

〈확대장치(가철식) 사용 시 주의사항〉

치아가 포함된 잇몸뼈를 넓히는 장치를 사용하게 되셨습니다.

- 초기에는 냄새도 나고 침이 많이 나오며 발음도 어렵지만 곧 적응될 수 있습니다.
- 내원 시에는 아프지 않게, 치아가 잘 움직이도록 조절하게 되므로 반드시 장치를 가져오셔야 합니다.
- 식사시간에는 빼두고 식사 후, 이 닦을 때 장치도 흐르는 물에 칫솔을 이용하여 깨끗이 닦아야 합니다. 치약을 사용해도 좋습니다.
- 절대로 장치를 뜨거운 물에 넣지 마십시오. 플라스틱 재질이라 변형됩니다. 소독을 위해서라면 일주일에 한 번 정도 틀니세정제(약국판매)에 담가두는 것은 좋습니다.
- 잠깐이더라도 장치를 빼놓아야 하는 경우에는 반드시 케이스에 넣어두십시오. 주머니나 가방, 휴지에 싸두는 것은 변형, 분실의 원인이 됩니다. 실수로 분실, 변형되어 다시 제작하는 경우에는 추가 비용이 발생합니다.
- 지시 받은 횟수대로 _______일에 _______번씩 돌려주십시오. 장치를 입안으로부터 제거한 후 Key(막대기 모양의 철사)를 장치의 중앙부 구멍에 넣어 화살표 방향으로 90° 완전히 돌립니다. 정상적으로 돌려진 경우에는 새로운 구멍이 처음과 같은 위치에 나타납니다.
- 다시 장착할 때 잘 맞지 않는 것처럼 느껴질 수 있으나 반드시 끝까지 꽉 밀어 넣어서 장착해 주십시오.
- 정상적으로 작동되었을 경우 잇몸과 치아가 전체적으로 뻐근하고 약간의 통증이 느껴질 수 있으며 앞니 사이가 벌어집니다.
- 장치가 파손되거나 변형되어 불편한 경우에는 언제든지 병원으로 연락하여 적절한 조치를 받으십시오.

〈헤드기어 사용 시 주의사항〉

위턱의 성장을 억제하여 위·아래턱뼈의 균형 잡힌 성장을 유도하는 장치입니다. 자는 시간을 포함하여 하루 14시간 이상 사용해야 합니다. 환자가 스스로 뺐다 끼웠다 할 수 있는 장치이므로 편리하지만, 그만큼 환자와 보호자의 협조가 절대적으로 필요합니다. 어린이인 경우 잘 착용하고 있는지 관리를 잘하는지 보호자께서 확인해 주시고 즐겁게 교정치료를 받을 수 있도록 관심과 격려를 부탁드립니다.

- 빼거나 끼울 때는 설명을 들은 대로 조심스럽게 다루어야 합니다. 부주의하게 헤드기어를 빼는 경우 장치의 일부분이 입이나 치아, 입술, 얼굴, 심지어 눈을 찔러 상처를 입게 할 수 있습니다.
- 장착 시에는 철사부분이 평행하게 뒤로 들어가고 앞으로 나와야합니다. 위·아래로 흔들면서 장착하면 치아에 무리한 힘이 가해집니다.
- 장착 시에는 철사 부분을 먼저 끼우고 한손으로 고정한 후 고무밴드를 장착하고, 제거할 때는 철사 부분을 한 손으로 잡고 고무밴드를 먼저 빼고 철사를 제거하십시오.
- 치아에 끼워진 금속밴드가 느슨해지거나 빠진 경우에는 장착을 중단하고 내원하여 다시 조절하여야 합니다.
- 내원할 때 꼭 가지고 오셔서 조절을 받아야 합니다.
- 얼굴을 지나가는 장치이므로 반듯하게 누워 자도록 하십시오.
- 고무밴드 부분이 더러워진 경우에는 미지근한 물에 중성세제를 이용하여 손으로 씻으시면 됩니다.
- 헤드기어를 사용하는 동안(특히 초기에) 다소 치아가 아프거나 불편할 수 있습니다. 며칠 후면 적응되어 나아지는 정상적인 과정이오니 걱정하지 마시고 1~2주일이 지나도 계속 될 경우에는 병원에 연락하여 적절한 조치를 받도록 하십시오.

〈페이스 마스크 사용 시 주의사항〉

위턱의 전방 성장을 촉진하고 아래턱의 성장을 억제하여 위·아래 턱뼈의 균형잡힌 성장을 유도하는 장치입니다. 아이에게 구강 밖으로 드러나는 장치를 사용하게 되어 불편하게 여기실 수도 있겠지만 반대교합의 턱성장 조절에 탁월한 효과를 가진 장치이므로, 잘 착용하고 있는 지 보호자께서 확인해 주시고 즐겁게 교정치료를 받을 수 있도록 관심과 격려를 부탁드립니다. 환자가 스스로 뺐다 끼웠다 할 수 있는 장치이므로 편리하지만, 그만큼 환자와 보호자의 협조가 절대적으로 필요합니다.

- 잠자는 시간을 포함하여 하루 14시간 이상을 사용해야 합니다. 사용 시간이 모자라거나 너무 자주 탈착하면 원하는 효과를 얻을 수 없습니다.
- 페이스 마스크를 빼거나 끼울 때는 설명을 들은 대로 조심스럽게 다루어야 합니다.
- 달리기를 하거나 운동을 할 때는 끼지 마십시오.
- 내원할 때 꼭 가지고 오셔서 조절을 받아야 합니다.
- 고무줄을 걸거나 뺄 때에는 반드시 철사 부분을 한 쪽 손으로 고정한 후 장착–제거해야 합니다.
- 잘 때는 반듯하게 누워 자도록 하십시오.
- 페이스 마스크를 사용하는 동안(특히 초기에) 다소 치아가 아프거나 불편할 수 있습니다. 며칠 후면 적응되어 나아지는 정상적인 과정이오니 걱정하지 마시고 1~2주일이 지나도 계속 될 경우에는 병원에 연락하여 적절한 조치를 받도록 하십시오.

〈친캡 사용 시 주의사항〉

아래턱이 길게 자라는 경우 환자에게 아래턱의 성장을 억제하여 균형있는 얼굴 성장을 유도하기 위한 장치입니다. 환자가 스스로 뺐다 끼웠다 할 수 있는 장치이므로 편리하지만, 그만큼 환자와 보호자의 협조가 절대적으로 필요합니다. 어린이인 경우 잘 착용하고 있는지 관리를 잘하는지 보호자께서 확인해 주시고 즐겁게 교정치료를 받을 수 있도록 관심과 격려를 부탁드립니다.

- 잠자는 시간을 포함하여 하루 14시간 이상 장착해야 원하는 결과를 얻을 수 있습니다. 너무 자주 탈착하면 원하는 효과를 얻을 수 없습니다.
- 장착, 제거 시에는 설명을 들은 대로 조심스럽게 다루어야 합니다.
- 달리기를 하거나 운동을 할 때는 착용하지 마십시오.
- 내원할 때 꼭 가지고 오셔서 조절을 받아야 합니다.
- 머리를 둘러싸는 밴드 부분이 더러워진 경우에는 미지근한 물에 중성세제를 이용하여 손빨래 하시면 됩니다.
- 잘 때는 반듯하게 누워 자도록 하십시오.
- 턱받침 부분(금속)에는 융(면)을 덧대어 주시면 턱 부분에 자극되지 않습니다.
- 친캡을 사용하는 동안(특히 초기에) 다소 치아가 아프거나 불편할 수 있습니다. 며칠 후면 적응되어 나아지는 정상적인 과정이오니 걱정하지 마시고 1~2주일이 지나도 계속 될 경우에는 병원에 연락하여 적절한 조치를 받도록 하십시오.

〈유지장치(가철식) 사용 시 주의사항〉

교정치료 종료를 축하드리며 그간의 협조에 감사드립니다. 치료를 받는 것 못지않게 중요한 것이 치료된 상태를 잘 유지, 관리하는 것입니다. 원인과 정도는 다양하지만 교정치료 후에 치아나 골격이 원래 자리로 되돌아가려는 경향에 의한 재발 현상이 있습니다. 본래의 위치가 더 편하고 자연스러운 자리였던 셈이지요. 재발을 막기 위해서는 유지장치의 철저한 사용과 정기적인 검진이 필수적입니다.

- 치아 뿌리가 새로운 위치에서 완전히 자리를 잡기까지는 충분한 시간이 필요하고 치료 직후에는 치아가 약간씩 흔들릴 수 있습니다. 이시기에 무리한 힘이 가해지지 않도록 주의해 주십시오.

- 지시받은 시간만큼 유지장치를 반드시 사용해야 합니다. 처음 6개월~1년간은 식사시간을 제외한 24시간 사용해야 하는 것이 일반적입니다.

- 유지장치는 장치를 잘 끼는 것도 중요하지만 의사의 정기적인 검진을 함께 받으셔야 합니다. 검진을 통해 장치는 변형되지 않고 잘 사용하고 있는지, 재발 현상은 없는지를 살피고 장치의 사용 시간을 조절하며 언제까지 사용 할 것인지도 결정하게 됩니다.

- 초기에는 냄새도 나고 침이 많이 나오며 발음도 어렵지만 곧 적응될 수 있습니다.

- 내원 시에는 반드시 장치를 가져오셔야 합니다.

- 식사 후, 이 닦을 때 장치도 흐르는 물에 칫솔과 치약을 이용하여 깨끗이 닦아야 합니다.

- 절대로 장치를 뜨거운 물에 넣지 마십시오. 플라스틱 재질이라 변형됩니다. 소독을 위해서라면 1주일에 한 번 정도 틀니세정제(약국판매)에 담가두는 것은 좋습니다.

- 잠깐이더라도 장치를 빼놓아야 하는 경우에는 반드시 케이스에 넣어두십시오.

〈유지장치(고정식) 사용 시 주의사항〉

교정치료 종료를 축하드리며 그간의 협조에 감사드립니다. 치료를 받는 것 못지않게 중요한 것이 치료 된 상태를 잘 유지, 관리하는 것입니다. 원인과 정도는 다양하지만 교정치료 후에 치아나 골격이 원래 자리로 되돌아가려는 경향에 의한 재발 현상이 있습니다. 본래의 위치가 '더 편하고 자연스러운' 자리였던 셈이지요. 재발을 막기 위해서는 유지장치의 철저한 관리와 정기적인 검진이 필수적입니다.

- 치아 뿌리가 새로운 위치에서 완전히 자리를 잡기까지는 충분한 시간이 필요하고 치료 직후에는 치아가 약간씩 흔들릴 수 있습니다. 이시기에 무리한 힘이 가해지지 않도록 주의해 주십시오.
- 고정식 유지장치는 치료 전 덧니가 심했거나 치아 사이가 벌어졌던 경우 앞니의 안쪽 면에 반영구적으로 부착합니다. 심미적으로 우수하며 분실의 염려가 없습니다.
- 제거해서 닦을 수 없으므로 잇솔질 시 안쪽 철사 아래쪽을 깨끗이 하기 위한 세심한 노력이 필요합니다. 칫솔을 세로로 세워 아래에서 위로 쓸어 올리듯이 닦습니다.
- 접착제가 마모되어 탈락되더라도 잘 보이지 않아 방치하면 치아 위치가 재발될 수 있으므로 잇솔질 시마다 잘 살펴보고, 탈락된 경우에는 즉시 병원에 연락해서 적절한 초치를 받아야 합니다.
- 유지장치를 잘 관리하는 것도 중요하지만 의사의 정기적인 검진을 함께 받으셔야 합니다. 검진을 통해 장치는 변형되지 않고 잘 유지되고 있는지, 재발 현상은 없는지, 충치나 잇몸병 등의 질환은 없는지를 살피게 됩니다.
- 기타 문의사항이 있으시면 병원으로 연락주시기 바랍니다.

〈교정 환자를 위한 치료동의서〉

교정치료에서 나타날 수 있는 부작용과 한계

교정치료가 성공적으로 되기 위해서는 교정의사와 환자분 간의 유대 관계가 중요합니다. 의사와 직원들은 모든 환자에 있어서 최상의 결과를 얻기 위해 노력할 것입니다. 반적으로 설명을 잘 듣고 치료에 협조적인 환자분이 좋은 치료결과를 얻을 수 있습니다. 교정치료로 아름답고 건강한 미소를 가지게 될 때 환자분들에게 긍정적인 면들이 많이 생기지만, 교정치료 역시 다른 모든 치료와 마찬가지로 어느 정도 한계를 가지며 부작용이 나타날 수 있음을 환자분들은 알고 계셔야 합니다.

이러한 위험 요소들은 교정치료를 받을 수 없을 정도로 매우 심각한 것은 아니지만, 환자분들은 현재의 구강 상태를 정확히 알고 있어야 하며 교정치료를 받지 않는 것도 하나의 방법으로 신중하게 고려하셔야 합니다. 환자분들마다 가지고 있는 문제가 다양하기 때문에 교정치료를 대신할 수 있는 방법도 다양할 수 있으며, 보철적인 해결이나 제한적인 교정치료가 고려될 수도 있습니다. 치료를 시작하기 전에 의사와 이런 여러 가지 방법들에 대해 상의하시는 것이 좋습니다.

교정 및 악안면 정형 치료는 성장기 아동 혹은 성인의 구강악안면 구조의 이상뿐만 아니라 치아 부정교합에 대해 진단, 예방, 차단 및 치료하는 것이 포함됩니다.

대한치과교정학회

치료결과

교정치료는 치료계획에 따라 진행되며 교정의사는 모든 노력을 다하여 최선의 결과를 얻기 위해 노력합니다. 그러나 환자분이 치료결과에 꼭 만족하리라는 보장은 하기 어려우며 어떠한 불만이나 부작용도 있을 수 있습니다. 치료결과에 대한 만족 여부는 내원 약속을 잘 지키고, 구강위생을 철저히 유지하며 장치가 헐거워지거나 망가지지 않도록 노력하고, 교정의사의 지시사항에 충실히 따르는 등 환자분의 노력 여하에 따라 달라진다고 할 수 있습니다.

치료기간

치료기간은 개선하고자 하는 문제의 수, 문제의 심각도, 환자의 성장, 환자의 협조도에 따라 달라집니다. 실제적인 치료기간은 예측한 기간과 비슷하겠지만 바람직하지 않은 성장, 악안면 구조에 영향을 주는 악습관의 여부, 치주 건강과 기타 치과 질환의 여부, 환자의 협조도 여부에 따라 길어질 수 있습니다. 이러한 상황이 발생하는 경우 초기 치료계획을 변경하는 것이 불가피합니다. 치료기간이 길어짐에 따라 추가적인 비용이 발생하게 됩니다.

불편감

교정치료 중 교정장치에 의한 자극으로 입안은 매우 민감하게 되며 일정 기간의 적응기가 필요합니다. 때로는 약국에서 구입할 수 있는 진통제가 도움이 될 수 있습니다.

교정치료 후의 재발과 변화(비정상적인 성장과 발육에 의한 변화 포함)

교정치료가 마무리되었다고 해서 일생 동안 가지런한 치아를 유지할 수 있는 것은 아닙니다. 유지장치는 교정치료로 가지런하게 된 치아를 그 자리에 유지하게끔 합니다. 지시한 대로 유지장치를 착용하지 않는다면 치아는 원래 모습으로 이동하게 되고 그로 인한 여러 가지 부작용들이 나타나게 됩니다. 따라서 교정치료 후 수년 동안 유지장치를 정기적으로 착용해야 합니다. 그러나 인체의 생리적인 적응 과정, 혀내밀기와 구호흡과 같은 좋지 않은 습관이 남아 있는 경우, 자연적인 인체의 변화, 성장과 발육 등은 평생 동안 영향을 주며 또한 치료결과에 영향을 줍니다. 앞니가 약간 틀어지는 것은 불가피한 현상일 수 있습니다. 일반적이지 않은 턱의 성장과 발육으로 인하여 치료결과의 변화처럼 보이게 되는 경우도 있습니다(아래턱의 과잉 성장 등). 그보다 심한 경우에는 교정치료를 다시 하거나 심지어는 수술을 해야 하는 경우도 있을 수 있습니다. 경우에 따라서는 치아에 반영구적으로 유지장치를 붙여놓거나 특별한 장치를 사용하기도 합니다.

발치

환자의 증상에 따라서 유치나 영구치를 치료 목적으로 발치하는 경우가 있습니다. 발치에 따르는 고유의 위험성과 주의사항에 대해서 발치 전에 설명을 들으시기 바랍니다.

악교정 수술

환자에 따라서는 교정치료와 동반하여 악교정 수술이 필요한 경우도 있습니다. 수술에 대한 위험성에 대해 수술 전에 집도의의 설명을 들으시기 바랍니다. 수술 전 교정치료를 진행하면 처음의 상태보다 더 심한 부정교합 상태가 되므로 수술을 하지 않고 치료를 중단하는 경우 문제가 될 수 있습니다.

치아의 탈회 및 충치

교정치료를 받는 중에는 정기적인 치과 검진을 통해 구강 관리를 세심하게 받으셔야 합니다. 구강위생이 좋지 않으면 충치, 치아의 변색, 잇몸 질환, 치아의 탈회 등이 일어날 수 있습니다. 교정치료를 위해 장치를 부착하고 착용하는 동안에는, 장치가 없는 상태에서보다 이러한 일이 일어날 가능성이 높게 됩니다. 불소 함유 제품을 사용하지 않거나, 당분이 있는 음료와 음식을 자주 섭취한다면 그 위험은 더욱 높아질 것입니다.

치근 흡수

교정치료로 인해 치아의 뿌리가 짧아지는 현상이 일어날 수 있습니다. 치근 흡수의 정확한 원인은 밝혀지지 않았으며 교정치료 전에 치근 흡수가 일어날 것인지 아닌지를 예측할 수 있는 방법은 존재하지 않습니다. 치근 흡수가 일어난다고 하여도 치아를 평생동안 사용하는 데에 아무런 문제가 없는 경우도 있습니다. 교정치료 중 치근 흡수가 관찰되는 경우 교정의사는 치료를 잠시 중단하거나 치료가 아직 완료되지 않은 상태에서 장치를 제거하기도 합니다.

신경손상

치아가 외상을 입거나 충치가 심한 경우 치아의 신경이 손상 받게 됩니다. 이러한 경우 교정치료가 치아의 증상을 악화시킬 수도 있습니다. 경우에 따라서는 신경치료가 필요할 수 있으며 심한 경우 치아를 발치해야 하는 경우도 있습니다.

치주질환

교정치료 중 치주질환이 발생하거나 악화되는 데에는 여러 가지 요인이 있겠지만 가장 중요한 것은 구강위생 상태입니다. 교정치료 중 최소 3개월에서 6개월마다 치주치료를 받으실 것을 권장합니다. 치주질환이 조절되지 않는 경우 완료되지 않은 상태에서 교정치료를 중단해야 할 수도 있습니다. 덧니처럼 치아와 치아 사이가 너무 긴밀하게 붙어있는 경우나, 잇솔질이 잘 되지 않을 때 혹은 치아의 형태가 삼각형인 경우 특히 교정치료로 치아가 가지런해진 이후에, 치아와 치아 사이에 잇몸이 채우지 못하는 공간이 보일 수 있습니다. Black triangle이라 불리기도 하는 이 공간은 성인 환자에서 더 잘 생기는 경향이 있습니다. 치아 인접면 삭제 등을 통해 일부 개선이 가능할 수 있습니다.

교정장치에 의한 외상

신체 활동이나 음식물 섭취 시 교정장치에 이상이 생길 수 있으므로 주의를 요합니다. 교정장치가 헐거워지거나 망가진 경우 장치를 삼키게 되면 이차적인 문제가 발생할 수도 있습니다. 따라서 교정장치에 이상이 있거나 평소와 다른 증상이 나타난 경우 지체하지 말고 교정의사에게 알려 주시기 바랍니다. 치아의 법랑질 표면이나 수복물(금니, 레진, 라미네이트 등)이 교정장치를 제거할 때 손상을 받을 수도 있습니다. 투명한(혹은 치아 색의) 교정장치를 부착한 경우 그 가능성은 더 높을 수 있습니다. 치아의 표면이나 수복물에 손상을 입으면 부가적인 치료가 필요하게 됩니다.

헤드기어

헤드기어를 착용하는 경우 부주의한 사용으로 얼굴이나 눈에 부상을 입을 수도 있습니다. 이러한 경우 아무리 증상이 경미하더라도 전문의에게 진찰을 받아야 합니다. 장치가 헐겁거나 빠져나와 찔릴 것 같은 경우 헤드기어를 착용하지 마시기 바랍니다. 헤드기어를 착용한 채로 운동 경기 등의 신체 활동을 하지 마시기 바랍니다.

턱관절 장애

턱관절의 통증, 두통, 관절 잡음(입을 벌릴 때 소리가 남) 증상이 나타날 수도 있는데, 여기에는 턱관절의 건강 상태, 턱관절 부위 외상의 여부(얼굴을 맞거나 다친 경우), 관절염의 여부, 유전적 성향, 이갈이나 이악물기 습관, 부정교합, 기타 여러 가지 의과적 질환이 관련될 수 있습니다. 교정치료의 여부와 관계 없이 이러한 증상은 발생할 수 있습니다. 교정치료 중에 턱관절 장애의 증상이 나타나면, 교정치료에 의한 것으로 의심이 되기 쉬우나, 학술적인 연구에 의하면 턱관절 장애는 교정치료와 관련이 없는 것으로 밝혀지고 있습니다. 만일 교정치료 중 턱관절 부위의 통증이 있거나 입을 벌리거나 다물 때 관절에서의 잡음 등이 있는 경우, 교정의사에게 즉시 알려 주시기 바랍니다. 턱관절 전문의에게 치료를 받으셔야 할 수도 있습니다.

매복치, 유착치, 치아의 미맹출

치아가 매복되거나(치조골이나 잇몸 속에 남아 있는 경우), 유착되거나(뼈와 단단히 붙은 경우), 어떠한 이유로든 맹출하지 않는 경우가 있습니다. 이러한 증상은 아무런 이유 없이 발생하며 예측이 불가능합니다. 치료 방법은 상황에 따라 다르며 해당 치아의 중요도에 따라 발치를 하기도 하고 수술로 맹출을 유도하거나 재위치시키기도 합니다. 또한 보철치료가 필요할 때도 있습니다.

교합조정

치료 마무리 단계에서 교합이 다소 불만족스럽게 느껴질 수 있습니다. 이러한 경우 교합의 미세한 조정을 위해 치아를 갈아내는 과정인 교합조정이 필요할 수 있습니다. 재발 경향을 줄이거나 없애기 위해 치아 사이를 다듬어서 편평하게 만들기도 합니다. 이러한 치료는 치아 건강에 해가 되지 않는 범위 내에서 진행됩니다.

이상적이지 못한 치료결과

치아 모양과 크기가 불량하거나 치아가 결손된 경우 치아 사이의 틈을 모두 모아서 없애는 것이 불가능합니다. 레진이나 크라운 등의 수복 치료가 필요할 수 있으며 부가적인 치주수술이 필요한 경우도 있습니다. 교정의사는 부가적인 치료에 대해 상담해 드릴 것입니다.

사랑니

항상 그렇지는 않지만, 사랑니가 맹출하면서 치아의 배열에 영향을 줄 수도 있습니다. 사랑니가 관찰되는 경우, 교정의사는 필요하다고 판단되면 발치를 권유할 것입니다.

알러지

매우 드물지만, 환자들은 교정장치의 어떤 구성 성분에 대해 알러지 반응을 나타낼 수 있습니다. 이러한 경우 치료계획이 바뀌거나 치료 완료 전 치료가 중단될 수 있습니다. 아주 드문 경우에 알러지에 대한 치료가 필요할 수 있습니다.

전신질환 문제

뼈, 혈액, 내분비계 이상과 같은 전신질환이 있는 경우나 처방약을 복용 중인 경우 또는 비스포스포네이트(bisphosphonates) 등이 포함된 약제를 복용하고 있는 경우에는 교정치료에 영향을 줄 수 있습니다. 따라서 이러한 환자분들은 전신 건강 상태에 대해 교정의사에게 반드시 알려야 합니다.

흡연

담배를 피우는 경우 잇몸질환의 위험을 증가시키고 구강 내 수술 이후 치유 과정을 방해한다고 알려져 있습니다. 흡연자들은 구강암이나 치은퇴축이 나타나기 쉬우며 교정치료 시 치아이동이 느려질 수 있습니다. 만약 환자분이 흡연자라면 치료결과가 원하는 대로 잘 끝나지 않을 수 있음을 숙지하셔야 합니다.

교정용 미니스크류

치료 도중 교정용 미니스크류를 사용할 수 있습니다. 이러한 미니스크류는 다음과 같은 위험성을 가질 수 있습니다.

미니스크류는 치료 도중 흔들리거나 느슨해질 수 있으며 이런 경우 스크류를 제거한 뒤 다시 심을 수 있습니다. 미니스크류 또는 관련 도구를 치료 도중 환자분이 삼킬 수 있습니다. 미니스크류가 적절한 기간 동안 안정적으로 유지되지 못하고 탈락할 경우 다른 치료 방법이 필요할 수 있습니다.

미니스크류 주위 연조직은 염증이 발생할 수 있으며 미니스크류 주위로 자랄 수 있습니다. 이럴 경우 미니스크류는 제거가 필요할 수 있으며, 적절한 처치로 자라난 조직을 제거할 수 있으며, 항생제를 투여할 수 있습니다.

미니스크류는 심거나 제거하는 도중 부러질 수 있습니다. 이런 경우 부러진 미니스크류 부위는 체내에 그냥 남겨 두는 경우도 있고, 수술적인 방법을 통해 제거해 낼 수도 있습니다. 수술이 필요한 경우 수술을 위해 다른 치과의사에게 의뢰될 수 있습니다.

미니스크류를 심는 동안 치아의 뿌리, 신경 등을 건드리거나 상악동을 뚫을 수 있습니다. 보통 이러한 문제는 그다지 심각하지 않으나 부가적인 치과 또는 의과치료가 필요할 수 있습니다.

미니스크류를 심을 때 국소마취가 시행됩니다. 만약 예전에 치과치료에서 마취와 연관되어 특별한 문제가 있었던 경우에는 교정의사에게 미리 알려 주시기 바랍니다.

이상에서 언급한 문제들이 발생하였을 경우 환자분의 주치의나 전문의에게 부가적인 치료를 위해 의뢰될 수 있습니다. 이 때 발생하는 치료비용은 교정치료 비용에 포함되어 있지 않습니다.

인증서

본인은 여기에 설명된 치료 시 고려해야 할 사항과 나타날 수 있는 위험들에 대해 읽고 잘 이해하였습니다. 또한, 여기 설명된 문제들보다는 자주 발생하지 않지만, 다른 문제들이 발생할 수 있으며 그로 인해 실제 치료결과가 생각했던 결과와 달라질 수 있음을 인정합니다. 본인은 교정의사에게 여기에 나와 있는 내용들에 대해 설명 들었으며 궁금한 것에 대해서는 질문하여 설명을 들었습니다. 본인은 제안된 치료계획에 대해 동의하고, 아래 서명된 교정의사에게 치료를 할 수 있도록 동의하였습니다. 또한, 교정의사에게 본인의 건강 상태에 대한 정보를 다른 의사에게 제공할 수 있도록 합니다. 본인은 교정치료비가 교정의사가 행하는 치료에 대해서만 적용됨을 알고 있으며 다른 치과, 의과적 치료에 대한 비용은 교정치료 비용에 포함되어 있지 않음을 알고 있습니다.

교정치료 시작에 대한 동의

본인은 교정의사나 직원이 교정치료를 위해 치료 전, 치료 중, 치료 후의 방사선 사진 촬영을 포함한 기록을 만드는 데 동의합니다. 또한 교정치료와 관련될 수 있는 모든 위험 요소에 대해 설명을 들었으며 잘 이해하고 있습니다.

환자/부모/보호자 서명 날짜

교정의사 서명 날짜

환자 정보 공유에 관한 허가

본인은 협진이 필요한 경우, 위에 명기된 교정의사가 환자의 치료에 대한 정보를 다른 의사들에게 제공할 수 있도록 허락합니다.

자료 이용에 대한 동의

나는 검사 과정, 치료, 유지 기간 등에 채득된 사진 등을 포함한 교정치료 기록이 전문적인 연구, 교육, 학술지 개재 등의 목적으로 사용될 수 있음을 허락합니다. 단, 자료의 이용은 진료 의뢰, 연구, 교육 및 학술의 목적 이외에는 사용하지 않을 것이며, 이외의 경우에는 다시금 동의를 받을 것입니다.

환자/부모/보호자 서명 날짜

교정의사 서명 날짜

Notes

10. 상해 기간 판정표/ 맥브라이드 후유장애표: 안면, 얼굴/ 국가배상법 시행령

〈상해 기간 판정표〉

치과 구강악안면 영역의 상해 진단 기준 : 건강한 사람에 있어서 합병증이 없을 경우

대한치과의사협회(1987. 2 10.)

1. 치아손상

1) 치아파절
   가. 발치를 요하는 예, 약 28일 이상
   나. 발수를 요하는 예, 약 10일 이상
   다. 치관 수복만 요하는 예, 1일 이상

2) 치아 불완전 탈구, 아탈구
   가. 고정 치료가 가능한 예, 약 28일 이상
   나. 발치를 요하는 예, 약 28일 이상

3) 치아 완전 탈구, 치아 탈락
   가. 치아 재식이 요하는 경우, 약 28일 이상
   나. 치아 탈락, 약 28일 이상

4) 유치 손상
   영구치 맹출 6개월 이내의 유치 손상은 연조직 손상에 준한다(치료 목적으로도 발치를 하기 때문에).

2. 구강 연조직 손상

1) 봉합치료가 필요지 않은 예, 약 7일 이하
2) 봉합치료를 요하는 예, 약 7일 이상
3) 연조직 이식을 요하는 예, 약 21일 이상

3. 악골 골절: 악안면골 골절

1) 단순 골절, 약 40일 이상
2) 복잡 골절, 약 50일 이상
3) 골이식을 요하는 예, 약 50일 이상

4. 악관절 손상: 측두하악관절

1) 하악 관절 탈구, 약 21일 이상
2) 악관절 염좌, 약 21일 이상

* 치아 보철 치료에 소요되는 기간은 별도로 한다.

* 치유기간보다는 치료기간을 원칙으로 하고, 입원과 통원기간 등으로 구분한다.

〈맥브라이드 후유장애표: 안면, 얼굴〉

안면(Face)

치유되어 부분적으로 일할 수 있는 신체장해 상태 (건강한 측의 기능을 표준해	영구장해의 직업별 장해평가 (직업별 장해등급표에서 1~9를 선택)								
	1	2	3	4	5	6	7	8	9
Ⅰ. 안면추형(disfigurement)을 포함한 악골 골절									
A. 부정교합(malocclusion)을 수반한 상악골 골절	8	8	9	9	10	11	12	13	14
B. 부정교합을 수반한 하악골 골절	8	8	9	9	10	11	12	13	14
C. 하악골 관절돌기의 동통성 부정교합	8	8	9	9	10	11	12	13	14
Ⅱ. 측두하악관절(악관절)의 강직 (ankylosis of temporomandibular joint)									
1. 운동이 1/4~1/2인치로 제한된 것	10	11	13	15	17	19	21	23	25
Ⅲ. 전체 치아(teeth)의 상실로 보철(prosthesis)	15	16	17	18	19	21	23	25	27
Ⅳ. 혀(tongue)의 상실, 1/3	15	16	17	18	19	21	23	25	27
Ⅴ. 이개(귓바퀴. ear auricle)의 상실	5	5	6	6	7	9	11	13	15
Ⅵ. 호흡장애를 일으키는 코뼈(nose)의 손상	7	7	8	8	9	10	12	14	16

〈국가배상법 시행령〉

신체장해의 등급과 노동력상실률표

등급	신체장해	노동력 상실률 (%)
제1급	1. 두 눈이 실명된 자 2. **씹는 것과 언어의 기능이 전폐된 자** 3. 정신에 현저한 장해가 남아 항상 간호를 요하는 자 4. 흉복부 장기에 현저한 장해가 남아 항상 개호를 요하는 자 5. 반신불수가 된 자 6. 두 팔을 주관절 이상에서 상실한 자 7. 두 팔의 기능이 전폐된 자 8. 두 다리를 슬관절 이상에서 상실한 자 9. 두 다리의 기능이 전폐된 자	100
제2급	1. 한 눈이 실명되고 다른 눈의 시력이 0.02 이하로 된 자 2. 두 눈의 시력이 0.02 이하로 된 자 3. 두 팔을 완관절 이상에서 상실한 자 4. 두 다리를 족관절 이상에서 상실한 자	100
제3급	1. 한 눈이 실명되고 다른 눈의 시력이 0.06 이하로 된 자 2. **씹는 것 또는 언어의 기능이 전폐된 자** 3. 정신에 현저한 장해가 남아 종신토록 노무에 종사하지 못하는 자 4. 흉복부 장기의 기능에 현저한 장해가 남아 종신토록 노무에 종사하지 못하는 자 5. 두 손의 수지를 모두 상실한 자	100
제4급	1. 두 눈의 시력이 0.06 이하로 된 자 2. **씹는 것과 언어의 기능에 현저한 장해가 남은 자** 3. 고막의 전부의 결손이나 그 외의 원인으로 인하여 두 귀의 청력을 전혀 상실한 자 4. 한 팔을 주관절 이상에서 상실한 자 5. 한 다리를 슬관절 이상에서 상실한 자 6. 두 손의 수지가 모두 폐용된 자 7. 두 발을 "리스푸랑관절" 이상에서 상실한 자	90
제5급	1. 한 눈이 실명되고 다른 눈의 시력이 0.1 이하로 된 자 2. 한 팔을 완관절 이상에서 상실한 자 3. 한 다리를 족관절 이상에서 상실한 자	80
제6급	1. 두 눈의 시력이 0.1 이하로 된 자 2. **씹는 것 또는 언어의 기능에 현저한 장해가 남은 자** 3. 고막의 대부분이 결손이나 그 외의 원인으로 인하여 두 귀의 청력이 이각에 접하지 아니하고서는 큰 말소리를 해득하지 못하는 자 4. 척추에 현저한 기형이나 현저한 운동장해가 남은 자 5. 한 팔의 3대 관절중의 2개 관절이 폐용된 자 6. 한 다리의 3대 관절중의 2개 관절이 폐용된 자 7. 한 손의 5개의 수지 또는 무지와 시지를 포함하여 4개의 수지를 상실한 자	70

(계속)

(계속) **신체장해의 등급과 노동력상실률표**

등급	신체장해	노동력 상실률 (%)
제7급	1. 한 눈이 실명되고 다른 눈의 시력이 0.6 이하로 된 자 2. 고막의 중등도의 결손이나 그 외의 원인으로 두 귀의 청력이 40cm 이상의 거리에서는 보통 말소리를 해득하지 못하는 자 3. 정신에 장해가 남아 경이한 노무 이외에는 종사하지 못하는 자 4. 신경계통의 기능에 현저한 장해가 남아 경이한 노무 이외에는 종사하지 못하는 자 5. 흉복부 장기의 기능에 장해가 남아 경이한 노무 이외에는 종사하지 못하는 자 6. 한 손의 무지와 시지를 상실한 자 또는 무지나 시지를 포함하여 3개 이상의 수지를 상실한 자 7. 한 손의 5개의 수지 또는 무지와 시지를 포함하여 4개의 수지가 폐용된 자 8. 한 발을 "리스푸랑관절" 이상에서 상실한 자 9. 한 팔에 가관절이 남아 현저한 운동장해가 남은 자 10. 한 다리에 가관절이 남아 현저한 운동장해가 남은 자 11. 두 발의 족지가 모두 폐용된 자 12. 외모에 현저한 추상이 남은 자 13. 양쪽의 고환을 상실한 자	60
제8급	1. 한 눈이 실명되거나 한 눈의 시력이 0.02 이하로 된 자 2. 척추에 운동장해가 남은 자 3. 한 손의 무지를 포함하여 2개의 수지를 상실한 자 4. 한 손의 무지와 시지가 폐용된 자 또는 한 손의 무지나 시지를 포함하여 3개 이상의 수지가 폐용된 자 5. 한 다리가 5cm 이상 단축된 자 6. 한 팔의 3대 관절 중의 1개 관절이 폐용된 자 7. 한 다리의 3대 관절 중의 1개 관절이 폐용된 자 8. 한 팔에 가관절이 남은 자 9. 한 다리에 가관절이 남은 자 10. 한 발의 5개의 족지를 모두 상실한 자 11. 비장 또는 한쪽의 신장을 상실한 자 12. 전신의 40% 이상에 추상이 남은 자	50
제9급	1. 두눈의 시력이 0.6 이하로 된 자 2. 한 눈의 시력이 0.06 이하로 된 자 3. 두 눈에 반맹증·시야협착 또는 시야변상이 남은 자 4. 두 눈의 안검에 현저한 결손이 남은 자 5. 코가 결손되어 그 기능에 현저한 장해가 남은 자 6. **씹는 것과 언어의 기능에 장해가 남은 자** 7. 고막의 전부가 결손이나 그 외의 원인으로 인하여 한 귀의 청력을 전혀 상실한 자 8. 한 손의 무지를 상실한 자 또는 시지를 포함하여 2개의 수지를 상실한 자 또는 무지와 시지 외의 3개의 수지를 상실한 자 9. 한 손의 무지를 포함하여 2개의 수지가 폐용된 자 10. 한 발의 제1족지를 포함하여 2개 이상의 족지를 상실한 자 11. 한 발의 족지가 모두 폐용된 자 12. 생식기에 현저한 장해가 남은 자 13. 정신에 장해가 남아 종사할 수 있는 노무가 상당한 정도로 제한된 자 14. 신경계통의 기능에 장해가 남아 종사할 수 있는 노무가 상당한 정도로 제한된 자	40

(계속)

(계속) **신체장해의 등급과 노동력상실률표**

등급	신체장해	노동력 상실률 (%)
제10급	1. 한 눈의 시력이 0.1 이하로 된 자 2. 씹는 것 또는 언어의 기능에 장해가 남은 자 3. **14개 이상의 치아에 대하여 치과보철을 가한 자** 4. 고막의 대부분의 결손이나 그 외의 원인으로 인하여 한 귀의 청력이 이각에 접하지 아니하고서는 큰 말소리를 해득하지 못하는 자 5. 한 손의 시지를 상실한 자 또는 무지와 시지 이외의 2개의 수지를 상실한 자 6. 한 손의 무지가 폐용된 자 또는 시지를 포함하여 2개의 수지가 폐용된 자 또는 무지와 시지 외의 3개의 수지가 폐용된 자 7. 한 다리가 3cm 이상 단축된 자 8. 한 발의 제1족지 또는 그 외의 4개의 족지를 상실한 자 9. 한 팔에 3대 관절 중의 1개 관절의 기능에 현저한 장해가 남은 자 10. 한 다리의 3대 관절 중의 1개 관절의 기능에 현저한 장해가 남은 자	30
제11급	1. 두 눈의 안구에 현저한 조절 기능장해나 현저한 운동 장해가 남은 자 2. 두 눈의 안검에 현저한 운동장해가 남은 자 3. 한 눈의 안검에 현저한 결손이 남은 자 4. 고막의 중등도의 결손이나 그 외의 원인으로 인하여 한 귀의 청력이 40cm 이상의 거리에서는 보통 말소리를 해득하지 못하는 자 5. 척추에 기형이 남은 자 6. 한 손의 중지 또는 약지를 상실한 자 7. 한 손의 시지가 폐용된 자 또는 무지와 시지 이외에 2개의 수지가 폐용된 자 8. 한 발의 제1족지를 포함하여 2개 이상의 족지가 폐용된 자 9. 흉복부 장기에 장해가 남은 자	20
제12급	1. 한 눈의 안구에 현저한 조절기능장해 또는 현저한 운동장해가 남은 자 2. 한 눈의 안검에 현저한 운동장해가 남은 자 3. **7개 이상의 치아에 대하여 치과보철을 가한 자** 4. 한 귀의 이각의 대부분이 결손된 자 5. 쇄골·흉골·늑골·견갑골 또는 골반골에 현저한 기형이 남은 자 6. 한 팔의 3대 관절 중의 1개 관절의 기능에 장해가 남은 자 7. 한 다리의 3대 관절 중의 1개관절의 기능에 장해가 남은 자 8. 장관골에 기형이 남은 자 9. 한 손의 중지 또는 약지가 폐용된 자 10. 한 발의 제2족지를 상실한 자 또는 제2족지를 포함하여 2개의 족지를 상실한 자 또는 제3족지 이하의 3개의 족지를 상실한 자 11. 한 발의 제1족지 또는 그 외의 4개의 족지가 폐용된 자 12. 국부에 완고한 신경증상이 남은 자 13. 외모에 추상이 남은 자	15

(계속)

(계속) **신체장해의 등급과 노동력상실률표**

등급	신체장해	노동력 상실률 (%)
제13급	1. 한 눈의 시력이 0.6 이하로 된 자 2. 한 눈에 반맹증·시야협착 또는 시야 변상이 남은 자 3. 두 눈의 안검의 일부에 결손이 남거나 속눈썹에 결손이 남은 자 4. 한 손의 소지를 상실한 자 5. 한 손의 무지의 지골의 일부를 상실한 자 6. 한 손의 시지의 지골의 일부를 상실한 자 7. 한 손의 시지의 말관절을 굴신할 수 없는 자 8. 한 다리가 1cm 이상 단축된 자 9. 한 발의 제3족지 이하의 1개 또는 2개의 족지를 상실한 자 10. 한 발의 제2족지가 폐용된 자 또는 제2족지를 포함하여 2개의 족지가 폐용된 자 또는 제3족지 이하의 3개의 족지가 폐용된 자	10
제14급	1. 한 눈의 안검의 일부에 결손이 남거나 속눈썹에 결손이 남은 자 2. **3개 이상의 치아에 대하여 치과보철을 가한 자** 3. 팔의 노출면에 수장대의 추흔이 남은 자 4. 다리의 노출면에 수장대의 추흔이 남은 자 5. 한 손의 소지가 폐용된 자 6. 한 손의 무지와 시지외의 수지의 지골이 일부를 상실한 자 7. 한손의 무지와 시지외의 수지의 말관절을 굴신할 수 없는 자 8. 한 발의 제3족지 이하의 1개 또는 2개의 족지가 폐용된 자 9. 국부에 신경 증상이 남은 자	5

【저 자】

대표 저자: **김 진** (가톨릭대학교 의과대학 대전성모병원 구강악안면외과)

공 저 자: **박 정 훈** (법무법인 우성/변호사)
이 용 환 (법무법인 고도/변호사, 의사, 세무사, 변리사)
강 지 연 (한림대학교 의과대학 동탄성심병원 구강악안면외과)
김 선 영 (건양대학교 의과대학병원 치과)
김 학 균 (충남대학교 의과대학병원 구강악안면외과)
윤 경 인 (가톨릭대학교 의과대학 바오로병원 구강악안면외과)
윤 현 중 (가톨릭대학교 의과대학 여의도성모병원 구강악안면외과)
임 영 준 (서울대학교 치의학대학원 치의학과 치과보철과)
최 봄 (가톨릭대학교 의과대학 여의도성모병원 치과보철과)

감 수: **강 창 조** (법무법인 대아/변호사)
백 승 엽 (법무법인 새빛/변호사)

판례로 살펴본 치과의료과오

발행일 2014년 7월 10일
저 자 김 진 외
발행인 최 용 원
편 집 김 지 현
표 지 김 지 현
발행처 **대한나래출판사**
등 록 제2012-000051호(1994. 12. 14)

주 소 서울특별시 성동구 성수2로 147 (성수동2가 289-319번지)
아이에스비즈타워 903호
전 화 (02) 922-7080
팩 스 (02) 922-0841
이메일 nrpub@chol.com

ISBN 978-89-5741-324-1 **정가 40,000원**

*이 책은 치과의료정책연구소의 후원으로 제작되었습니다.